视神经疾病案例图解

主编　田国红　孙兴怀

编　者（以姓氏拼音为序）

常　青　陈　玲　陈　倩　陈君毅

黎　蕾　刘　卫　钱　江　王　敏

王文吉　吴继红　徐格致　张勇进

编写秘书　诸静英

单　位　复旦大学附属眼耳鼻喉科医院

人民卫生出版社

图书在版编目（CIP）数据

视神经疾病案例图解 / 田国红，孙兴怀主编 . —北京：人民卫生出版社，2018

（神经眼科实用系列）

ISBN 978-7-117-26906-3

Ⅰ. ①视… Ⅱ. ①田…②孙… Ⅲ. ①视神经疾病 – 病案 – 图解 Ⅳ. ①R774.6-64

中国版本图书馆 CIP 数据核字（2018）第 129726 号

人卫智网	**www.ipmph.com**	医学教育、学术、考试、健康，购书智慧智能综合服务平台
人卫官网	**www.pmph.com**	人卫官方资讯发布平台

神经眼科实用系列

视神经疾病案例图解

主　　编：田国红　孙兴怀
出版发行：人民卫生出版社（中继线 010-59780011）
地　　址：北京市朝阳区潘家园南里 19 号
邮　　编：100021
E - mail：pmph @ pmph.com
购书热线：010-59787592　010-59787584　010-65264830
印　　刷：北京汇林印务有限公司
经　　销：新华书店
开　　本：787×1092　1/16　印张：23
字　　数：560 千字
版　　次：2018 年 7 月第 1 版　2018 年 7 月第 1 版第 1 次印刷
标准书号：ISBN 978-7-117-26906-3
定　　价：178.00 元

打击盗版举报电话：010-59787491　E-mail：WQ @ pmph.com
（凡属印装质量问题请与本社市场营销中心联系退换）

前　言

　　视觉是人类知识获取、感受外界信息的最重要路径，视神经疾病是神经眼科学领域尤为重要的疾病组成，同时也是导致视觉传入障碍性疾病的主要病因，往往造成严重的视功能损伤、低视力，甚至失明。近十余年来，基于国内眼科、神经内科、神经外科、耳鼻咽喉头颈外科、肿瘤科与血管介入科专家的共同努力，神经眼科从最初鲜为人知的领域已经逐步发展壮大，甚至成为众多临床医师关注及推崇的专业。在此大趋势的推动下，视神经疾病作为神经眼科领域重要的病种，其临床诊断及处理也随之显露出重要性。我们因此萌生了利用临床视神经疾病病例，采用图解的形式编著一本图册，便于基层眼科医师、眼科和神经科等专业培训生、进修生以及对神经眼科感兴趣的高年资医师获取一些该领域的知识。

　　本书包含12个章节：总论及十余种视神经疾病单病种，约120个病例组成。总论中叙述了视神经的解剖特征、视神经常用检查手段、辅助检查及视神经疾病的诊断流程、鉴别诊断。作为分章节病例学习阅读的基础，总论概述了所有视神经疾病的诊疗通则，其临床表现及检查手段适用于任何视神经疾病，也包括病史描述中常用英文缩略词。分章节中按照先天发育异常、视神经炎、缺血、压迫、遗传、代谢中毒、外伤、肿瘤等导致的视神经疾病顺序，对各种常见视神经病变进行了病例图解。每个分章节同样按照概述、临床特征、诊断治疗及预后的文字顺序描述，随后用数个典型病例强调说明上述临床特征。由于颅高压导致的视神经病变较为特殊，故独立成章撰写。非器质性视力下降虽然并非视神经疾病，但具有重要的临床鉴别诊断意义，位于篇尾。本书既可以用来系统学习视神经疾病，也可用来查阅导致视力下降的视神经相关疾病。本书收录的病例均为来我院门诊就诊、会诊患者的资料，具有常见性及代表性。通过典型的病史描述、眼底照片、视野、光学相干层析成像及磁共振影像学检查等，展示疾病特征、诊断要点及处理。在同一疾病的数个病例中，我们各有侧重，例如在视神经炎章节中,强调了单眼 / 双眼发病、双眼相继发病及复发性患者的临床特征。利用图解这一直观的手段,可以将眼部各个层面的内容通过不同的手段生动地展示出来,施教于人并锻炼我们医师的阅片能力。值得一提的是本书尚收录了很多罕见疾病和少见病种,有些诊断过程堪称曲折,在此以飨读者。考虑到对疾病认识的不断深入和一些领域知识更新的较快,我们在文章中进行了说明,也尽量引用最新的参考文献,以利于追踪国际最新动态。本书涉及的视神经疾病种类繁多,故该图解的适用范围除从事神经眼科专业的眼科医师外,尚可供住院医师、进修医师及其相关专业专家参考。

特别感谢我院王文吉教授和徐格致教授对神经眼科专业予以的极大支持!两位眼科领域资深专家高瞻远瞩,从始至终鼓励、促进及推动着本院神经眼科的发展。感谢与我们每日繁忙工作在临床一线的眼科同事们,在你们的协助下,才使得每个病例完整资料的收集得以实现,感谢你们的辛勤付出!感谢《中国眼耳鼻喉科杂志》编辑部诸静英编辑,承担了该书的构思、立题以及后续的整理、逐篇编校工作。感谢人民卫生出版社李海凌副编审在该书成文及出版方面给予的巨大帮助。最后由衷感谢同意将病史资料提供给我们的患者,感谢他们为神经眼科继续教育尽了自己的一份力量。

由于神经眼科领域是近年新兴交叉学科,文中难免有对其他学科知识解读欠妥甚至错误之处,希望各位读者不吝指正,以便我们今后改进和提高,为防盲治盲尽心尽力。最后祝大家学习、工作愉快!

田国红　孙兴怀

2018 年 2 月 5 日

目　　录

第一章

总　论

视神经病变(optic neuropathy)是各种病因导致的视神经疾病,引起视力下降、视野缺损等视神经功能障碍。常见病因包括炎症、缺血、压迫、遗传、代谢中毒及先天发育异常等。诊断视神经疾病首先需要结合患者发病情况、临床表现和辅助检查进行综合评估,明确病变的部位及性质,同时鉴别其他导致视功能障碍的疾病。本章重点介绍视神经病变常用检查及诊断思路。在后面各章节中将对各种类型的视神经疾病进行详述。

第一节　视神经解剖

视神经由来源于整个视网膜神经节细胞的约120万根神经轴突构成,为第Ⅱ对脑神经。双侧视神经纤维在眼眶内向后走行,蝶鞍处交叉后组成视束;经过外侧膝状体换元,节后纤维称为视放射投射至枕叶视皮质中枢[1]。视神经属于中枢神经系统,眼内段无髓鞘及施万细胞覆盖。从筛板后开始,少突胶质细胞及星形胶质细胞形成髓鞘,包裹后段视神经。球内段视神经在筛板前部位可以用检眼镜直接观察,同时可以观察到视网膜血管及黄斑大致结构(图1-1-1)。视神经分为球内段、眶内段、管内段及颅内段(图1-1-2)。筛板处视神经穿过时由于受到巩膜环的限制,该部位压力变化对视神经结构影响较大。例如颅内压增高时,脑脊液压力通过蛛网膜下腔可以传递至筛板后,造成神经纤维轴浆流障碍,继而出现视乳头水肿。通常视神经疾病检眼镜下观察到视盘水肿、出血时我们称为前部视神经病变;视盘形态正常时称为后部视神经病变(以筛板为界)。视神经的血液供应来自眼动脉。筛板前段视神经即视神经的头部供血主要来自数条睫状后短动脉在筛板处形成的Zinn-Haller动脉环;筛板后部的视神经供血主要来自软脑膜血管形成的血管网[2](图1-1-3)。

视神经疾病可以作为研究其他中枢神经系统疾病的一个可以窥视的窗口,特别是视神经炎,对于中枢神经系统脱髓鞘疾病的研究意义重大[3]。

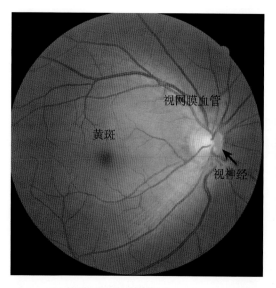

图 1-1-1 检眼镜下观察视神经 (optic nerve) 筛板前部分：视网膜血管 (blood vessels) 由视盘中央经过，后极部视网膜可见黄斑 (fovea)

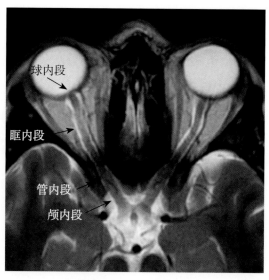

图 1-1-2 眼眶 MRI 扫描可见视神经分为球内段、眶内段、管内段及颅内段

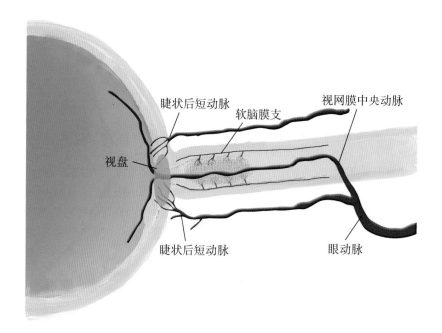

图 1-1-3 视神经血液供应模式图
视神经筛板处血供来自睫状后短动脉形成的 Zinn-Haller 环（红色椭圆形区域）；
视神经后段供血主要来自颈内动脉软脑膜支及其垂直分支（灰色椭圆形区域）；
视网膜中央动脉主要供应视网膜

第二节　视神经检查

视神经疾病虽然病因诸多,但临床特征具有一些共性:视力下降、视野缺损及眼底改变。我们将诊断视神经疾病的临床常用检查及方法简述如下,在分章节具体病例中加以体现。

1. 视力(visual acuity)　获取准确的最佳矫正视力(best corrected visual acuity,BCVA)对视神经疾病患者视功能的评估至关重要。如果验光或针孔能够使视力提高,表明视力下降很大程度是由于屈光因素导致的。近视力表通常用于诊室及床旁检查。视力较差患者可记录数指(count fingers,CF)、手动(hand motion,HM)、光感(light perception,LP)或无光感(no light perception,NLP)。儿童或伪盲患者可以通过观察视动性眼球震颤初步评估视功能。注意视力正常患者同样可以出现视神经病变。

2. 色觉(color visual)　Ishihara 色板是评估色觉的最常用检查,也可用来筛查先天性红/绿色觉缺陷。常用 8 个色板及 1 个对照色板对患者进行评估。单眼如识别出 6 个色板,记录为 6/8。注意患者双眼识别时的速度差异,可作为评估的一部分。更准确的色觉检查可用 Farnsworth D15 和 Farnsworth-Munsell 100 色彩检查。

3. 对比敏感度(contrast sensitivity)　部分双眼矫正视力达 1.0 的患者仍主诉视力下降,通过对比敏感度检查可以帮助明确是否存在病变。该检查的原理通过改变视力表背景灰度与字母的反差来实现。

4. 相对性瞳孔传入障碍(relative afferent pupillary defect,RAPD)　在瞳孔直接/间接对光反射解剖学基础上,运用手电筒在两侧瞳孔之间来回移动,观察瞳孔的反应,称为 RAPD 检查[4](图 1-2-1)。单眼 RAPD 阳性提示:该侧视神经病变或双侧视神经均受累但该侧病变严重。换言之,双侧视神经病变程度相当则 RAPD 可阴性。注意:RAPD 不会导致瞳孔不等大!

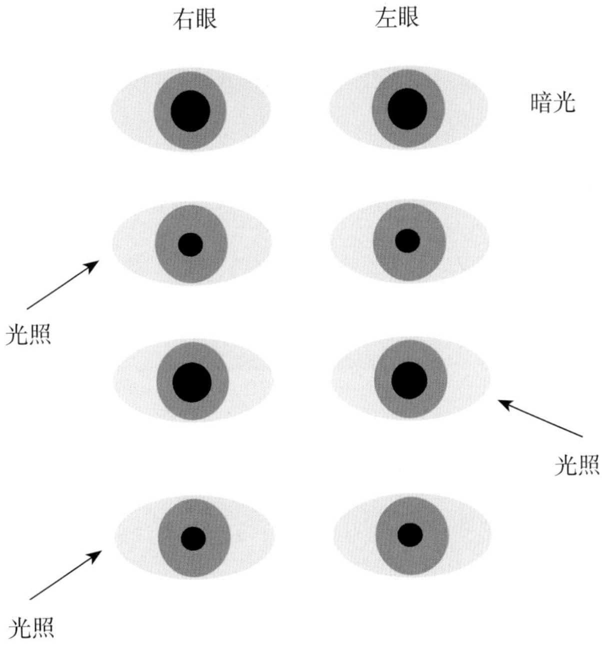

右眼　　左眼

图 1-2-1　瞳孔相对传入障碍模式图
暗光下双侧瞳孔等大等圆;当光照右眼时双侧瞳孔收缩;当光照移到左眼时双侧瞳孔散大;光照再次移到右眼时双侧瞳孔再次收缩。该现象表明左侧瞳孔相对性传入障碍,也称为左侧 RAPD 阳性

5. 眼底表现　检眼镜下能够窥视视盘及周边视网膜、黄斑的形态。评估视盘形态时注意观察视盘的大小、形态、边界是否清晰、杯盘比，及神经血管发出的位置，是否有出血、渗出或视网膜、黄斑形态的异常。由于检眼镜仅能观察到视神经的头部，即筛板前部的一段，故一些后部视神经疾病，包括早期的鞍区压迫，检眼镜下视神经形态可完全正常，但晚期可出现视盘颜色苍白。不同类型的视神经病变及同种疾病不同时期，检眼镜下观察视盘的形态多有不同：视盘水肿、视盘苍白或视盘形态正常（图 1-2-2）。

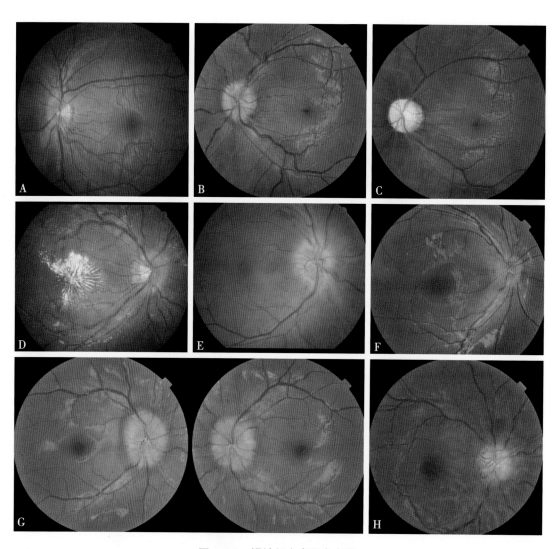

图 1-2-2　视神经疾病眼底表现

A：视神经炎患者急性期视盘轻度水肿、充血；B：视神经脊髓炎患者首次发生视神经炎时视盘明显水肿、边界不清、血管迂曲；C：图 B 患者治疗 1 个月后视盘水肿消退、视神经苍白、萎缩、血管变细；D：视神经视网膜炎患者眼底视盘水肿的同时伴黄斑星芒状渗出；E：非动脉炎性前部缺血性视神经病变患者急性期视盘节段性水肿、盘周血管线状出血；F：Leber 遗传性视神经病变患者急性期眼底视盘毛细血管充血、扩张，呈"假性水肿"；G：特发性颅高压患者眼底双侧对称性视乳头水肿、视盘隆起、周边明显晕环；H：视神经鞘脑膜瘤患者眼视盘表面睫状引流血管

6. 视野 临床常用动态视野检查法(Goldmann 视野计为代表)和静态视野检查法(Humphrey 和 Octopus 视野计为代表)。前者可以发现周边视野轻度损害;后者主要用于中心 30° 视野检查。此外面对面(confrontation)视野检查法由于简单易行,不需要借助仪器,可以在诊室及床边完成。 Amsler 格除用于检查视网膜病变的视物变形外,还可用于简单检查中心 10° 范围的视野。视觉通路不同部位的损害,其视野可表现定位特征(图 1-2-3)[5]。

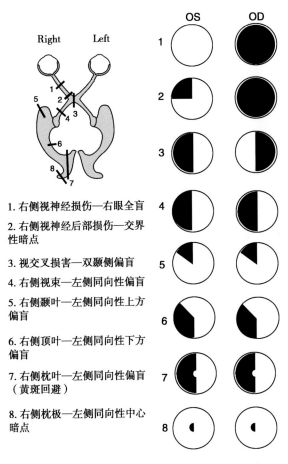

1. 右侧视神经损伤—右眼全盲

2. 右侧视神经后部损伤—交界性暗点

3. 视交叉损害—双颞侧偏盲

4. 右侧视束—左侧同向性偏盲

5. 右侧颞叶—左侧同向性上方偏盲

6. 右侧顶叶—左侧同向性下方偏盲

7. 右侧枕叶—左侧同向性偏盲（黄斑回避）

8. 右侧枕极—左侧同向性中心暗点

图 1-2-3 视觉通路不同部位损害相对应的视野缺损

7. 视觉电生理检查 电生理作为眼科重要的客观性功能检查,是临床上评价视神经及视网膜功能的重要辅助检查手段,对神经眼科疾病的诊断与鉴别诊断具有重要意义。临床常用检查项目包括视觉诱发电位(visual evoked potential,VEP)、视网膜电图(electroretinogram,ERG)、多焦视网膜电图(multifocal electroretinogram,mfERG)和眼电图(electro-oculography,EOG)等。VEP 是视觉刺激在大脑皮质产生的生物电活动,反映了从视网膜至视皮质整个视觉通路的完整性。根据刺激形式的不同,又可分为图形 VEP(p-VEP)和闪光 VEP(f-VEP)。通过对 P100 波的潜伏期与波幅的测量,可对视神经功能进行初步的评估(图 1-2-4)。注意:正常的 VEP 对应着视觉通路整体的完好性;而异常的 VEP 除外视觉通路损害,尚可因患者

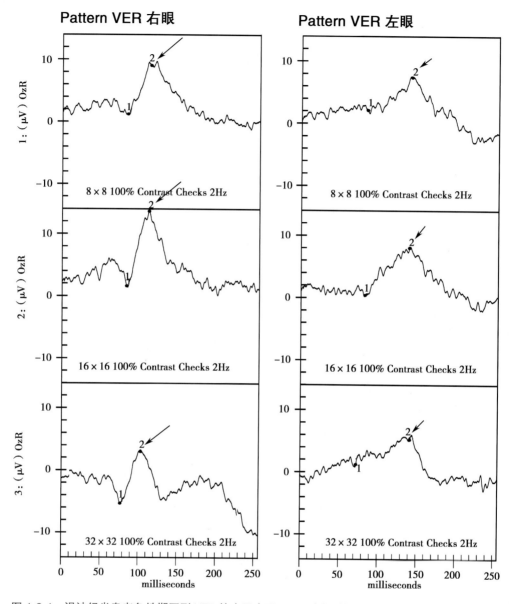

图 1-2-4　视神经炎患者急性期图形 VEP 检查示右眼 P100 波(黑箭头)波幅及潜伏期均正常;左眼 P100 波(短黑箭头)波幅降低、潜伏期延长

配合度差及测量伪差导致。ERG 及 mfERG 检查有助于帮助鉴别视神经疾病与黄斑、视网膜疾病[6]。

　　8. 眼部 B 超　　眼部 B 超除可探及玻璃体、视网膜脱离等异常外,尚可显示视盘的大致形态:是否存在视盘水肿及埋藏的视盘玻璃疣(optic disc drusen)。眼部高频(20Hz)B 超检查中可发现增厚的巩膜及脉络膜,用于巩膜炎及葡萄膜炎的鉴别诊断。我们研究证实双侧视盘水肿的患者若高频 B 超测量邻近筛板的视神经鞘膜下间隙增宽大于 1.0mm,则很有可能为颅高压导致[7](图 1-2-5)。眼部血管超声可探及眼动脉、视网膜中央动脉及部分睫状后短

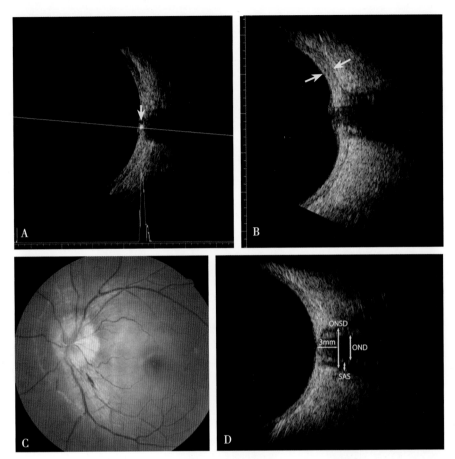

图 1-2-5 高频 B 超用于视神经疾病及颅内高压患者

A:视盘玻璃疣显示为高反光的亮点(黄箭头);B:后巩膜炎患者"T"征;C:颅内高压视乳头水肿患者眼底;D:图 C 患者视神经鞘膜下间隙(SAS)增宽;ONSD 为筛板后 3mm 处视神经鞘膜宽度;OND 为视神经直径

动脉分支,对阻塞性血管疾病导致的视神经病变具有帮助。

9. 光学相干层析成像(optical coherence tomography,OCT) OCT 技术是近年来广泛用于视网膜及黄斑疾病的影像学技术。随着研究的深入,该技术因客观、快捷且无创性的特点越来越多用于视神经疾病的评估及随访研究[8]。视盘 OCT 扫描可以定量及分象限测量视盘周围神经纤维层厚度(retinal nerve fiber layer,RNFL),发现检眼镜下无法观察到的视神经水肿及萎缩,并可动态观察疾病不同时期 RNFL 的变化。由于视神经源自视网膜神经节细胞,对黄斑周围神经节细胞厚度(ganglion cell layer,GCL)的测量也是评估视神经功能的重要环节。视网膜 OCT 检查对于鉴别黄斑及视网膜病同样具有重要意义。本书中案例常用的 OCT 检查为 Optovue 仪器的青光眼视盘 RNFL 测量及黄斑节细胞复合体(ganglion cell layer complex,GCC)测量程序;Cirrus-5000 视盘及黄斑 Cube 扫描;以及 Heidelberg 视网膜扫描(图 1-2-6~ 图 1-2-8)。

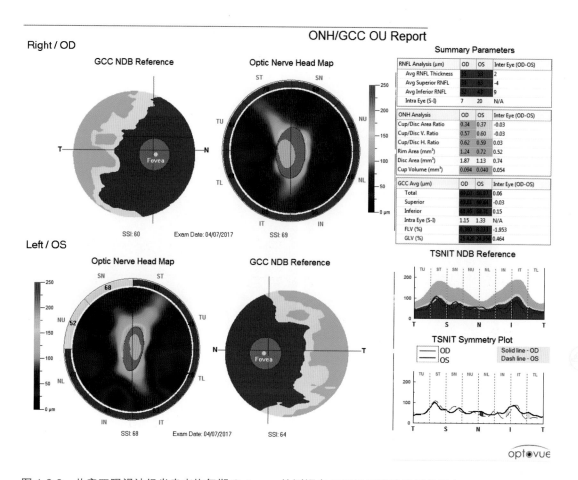

图 1-2-6　儿童双眼视神经炎患者恢复期 Optovue 检测视盘周围视网膜神经纤维层（retinal nerve fiber layer，RNFL）厚度及黄斑视网膜神经节细胞复合体（GCC）厚度示：双眼视盘周围 RNFL 及黄斑 GCC 弥漫性变薄（红色表示）

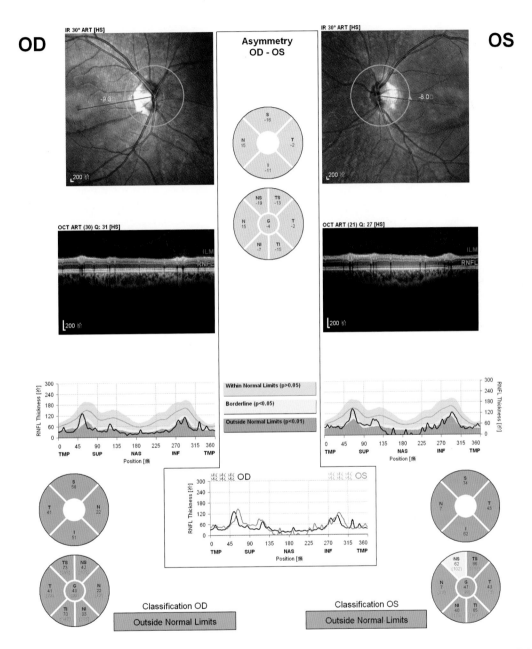

图 1-2-7　图 1-2-6 患者使用 Heidelberg OCT 仪器测量视盘周围神经纤维层厚度示双眼各象限弥漫性变薄(红色区域)

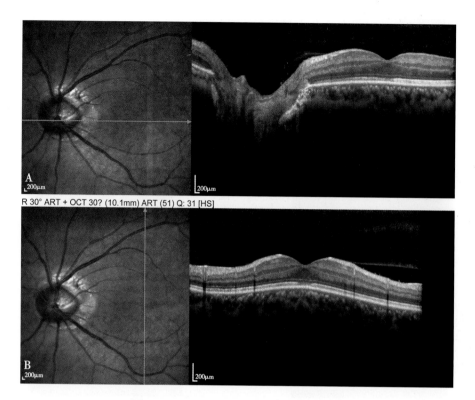

图 1-2-8　Heidelberg OCT 视网膜扫描图

左眼外层视网膜结构欠连续。A:经视盘水平扫描;B:经黄斑垂直扫描

10. 放射影像学　计算机断层扫描(computed tomography,CT)和磁共振成像(magnetic resonance imaging,MRI)是神经眼科领域最常用的影像学检查手段。CT 因对钙化及骨质破坏较敏感,且眼眶及颅内金属异物为 MRI 检查禁忌而显示出其优势。加之 CT 检查费用较低、完成时间短,使之成为急症状态下筛查的首选。MRI 对软组织的分辨率明显优于 CT,且对于细小组织结构如视神经病变中其与鞘膜、邻近眼眶软组织的关系显示更为清晰。眼眶 MRI 对于球后视神经在眶内段、管内段及颅内段结构显示清晰;不同序列 MRI 有助于明确病变的性质(图 1-2-9)。不同视神经疾病在 MRI 中表现各异,需要结合病史综合定位、定性分析[9]。MRI 脑动脉 / 静脉血管成像(MRA/V)、导管介入脑血管造影(DSA)及 CT 脑血管成像(CTA)对排查脑血管疾病导致的视神经损害意义重大。

11. 血液学检查　除常规血液检查,视神经疾病诊疗过程中需要排除感染性疾病,如结核、真菌、梅毒、弓形体、巴尔通体及莱姆。风湿免疫疾病和视神经疾病关系密切。近年来血清抗水通道蛋白 4(anti-AQP4 IgG)抗体和寡突胶质细胞糖蛋白抗体(anti-MOG IgG)的检查在国内开展,对视神经炎疾病的分类意义重大。对于遗传性视神经疾病及相关中枢神经系统遗传病,外周血线粒体基因检测及相关核基因的检查,对精准医学诊断提供了重要帮助。

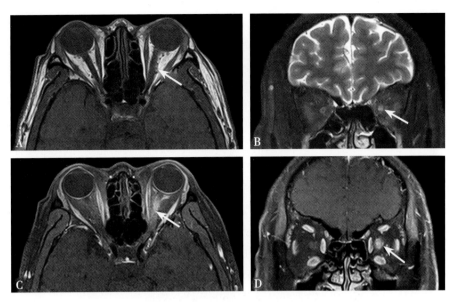

图 1-2-9　眼眶 MRI 示左侧视神经炎急性期各序列影像
A:轴位 T1WI 加权示左侧视神经增粗(白箭头);B:冠状位 T2WI 示左侧视神经信号异常;
C:轴位 T1WI 增强后示左侧视神经眶内段增粗、强化(白箭头);D:冠状位 T1WI 增强示
左侧视神经明显增粗、强化(白箭头)

第三节　诊 断 流 程

视力下降是常见眼部疾患的共同主诉。因此,详细采集病史、结合查体及必要的辅助检查是视神经疾病定位、定性诊断的关键。第一步,明确是否存在视神经病变:首先排除屈光不正及散光导致的视力下降。裂隙灯下明确是否有白内障或晶状体后囊浑浊。上述疾病瞳孔检查均无 RAPD。视网膜及黄斑病变临床最容易与视神经疾病相混淆。病史中是否有转眼痛、闪光感;查体是否存在 RAPD、Amsler 格视物变形。视野检查虽然不具备特征性,但明显的中心暗点或生理盲点扩大均有提示意义。结合视网膜 OCT 检查及电生理检查,可以排除外层视网膜病变及黄斑病变。第二步,明确视神经病变性质:不同视神经病变检眼镜下观察视盘形态各异。可表现为正常或异常(水肿或苍白)。结合病史、病程、转归及辅助检查综合分析,可以对视神经疾病定性分析。临床常见视神经疾病包括:视神经炎、非动脉炎性前部缺血性视神经病变、压迫性视神经病变、代谢中毒性视神经病变、遗传性视神经病变及外伤性视神经病变。其临床特征在后面章节中将逐一详述。

第四节　鉴 别 诊 断

1. 中心性浆液性脉络膜视网膜病变(以下简称中浆)　急性视力下降伴视野缺损。检眼镜下观察视乳头形态颜色正常,易误诊为球后视神经炎。但无明显转眼痛、无 RAPD、Amsler格视物变形可将其与 ON 鉴别。视网膜 OCT 及荧光素眼底血管造影(fundus fluorescein

angiography，FFA）检查可确诊。

2. 急性区域性隐匿性外层视网膜病变（AZOOR） 病因不明，疾病谱中包括多发性一过性白点综合征（MEWDS）、急性特发性生理盲点扩大综合征（AIBES）、急性后极部多灶性鳞状色素上皮病变（AMPPE）等多种外层视网膜病变。青年女性急性发病者容易被误诊为视神经炎（ON）而给予大剂量激素冲击治疗。无转眼痛、伴闪光感、异常视网膜 OCT 与电生理检查可帮助确诊。注意部分患者急性期可出现视乳头水肿、视网膜一过性白点、出血，RAPD 可阳性。

3. Vogt- 小柳原田综合征 双眼同时出现视乳头水肿伴眼痛患者可由葡萄膜炎导致。视乳头水肿为广泛葡萄膜炎的继发表现。发病早期或激素使用后视网膜水肿、皱褶在检眼镜下不易观察，但 OCT 及 FFA 可发现显著异常。

4. 黄斑病变 黄斑前膜、囊样水肿或裂孔。隐匿性黄斑营养不良及视锥细胞营养不良患者出现视力下降及中心视野缺损。OCT 及 ERG 有助确诊。

5. 非器质性视力下降 也称为功能性视力下降。儿童及外伤后部分成人可出现。客观检查与患者主观症状之间存在矛盾：单眼视力严重下降 RAPD 阴性；电生理视觉诱发电位 P100 波幅及潜伏期完全正常、色觉和立体视觉正常等。视野可表现为向心性缩小或三叶草样。常误诊为"球后视神经炎"。

参考文献

1. Kline LB，Foroozan R. Optic nerve disorders（Second edition）. The American academy of ophthalmology.London：Oxford University Press，2007：1-2.
2. Baig MN，Lubow M，Immesoete P，et al.Vision loss after spine surgery：review of the literature and recommendations. Neurosurg Focus，2007，23（5）：E15.
3. Jenkins TM，Toosy AT. Optic neuritis：the eye as a window to the brain. Curr Opin Neurol，2017，30（1）：61-66.
4. 田国红. 瞳孔异常的评估及病因分析. 中国眼耳鼻喉科杂志，2017，17（3）：222-226.
5. 田国红，孙兴怀. 视觉通路病变的视野判读要点. 中国眼耳鼻喉科杂志，2014，14（5）：338-342.
6. 陈倩，田国红. 视觉电生理结果的解读. 中国眼耳鼻喉科杂志，2018，18（1）：68-72.
7. Chen Q，Chen W，Wang M，et al. High-resolution transbulbar ultrasonography helping differentiate intracranial hypertension in bilateral optic disc oedema patients. Acta Ophthalmol，2017，95（6）：e481-e485.
8. Petzold A，de Boer JF，Schippling S，et al. Optical coherence tomography in multiple sclerosis：a systematic review and meta-analysis. Lancet Neurol，2010，9（9）：921-932.
9. 田国红，万海林，沙炎. 影像学技术在神经眼科疾病诊断中的应用. 中国眼耳鼻喉科杂志，2017，17（5）：309-317.

第二章

先天性视盘发育异常

先天性视盘发育异常(congenital anomalies of the optic disc)是由各种病因导致的胚胎期视泡发育异常产生的一组眼部疾病,常合并全身其他器官的异常。评估该类疾病时注意下面一些重要规律:①双侧视盘发育异常患儿常在婴幼儿期表现为视力差和眼球震颤;单侧视盘发育不良患儿常在学前期出现斜视。②常合并中枢神经系统异常:小视盘异常与大脑半球、垂体及其他脑中线结构如透明隔、胼胝体发育异常相关;大视盘异常与牵牛花综合征、经蝶窦基底脑疝或其他系统畸形相关。③婴幼儿期各种导致视力下降的因素均可引起弱视,必要时可遮盖单眼。④凹陷性视盘发育异常及假性视乳头水肿,如视盘玻璃疣可伴一过性视物模糊[1]。

第一节　视神经发育不良

【概述】

视神经发育不良(optic nerve hypoplasia,ONH)为临床常见视盘先天发育异常疾病。胚胎期视泡内折形成视杯,裂隙闭合处位于腹侧、下部,也是视神经最终接入的位置。视柄是早期发育中连接从间脑来源的视神经与视泡的桥梁。由于胚胎期视泡内折形成视杯,也是发育过程中连接视神经与间脑的桥梁。因此,不难理解视神经发育异常疾病常伴有脑中线结构的异常。

【临床特征】

视盘较正常小、形态异常、颜色灰白。周围常有一圈黄白色的色素/色素脱失环绕,呈现"双环征",外环为巩膜与筛板的分界;内环为筛板视网膜色素上皮。此外尚有视网膜静脉迂曲表现。单侧视神经发育不良常伴有斜视;双侧视神经发育不良可有眼球震颤。

透明隔-视神经发育不良(septo-optic dysplasia),即 de Morsier 综合征,是婴幼儿常见视神经发育异常疾病[2]。除眼底典型表现外,尚有脑部透明隔缺损和垂体功能低下等症状。

常规磁共振扫描中除上述中线结构异常外,尚可见发育不良侧眶内段视神经明显较正常侧变细、萎缩,甚至可累及视交叉[图 2-1-2(2),图 2-1-6(2)]。

【治疗】

视神经发育不良无须治疗,针对合并中枢神经系统脑积水、癫痫、发育迟滞、脑瘫等可采取手术、药物治疗及康复训练等处理方式。儿童透明隔 - 视神经发育不良合并生长激素、甲状腺素及肾上腺皮质激素水平异常时需要及时纠正,否则有生命危险[3]。

【病例 2-1-1】

男,2 月龄,家长发现其不追光来诊。患儿为足月过期产,出生顺利,无缺氧窒息病史。母亲孕期否毒副作用药物服用史。神经眼科检查:神清,查体欠配合。双眼视力无法测,双侧瞳孔等大等圆,对光反射存在。肢体运动正常。眼底示双侧视神经发育不良,小视盘,色淡,视网膜血管僵直[图 2-1-1(1)]。颅脑 MRI 检查:双侧视神经萎缩、变细,透明隔缺如,垂体结构偏位[图 2-1-1(2)]。 诊断:透明隔 - 视神经发育不良。处理:转诊神经科及小儿科,行垂体功能及内分泌检查。

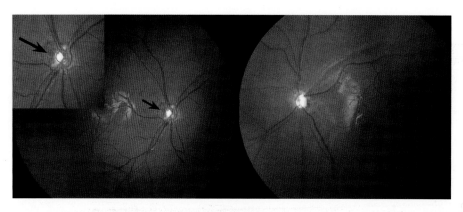

图 2-1-1(1)　视神经发育不良患儿眼底示双侧视盘小,右眼盘周色素沉着(黑箭头);左眼视盘颞侧苍白,血管走行僵直。左上角放大图示双环征

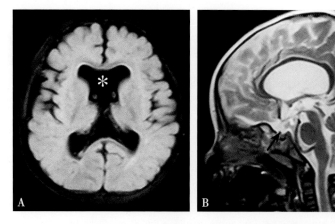

图 2-1-1(2)　视神经发育不良患儿颅脑 MRI

A:轴位 T1 加权可见双侧侧脑室中央透明隔缺如(*);B:矢状位 T2 加权垂体偏位,发育不良(黑箭头)

【病例 2-1-2】

男童,6 岁,家长发现右眼偏斜来诊。出生顺利,否缺氧窒息。否外伤史。神经眼科检查:神清,语利,查体合作。BCVA:右眼 NLP(无光感);左眼 1.0。双侧瞳孔等大等圆,右眼直接对光反射消失,右 RAPD(+)。眼底:右眼视盘小、神经纤维缺失、视网膜血管走行僵直、双环征;左眼视盘边界清晰、色红、黄斑及视网膜未见明显异常[图 2-1-2(1)]。右眼第一眼位内斜[图 2-1-2(2)图 A]。余神经系统查体无特殊。颅脑 MRI:颅内未见明显占位及结构异常,右侧视神经较左侧明显变细[(图 2-1-2(2)图 B]。诊断:视神经发育不良。处理:解释、注意保护健眼,随诊。

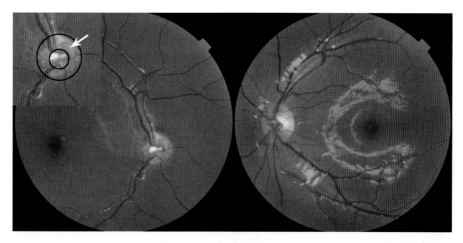

图 2-1-2(1)　视神经发育不良患儿眼底右眼视盘较左眼小、缺少视盘周围神经纤维结构;右眼视网膜血管走行僵直。左上角放大图示:双环征(白箭头)

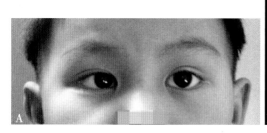

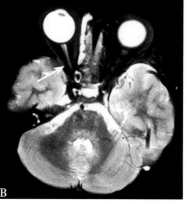

图 2-1-2(2)　视神经发育不良患儿
A:第一眼位示右眼内斜视;B:颅脑 MRI 示右侧视神经(白箭头)较左侧明显变细、萎缩

【病例 2-1-3】

女童,10 岁,家长发现左眼内斜视来诊[图 2-1-3(1)]。出生顺利,否缺氧窒息。生长发育均正常。双眼 BCVA:右眼 1.2,左眼 0.2。眼底示左眼视乳头较右侧小、神经纤维层缺失、视乳头周围巩膜色素环、血管走行僵直[2-1-3(2)]。颅脑 MRI 未见占位及其他异常。

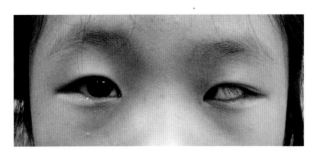

图 2-1-3(1)　视神经发育不良患儿来诊时第一眼位示左眼
明显内斜视

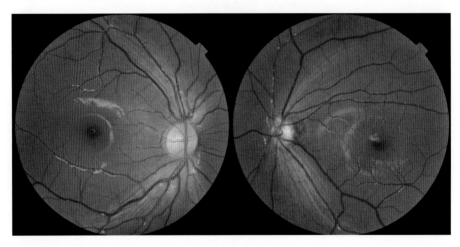

图 2-1-3(2)　视神经发育不良患儿眼底示左眼视盘明显较右侧小、神经纤维结构缺失、
盘周巩膜色素沉积

【病例 2-1-4】

男童,12 岁,自幼右眼无光感,要求检查。足月顺产,否明显外伤史。神经眼科检查:
神清,语利,查体合作。BCVA:右眼 NLP;左眼 1.0。双侧瞳孔等大等圆,右眼直接对光反
射消失,右 RAPD(+)。眼底:右眼视盘小,神经纤维缺失、双环征、视网膜色泽暗淡;左眼视
盘及视网膜正常(图 2-1-4)。余神经系统查体无特殊。颅脑 MRI:颅内未见明显占位及
结构异常,右侧视神经明显变细。诊断:视神经发育不良(右眼)。处理:解释、注意保护
健眼,随诊。

【病例 2-1-5】

男童,6 岁,家长发现其内斜视 1 年。神经眼科检查:神清,语利,查体合作。BCVA:右
眼 0.9,左眼光感(LP)。眼底示左侧视神经发育不良[图 2-1-5(1)]。颅脑 CT 示透明隔缺损[图
2-1-5(2)]

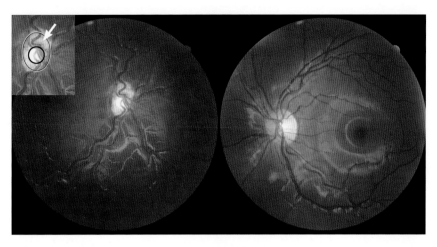

图 2-1-4 视神经发育不良患儿眼底示右眼视盘小、神经纤维缺失、双环征、视网膜血管迂曲。左上角放大图示双环征(白箭头)

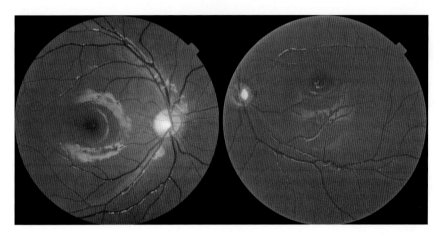

图 2-1-5(1) 视神经发育不良患儿眼底示左侧视盘小、神经纤维结构缺失、双环征、视网膜血管僵直

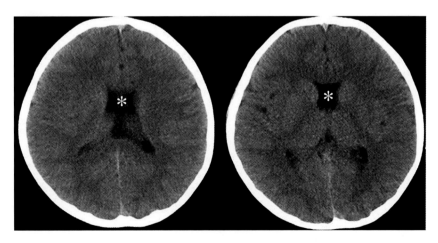

图 2-1-5(2) 视神经发育不良患儿颅脑 CT 示透明隔缺如(星号示)

【病例 2-1-6】

女童,4 岁,家长发现其右眼视力差来诊。出生史及发育史无特殊。查体 BCVA 欠配合,右眼瞳孔直接光反射迟钝。眼底右侧视乳头小,神经纤维缺失,周边巩膜色素环[图 2-1-6(1)]。颅脑 MRI 示右侧视神经较左侧明显变细,近视交叉处缺如[图 2-1-6(2)]。

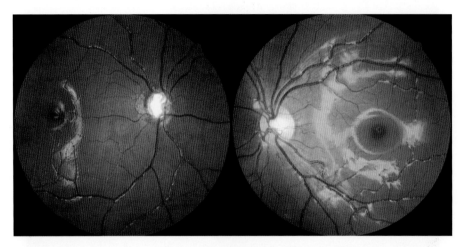

图 2-1-6(1) 视神经发育不良患儿眼底示右侧视盘小、神经纤维结构缺失、双环征、视网膜血管僵直

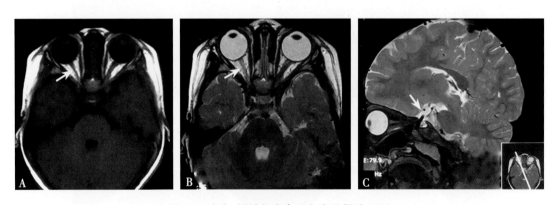

图 2-1-6(2) 视神经发育不良患儿颅脑 MRI
A:T1WI 右侧视神经较左侧明显变细(白箭头);B:轴位 T2WI 加权示右侧视神经较左侧细(白箭头);C:矢状位示视交叉发育不良(白箭头)

【病例 2-1-7】

男性,29 岁,体检时发现右眼视力差。既往否外伤史。BCVA:右眼 CF,左眼 1.0。眼底示右侧视乳头小,神经纤维缺失,周边巩膜色素环;左眼视盘边界清,杯盘比(C/D)约 0.8(图 2-1-7)。颅脑 MRI 未见明显占位及发育异常。诊断:视神经发育不良(右眼);节段性视神经发育不良(左眼)。处理:解释、定期随访。

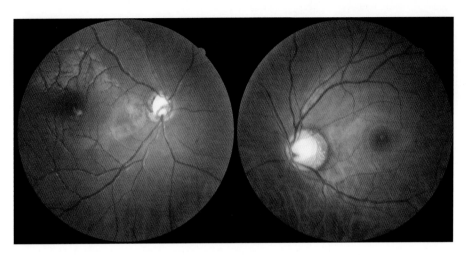

图 2-1-7 视神经发育不良患者眼底示右侧视盘小,神经纤维缺失,周边巩膜色素环;左眼视盘血管偏向鼻侧,为节段性发育不良

【病例 2-1-8】

女童,10 岁,双眼自幼视力不佳。出生史及生长发育史无特殊。查体 BCVA:右眼 0.05,左眼 0.03。双眼球轻度震颤。眼底双侧视盘小,神经纤维缺失,周边巩膜色素环[图 1-2-8(1)]。颅脑 MRI 示透明隔缺如,胼胝体发育不良[图 1-2-8(2)]。诊断:视神经发育不良(双侧)。处理:解释、定期随访。

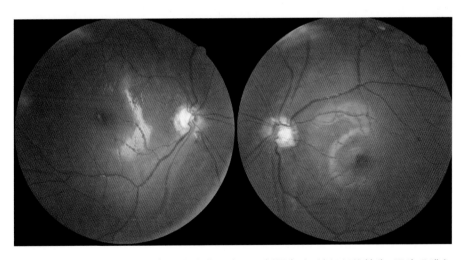

图 2-1-8(1) 双侧视神经发育不良患者眼底示双侧视盘小,神经纤维缺失,周边巩膜色素环

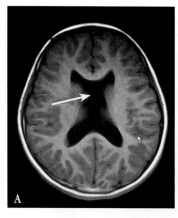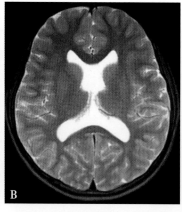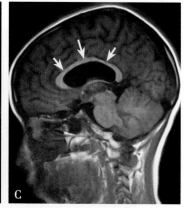

图 2-1-8(2)　双侧视神经发育不良患者颅脑 MRI

A:轴位,T1 加权示透明隔缺如(白箭头),B:T2 加权;C:矢状位示胼胝体发育不良(白箭头)

第二节　节段性视神经发育不良

【概述】

节段性视神经发育不良(segmental optic nerve hypoplasia,SONH)是先天性视盘发育异常的一种类型,临床尤其以上方节段性视神经发育不良(superior segmental optic nerve hypoplasia,SSONH)伴下方视野缺损最常见[4]。其发病与母亲孕期 1 型糖尿病有关[5]。

【临床特征】

患者就诊多无视力下降主诉,常为体检时发现"杯盘比扩大""视神经萎缩"及"不明原因视野缺损"而就诊。眼底表现为视网膜中央动脉向鼻上方偏斜进入视盘,导致视盘鼻上方神经纤维层变薄、盘沿变窄;部分伴有视乳头周围巩膜环。由于血管向鼻侧移位,故颞侧视杯相对扩大,外观貌似青光眼 C/D 增大。SONH 患者 BCVA 虽然接近正常,但多有视野损害,最常见类型为颞下方缺损。SSOH 患者同时合并正常眼压青光眼的比例较高,利用 OCT 技术通过测量视盘周围各象限视网膜神经纤维层厚度(RNFL)有助于鉴别 SSOH 的原发异常和青光眼造成的继发损害[6]。

先天性脑部疾患可以导致逆行性视盘神经纤维发育不良,称为"半侧视神经发育不良"(homonymous hemioptic hypoplasia)[7]。多为新生儿、婴儿期外伤、脑瘫及其他发育不良导致的视神经发育不良,眼底同样可以发现类似青光眼大杯凹样改变。患者就诊时常无急性发作的主诉,多在体检时发现。视野为同向性偏盲,与脑内病灶对应,可以鉴别。视盘 OCT 萎缩也呈现同向性损害。

【治疗】

SSONH 无须治疗,但合并正常眼压青光眼时需要治疗,并密切随访。

【病例 2-2-1】

男性,51 岁,双眼反复胀痛不适就诊。监测眼压未见异常,但视野检查发现无法解释的视野缺损来诊。既往糖尿病史 3 年,血糖控制佳。神经眼科检查:神清,语利,查体配合。BCVA:双眼 1.0。色觉(Ishihara)双眼 8/8 色板。双侧瞳孔等大等圆,对光反射灵敏,未见

RAPD。眼底：双侧视盘椭圆形、略小、边界清、向鼻侧倾斜［图 2-2-1（1）］。余神经系统查体无特殊。颅脑 MRI 报告：脑实质及眼眶未见占位性病灶。Humphrey 视野：双眼对称性颞下象限敏感度降低［图 2-2-1（2）］。Goldmann 视野：双眼对称性颞下方视野缺损，但均跨越垂直中线［图 2-2-1（3）］。视盘 OCT：双眼视盘鼻侧神经纤维层变薄［图 2-2-1（4）］。诊断：节段性视神经发育不良。处理：解释，随访。

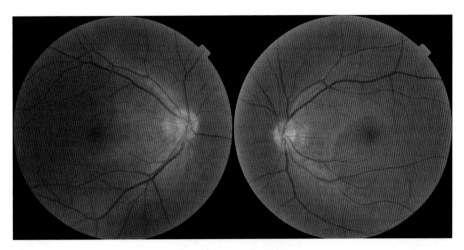

图 2-2-1（1）　节段性视神经发育不良患者眼底示双侧视盘椭圆形、略小、边界清、视网膜血管从鼻上方发出，视盘略倾斜

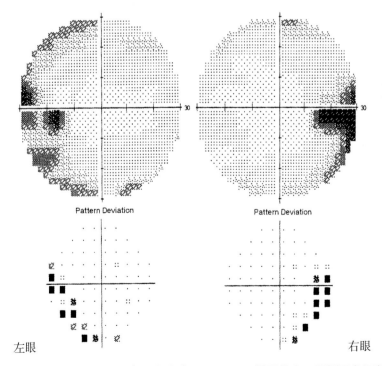

图 2-2-1（2）　节段性视神经发育不良患者 Humphrey 视野检查双眼颞下象限敏感度降低

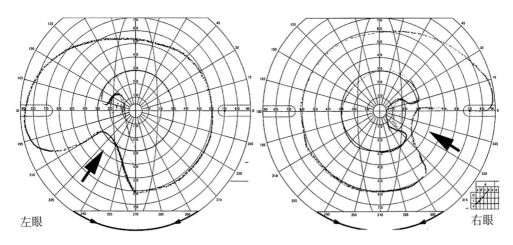

图 2-2-1（3） 节段性视神经发育不良患者 Goldmann 视野检查见双眼颞下方（黑箭）视野缺损，不遵从水平及垂直中线

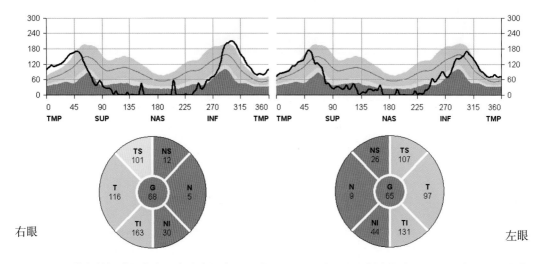

图 2-2-1（4） 节段性视神经发育不良患者视盘 OCT（Heidelberg）示双眼视盘各象限 RNFL 鼻侧明显变薄

【病例 2-2-2】

男性，42 岁，体检时被告知"可疑青光眼"来院进一步检查。既往体健。神经眼科检查：神清，语利，查体配合。BCVA：双眼 1.0。双侧瞳孔等大等圆，对光反射灵敏，未见 RAPD。眼底：双侧视盘略小，椭圆形，向颞侧倾斜，血管从鼻侧上方发出，鼻侧盘缘变窄［图 2-2-2（1）］。24 小时眼压正常。颅脑 MRI 报告：脑实质及眼眶未见占位性病灶。Humphrey 视野：双眼对称性颞下象限敏感度降低［图 2-2-2（2）］。视盘 OCT：双眼视盘鼻侧神经纤维层变薄。诊断：节段性视神经发育不良。处理：解释，随访。

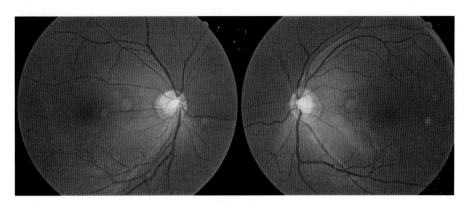

图 2-2-2(1)　节段性视神经发育不良患者眼底示双侧视盘略小,向颞侧倾斜,血管从鼻侧上方发出,鼻侧盘沿变窄

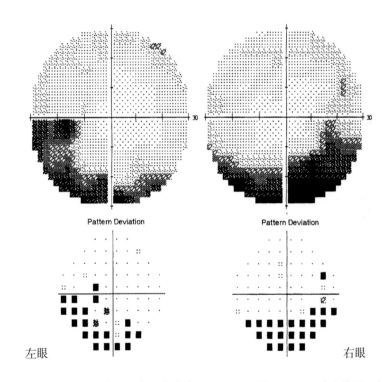

左眼　　　　　　　　　　　　　　　　　　右眼

图 2-2-2(2)　节段性视神经发育不良患者 Humphrey 视野示双眼对称性颞下象限敏感度降低(不遵从垂直中线)

【病例 2-2-3】

　　女性,24 岁,体检时被告知"可疑青光眼"。双眼 BCVA:1.0。眼底示双侧视神经向鼻侧倾斜,杯盘比约 0.6[图 2-2-3(1)]。Humphrey 视野:双眼颞下方视野缺损,跨过垂直中线[图 2-2-3(2)]。Goldmann 视野:右眼颞侧缺损,左眼下方缺损,均不遵从垂直中线[图 2-2-3(3)]。视盘 OCT 证实双眼鼻侧神经纤维层变薄[图 2-2-3(4)],排除青光眼。颅脑 MRI 未见颅内占位。

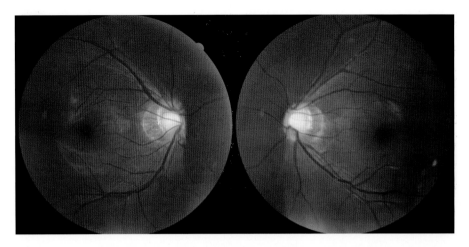

图 2-2-3(1)　节段性视神经发育不良患者眼底双侧视盘血管向鼻侧倾斜,鼻侧盘沿变窄

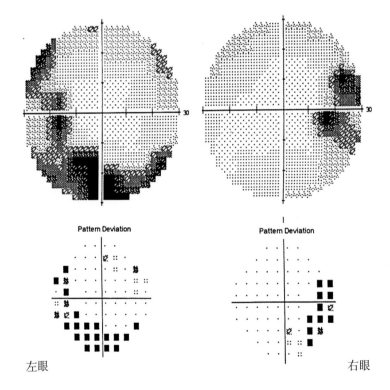

图 2-2-3(2)　节段性视神经发育不良患者 Humphrey 视野双眼颞下象限敏感度降低(左眼下方不遵从垂直中线)

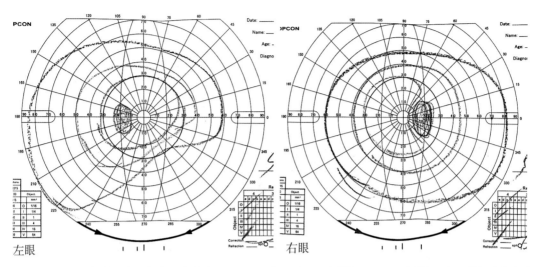

图 2-2-3(3) 节段性视神经发育不良患者 Goldmann 视野右眼颞侧缺损,左眼下方缺损,均不遵从垂直中线

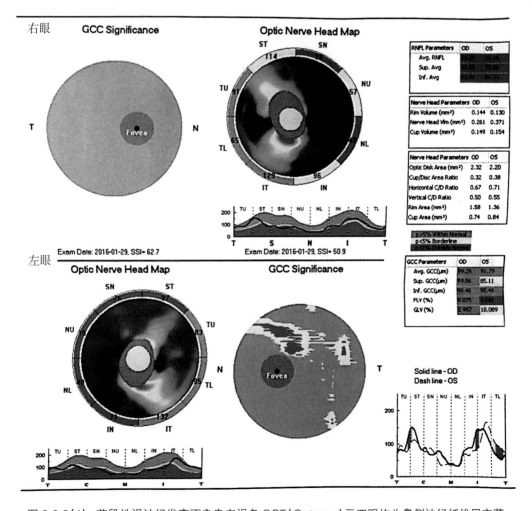

图 2-2-3(4) 节段性视神经发育不良患者视盘 OCT(Optovue)示双眼均为鼻侧神经纤维层变薄

【病例 2-2-4】

女性,32 岁,体检时被告知"可疑青光眼"。双眼 BCVA:1.0。眼底:双侧视盘边界清、双眼视盘鼻侧倾斜、神经纤维层薄[图 2-2-4(1)]。Humphrey 视野:双眼颞下方弓形缺损,越过垂直中线[图 2-2-4(2)]。视盘 OCT 检查 RNFL 均为鼻侧变薄,为视盘节段性发育不良导致的视野缺损[图 2-2-4(3)]。

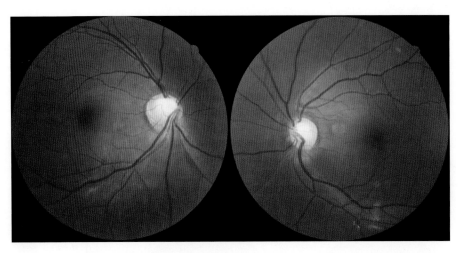

图 2-2-4(1)　节段性视神经发育不良患者眼底示双侧视盘边界清、双眼视盘鼻侧倾斜,右眼鼻上方盘沿明显变窄

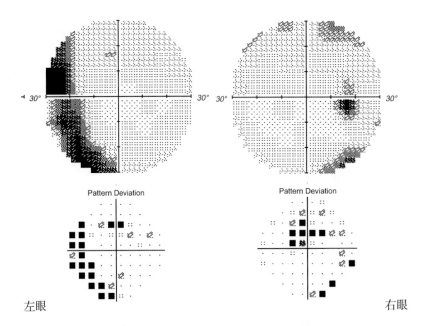

图 2-2-4(2)　节段性视神经发育不良患者 Humphrey 视野双眼颞下象限视野缺损,越过垂直中线,左眼明显

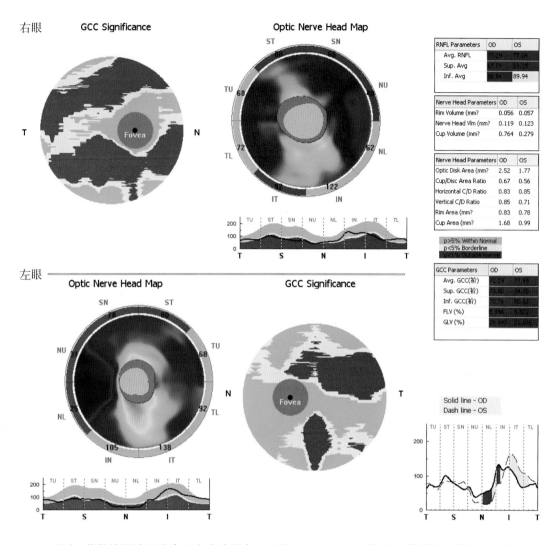

图 2-2-4(3) 节段性视神经发育不良患者视盘 OCT（Optovue）示双眼均为鼻侧神经纤维层变薄，左眼明显

【病例 2-2-5】

女性，52 岁，右眼下方视物遮挡。双眼 BCVA：右眼 0.6，左眼 0.7。眼底右侧视乳头横向转位，上方神经纤维层缺损[图 2-2-5(1)]。Goldmann 视野：右眼下方视野缺损[图 2-2-5(2)]。Heidelberg 视盘 OCT 验证双眼上方神经纤维层变薄[图 2-2-5(3)]。

【病例 2-2-6】

男性，29 岁，体检时发现"视盘萎缩"及视野异常。双眼 BCVA：1.0。眼底：双侧视盘边界清、杯盘比约 0.7，双眼鼻侧盘沿变窄[图 2-2-6(1)]。Humphrey 视野：双眼左侧同向性偏盲[图 2-2-6(2)]。视盘 OCT 示：右眼颞侧及左眼颞侧及鼻侧领结样萎缩[图 2-2-6(3)]。颅脑 MRI：右侧颞叶脑软化灶[图 2-2-6(4)]。诊断：脑软化，半侧视盘发育不良。

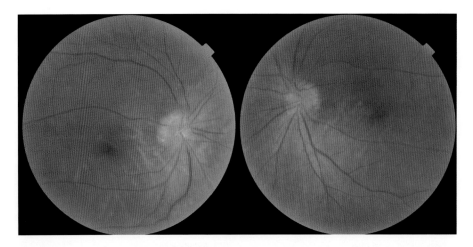

图 2-2-5(1) 节段性视神经发育不良患者,眼底示双眼视盘横向转位,上方神经纤维层缺损

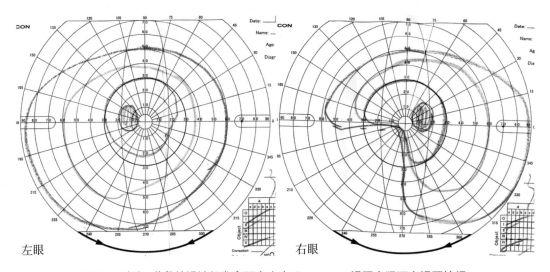

图 2-2-5(2) 节段性视神经发育不良患者 Goldmann 视野右眼下方视野缺损

右眼 左眼

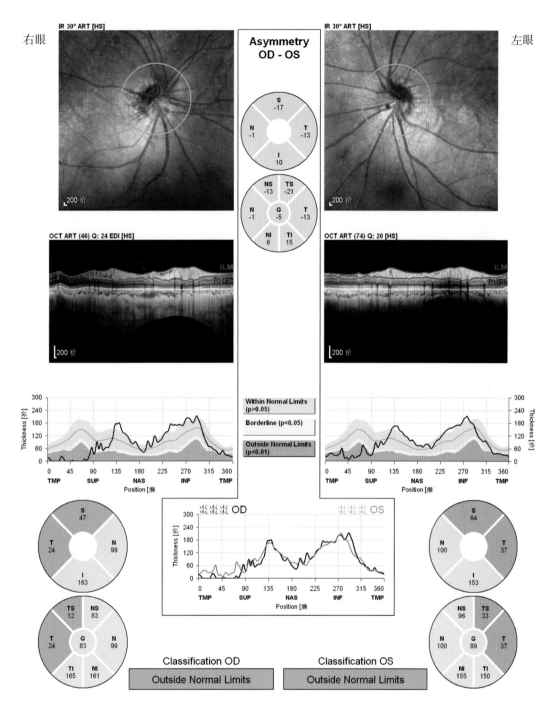

图 2-2-5(3) 节段性视神经发育不良患者视盘 OCT（Heidelberg）示双眼上方神经纤维层变薄

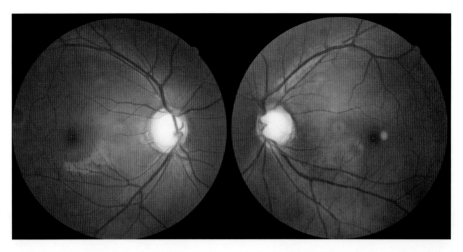

图 2-2-6(1)　半侧视盘发育不良患者眼底示双侧视盘边界清、杯盘比约 0.7,双眼鼻侧盘沿变窄

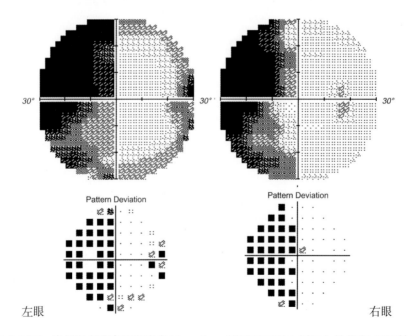

图 2-2-6(2)　半侧视盘发育不良患者 Humphrey 视野示双眼左侧同向性偏盲,视野缺损遵从垂直中线

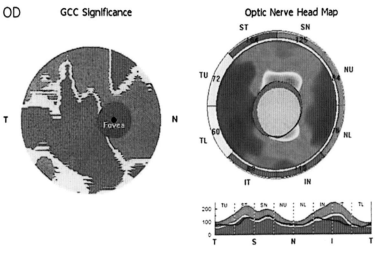

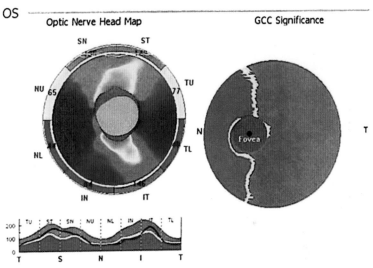

图 2-2-6(3)　半侧视盘发育不良患者视盘 OCT（Optovue）示右眼颞侧 RNFL 变薄；左眼颞侧及鼻侧 RNFL 均变薄（领结样）

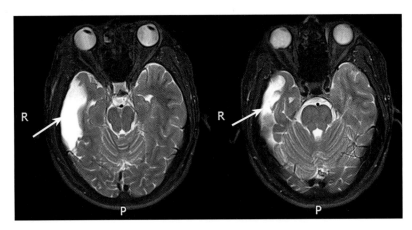

图 2-2-6(4)　半侧视盘发育不良患者颅脑 MRI 示右侧颞叶（白箭头）大片软化灶

【病例 2-2-7】

女性,21 岁,自幼脑瘫,行走不便。发现视野异常来诊。双眼 BCVA:右眼 0.7,左眼 1.0。眼底:双侧视盘边界清、杯盘比扩大,双眼鼻侧盘沿变窄[图 2-2-7(1)]。Humphrey 视野:双眼左侧同向性偏盲[图 2-2-7(2)]。视盘 OCT 示:右眼颞侧及左眼上、下 RNFL 变薄[图 2-2-7(3)]。黄斑 OCT:右眼颞侧及左眼鼻侧同向性 GCL 变薄[图 2-2-7(4)]。颅脑 CT:右侧脑室扩大,中线偏右侧[图 2-2-7(5)]。诊断:脑瘫,半侧视盘发育不良。

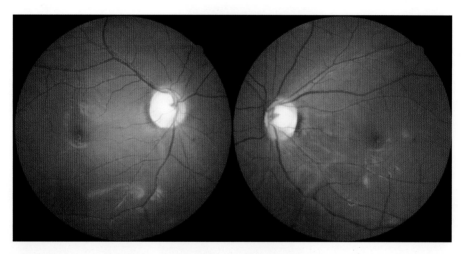

图 2-2-7(1)　半侧视盘发育不良患者眼底示双侧视盘边界清、杯盘比扩大,双眼鼻侧盘沿变窄

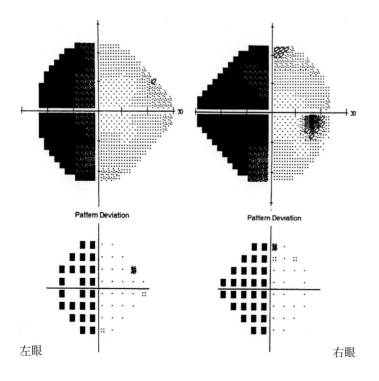

左眼　　　　　　　　　　　　　右眼

图 2-2-7(2)　半侧视盘发育不良患者 Humphrey 视野示双眼左侧同向性偏盲,视野缺损遵从垂直中线

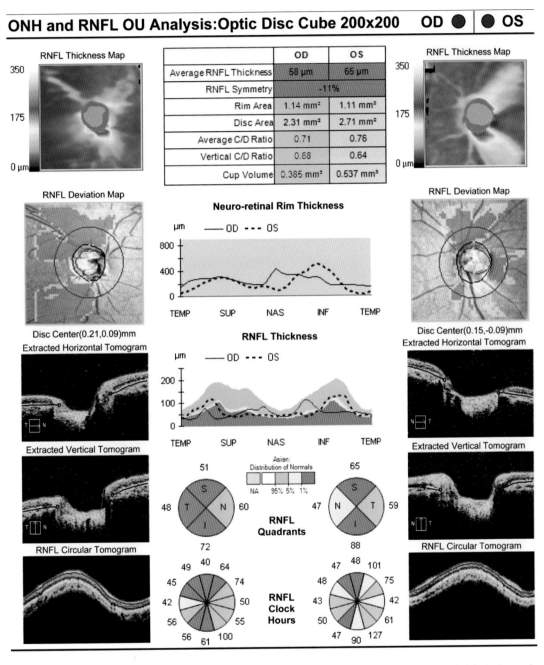

图 2-2-7(3)　半侧视盘发育不良患者视盘 OCT(Zeiss)示右眼颞侧 RNFL 变薄;左眼鼻侧、上方、下方 RNFL 变薄

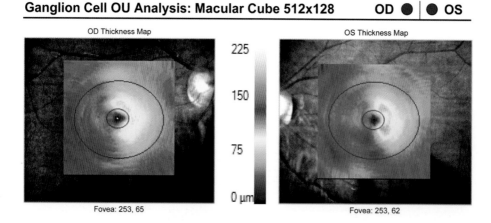

图 2-2-7（4） 半侧视盘发育不良患者黄斑 OCT（Zeiss）示右眼颞侧及左眼鼻侧同向性神经节细胞变薄

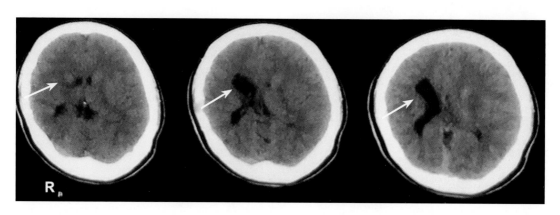

图 2-2-7（5） 半侧视盘发育不良患者颅脑 CT 示右侧脑室扩大，伴软化灶（白箭头）

第三节　牵牛花综合征

【概述】

牵牛花综合征（morning glory syndrome）属于视盘凹陷性发育异常之一，其他凹陷性异常还包括视乳头周围葡萄肿（peripapillary staphyloma）、巨大视盘（megalopapilla）、视盘小凹（optic pit）及视盘缺如（optic disc colobomas）等[8]。

【临床特征】

牵牛花异常单侧，女性多见。视盘表现为后极部包括视盘在内呈现大的喇叭样凹陷，外观类似牵牛花而得名。检眼镜下视盘明显扩大，放射状开口，内部有视网膜脉络膜色素环，表面覆盖灰白色的胶质组织。视网膜血管从视盘周边放射状发出，动静脉不易辨别。巨大凹陷可累及黄斑，出现视力下降的并发症。影像学中 CT 或 MRI 视神经后部也可显示为喇叭样改变，以及经蝶窦脑膨出。

【治疗】

近 40% 的牵牛花视盘异常患者会出现视网膜脱离而导致失明,需要手术控制并发症。

【病例 2-3-1】

女性,14 岁,自幼左眼视力不佳。既往体健、足月顺产,出生时无明显缺氧史,母亲孕期无特殊。神经眼科检查:神清,语利,查体合作。BCVA:右眼 1.0;左眼 0.2。色觉(Ishihara)右眼 8/8 色板;左眼 6/8 色板。双侧瞳孔等大等圆,对光反射灵敏,左眼 RAPD(+)。眼底示左眼后极部视盘发育异常,呈漏斗样凹陷,血管从周边放射状发出;右眼视盘、黄斑及视网膜未见明显异常[图 2-3-1(1)]。余神经系统查体无特殊。颅脑 CT:左侧视盘缺如、玻璃体后突,双侧侧脑室欠对称,余未见异常[图 2-3-1(2)]。诊断:牵牛花综合征。处理:解释、随诊。

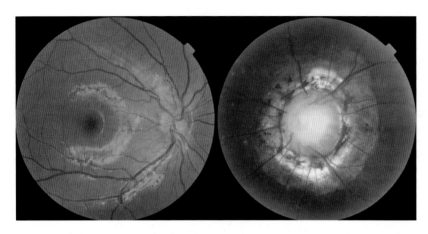

图 2-3-1(1) 牵牛花综合征患者眼底示左眼后极部视盘漏斗形深凹陷,周边色素环绕,血管放射状从边缘发出

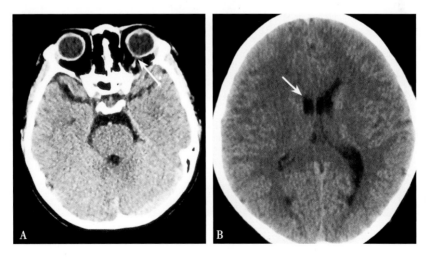

图 2-3-1(2) 牵牛花综合征患者颅脑 CT
A:左眼球壁后突,视神经呈喇叭形(白箭头);B:右侧侧脑室发育不良(白箭头)

【病例2-3-2】

男童,8岁,右眼自幼视力差。出生史及生长发育无异常。眼底示右眼后极部视盘漏斗形深凹陷,正常神经纤维结构缺失,血管放射状从边缘发出(图2-3-2)。诊断:牵牛花畸形(右眼)。

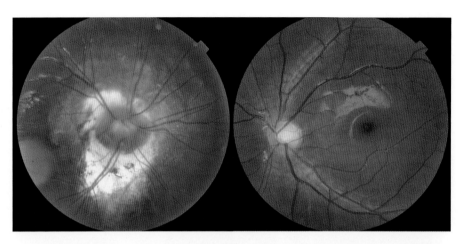

图2-3-2　牵牛花畸形患者眼底示右眼后极部视盘漏斗形深凹陷,表面灰白色胶质覆盖,血管放射状从边缘发出

【病例2-3-3】

男童,11岁,左眼视力不佳来诊。眼底示左眼后极部巨大漏斗形深凹陷,正常视盘神经纤维结构缺失(图2-3-3)。诊断:牵牛花畸形(左眼)。

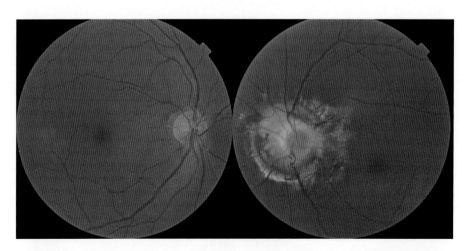

图2-3-3　牵牛花畸形患者眼底示左眼后极部巨大漏斗形深凹陷,正常视盘神经纤维结构缺失

第四节　视　盘　小　凹

【临床特征】

视盘小凹(optic pit)为位于视盘边缘的圆形或卵圆形小凹陷,颜色灰黄色[9]。常见于视盘颞侧,也可出现在视盘其他任何部位,小凹周围伴视网膜色素上皮改变。视网膜睫状小动脉从小凹边缘发出。如果出现黄斑积液则导致视力明显下降。OCT技术可以清晰显示视盘处小凹及黄斑水肿。

【治疗】

视盘小凹如并发黄斑水肿或视网膜脱离需要及时手术处理。

【病例 2-4-1】

女性,28岁,左眼视物变形1年来诊。神经眼科检查:神清,语利,查体合作。BCVA:右眼0.9;左眼0.05。色觉(Ishihara)双眼8/8色板。双侧瞳孔等大等圆,对光反射灵敏,左眼RAPD(-)。眼底:双侧视盘边界清,色红润,左眼视盘颞上方卵圆形灰白色小凹陷,左眼黄斑裂孔[图2-4-1(1)]。余神经系统查体无特殊。视网膜OCT:左眼视盘颞侧凹陷,视网膜下积液[图2-4-1(2)]。诊断:视盘小凹(左眼),黄斑水肿。处理:眼底外科手术治疗。

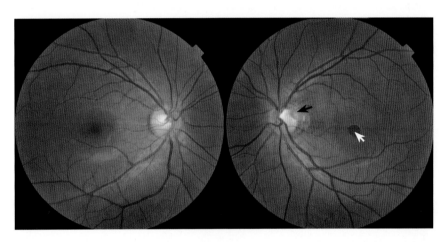

图 2-4-1(1)　视盘小凹患者眼底示左眼视盘2点至3点位置卵圆形灰黄色小凹陷(黑箭头),左眼黄斑水肿(白箭头)

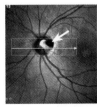

图 2-4-1(2)　视盘小凹患者视盘OCT清晰显示左眼视盘小凹(短白箭头)及脑脊液自视盘向黄斑渗漏(长白箭头)

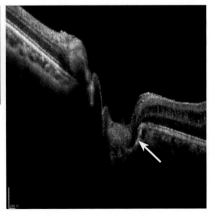

【病例2-4-2】

男性,25岁,右眼视力下降。眼底示右眼视盘颞侧小凹(图2-4-2),导致黄斑浆液脱离。

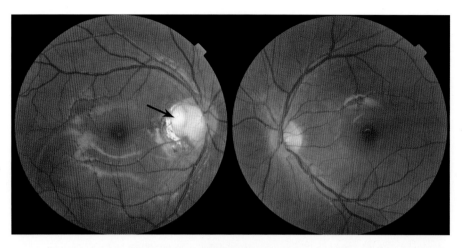

图2-4-2　视盘小凹患者眼底示右眼视盘颞侧卵圆形灰白色小凹(黑箭头),导致黄斑水肿

【病例2-4-3】

女童,3岁,家长发现患儿斜视来诊。患儿父亲为"无精症",该患儿为试管婴儿。足月顺产,出生史无特殊。既往:先天性心脏病、双肾多发性囊肿。神经眼科检查:神清,语利,查体合作。BCVA:右眼1.0;左眼0.4。双侧视盘发育缺损,轻度凹陷,血管从视盘周边发出;左眼同时合并视盘鼻侧小凹和黄斑缺如(图2-4-3)。颅脑CT:未见明显异常。诊断:视盘缺损、视盘小凹、黄斑缺如。处理:解释、随诊。

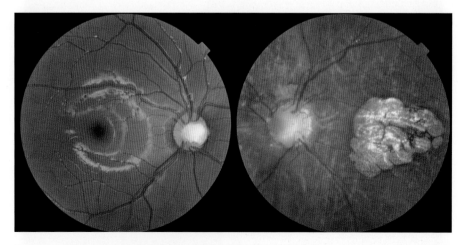

图2-4-3　视盘发育不良合并视盘小凹患儿眼底示双眼视盘缺如,呈凹陷状,血管从视盘周边发出,左眼同时合并视盘鼻侧小凹和黄斑缺如

第五节　先天性倾斜视盘综合征

【概述】

先天性倾斜视盘综合征（congenital tilted disc syndrome）为非遗传性双侧病变,由于视盘颞上方抬高向鼻下方移位,长轴倾斜进入,患者多有近视及散光[10]。

【临床特征】

眼底视盘椭圆形,颞上方高于鼻下方,呈"D"字形,容易与真性视乳头水肿混淆。80%患者为双侧改变,也有单侧患者常因其他眼部不适就诊时被告知"异常"。一些患者甚至被诊断为颅内压增高而行腰穿检查。OCT检查可发现视盘倾斜,鼻上方神经纤维层明显变薄。视野检查双眼可伴颞侧部分视野缺损,并不遵从垂直中线,可以与鞍区病变相鉴别。由于视轴倾斜,加之视盘拥挤,在剧烈运动后可出现玻璃体牵拉出血,患者多因眼前飘黑影来诊。出血可自行吸收。如果患者合并急性视神经炎时视盘水肿更加明显,痊愈后仍留有鼻侧视盘边界不清。

【治疗】

倾斜视盘常被误诊为视乳头水肿、颅内压增高而行过度检查和治疗。合并玻璃体前出血亦无须激素治疗,可自行吸收。合并视神经病变时需要进行病因治疗。合并屈光不正及散光时可配镜。

【病例2-5-1】

女性,20岁,体检时发现双侧视乳头"水肿",拟诊颅内压增高。行腰穿检查压力为200mmH$_2$O。给予口服醋甲唑胺,随访1年,视乳头形态无改变。患者否头痛、一过性视物模糊及搏动性耳鸣,视力无下降。既往体健,体重无明显变化,之前否长期服用维生素A及避孕药物。神经眼科检查:神清,语利,查体合作。BCVA:双眼1.0。色觉(Ishihara)双眼8/8色板。双侧瞳孔等大等圆,对光反射灵敏,RAPD(−)。眼底:双侧视盘倾斜、鼻侧缘隆起,边界似不清[图2-5-1(1)]。Humphrey视野检查:双眼正常[图2-5-1(2)]。视盘OCT扫描(Optovue):双眼视盘鼻侧神经纤维层略薄[图2-5-1(3)]。诊断:倾斜视盘,假性视乳头水肿。处理:停用醋甲唑胺,解释,定期随访。

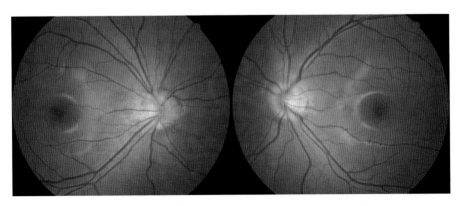

图2-5-1(1)　倾斜视盘患者眼底示双眼视盘倾斜、拥挤,鼻侧缘隆起,呈"D"形

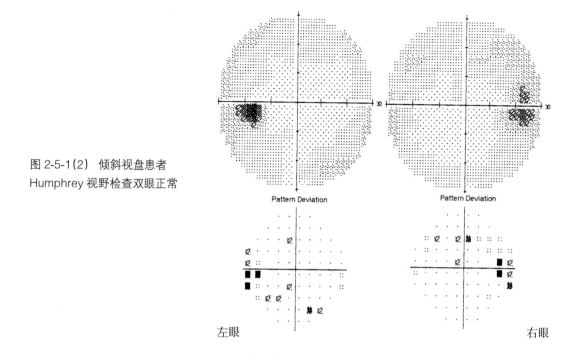

图 2-5-1(2) 倾斜视盘患者
Humphrey 视野检查双眼正常

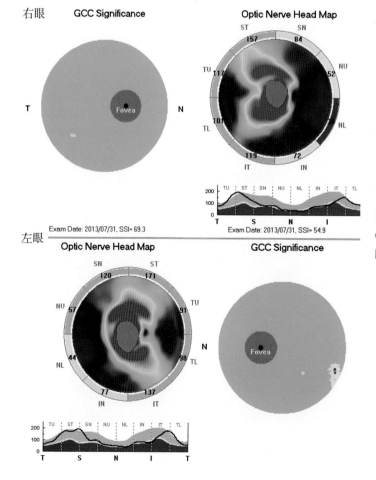

图 2-5-1(3) 倾斜视盘患者视盘
OCT 显示双眼鼻侧 RNFL 变薄；双
眼黄斑 GCC 正常

【病例 2-5-2】

女性,19 岁,体检发现双侧视乳头"水肿"。BCVA:双眼 1.0。腰穿脑脊液压力正常。眼底显示倾斜视盘;鼻侧拥挤、色红,呈"D"形[图 2-5-2(1)]。视盘 OCT 检查亦可发现视盘倾斜[图 2-5-2(2)],神经纤维层鼻侧缺失为主[图 2-5-2(3)]。

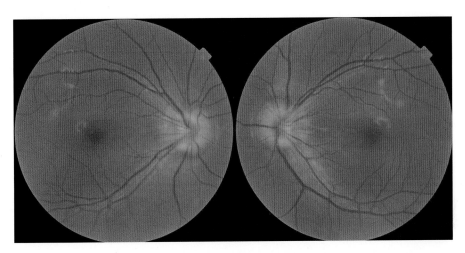

图 2-5-2(1)　倾斜视盘患者眼底示双侧视盘倾斜,鼻侧拥挤、色红,呈"D"字形

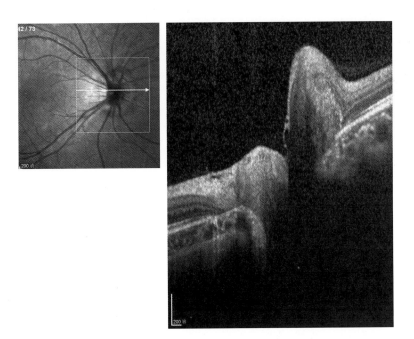

图 2-5-2(2)　倾斜视盘患者视盘 OCT(右眼)扫描示视盘拥挤、小而倾斜

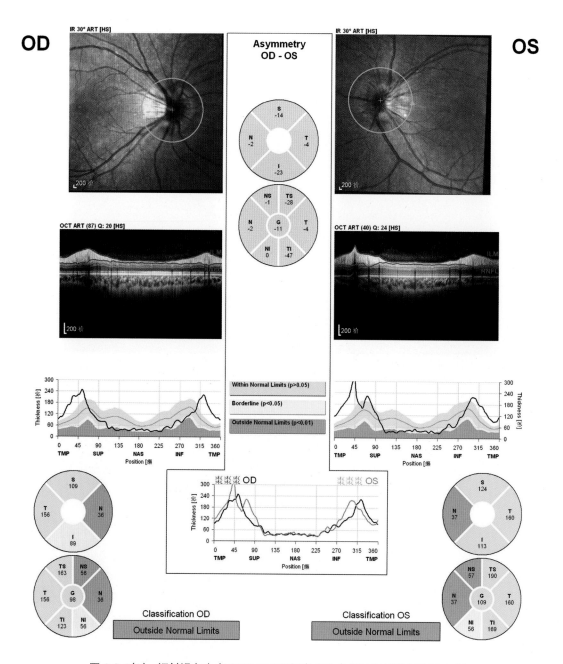

图 2-5-2(3)　倾斜视盘患者 OCT 示双眼视盘均为鼻侧神经纤维层明显变薄

【病例 2-5-3】

女童,8岁,发现右眼"视乳头水肿"。BVCA:双眼 1.0。眼底右侧视神经倾斜进入视乳头,视盘鼻侧缘隆起,貌似水肿(图 2-5-3)。

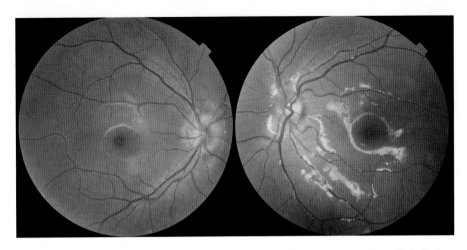

图 2-5-3　单眼倾斜视盘患者眼底示右侧视盘倾斜、鼻侧隆起、"D"字形,貌似水肿

【病例 2-5-4】

女性,13 岁,跆拳道训练后左眼飘黑影 10 天。当地医院诊断"视神经炎",拟给予大剂量激素冲击治疗,家长要求再次确诊。既往体健,家族史无特殊。神经眼科检查:神清,语利,查体合作。BCVA:双眼 1.0。色觉(Ishihara)双眼 8/8 色板。双侧瞳孔等大等圆,对光反射灵敏,RAPD(−)。眼底:左侧视盘鼻侧出血;右眼视盘鼻侧隆起、边界模糊[图 2-5-4(1)]。Octopus 视野检查:双眼正常[图 2-5-4(2)]。视网膜 OCT 扫描(经视盘):双眼视盘倾斜、左眼明显,鼻侧神经纤维层变薄[图 2-5-4(3)]。诊断:倾斜视盘,假性视乳头水肿,玻璃体后牵拉出血。处理:停用激素药物,观察。避免剧烈运动。随访:2 周后随访,左眼视盘前出血明显吸收[图 2-5-4(4)]。半年后随访,左眼视盘出血吸收,双侧视盘倾斜、鼻侧部隆起,呈"D"形[图 2-5-4(5)]。

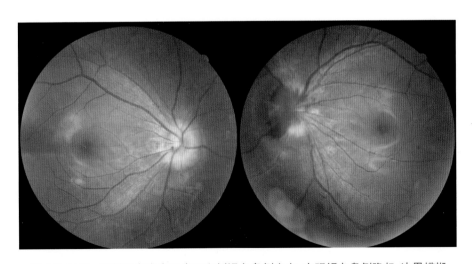

图 2-5-4(1)　倾斜视盘患者眼底示左侧视盘鼻侧出血;右眼视盘鼻侧隆起、边界模糊

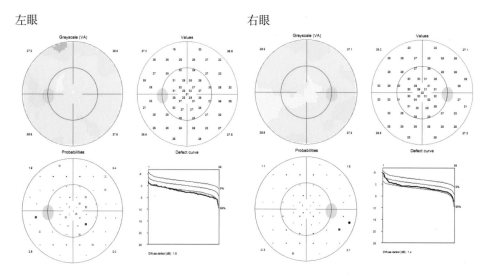

图 2-5-4(2)　倾斜视盘患者 Octopus 视野双眼正常

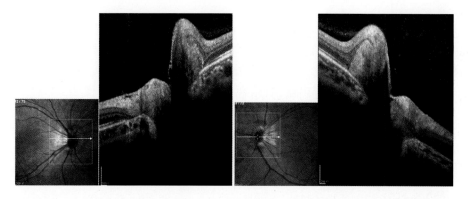

图 2-5-4(3)　倾斜视盘患者视网膜 OCT(经视盘扫描):双眼视盘倾斜、视乳头小而拥挤

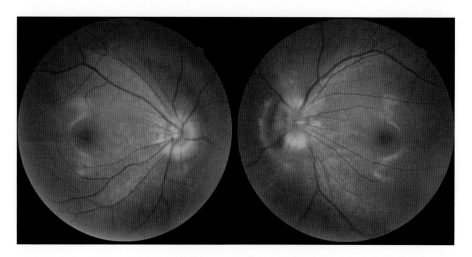

图 2-5-4(4)　倾斜视盘患者 2 周后随访,左侧视盘出血较前明显吸收、视盘边界仍不清

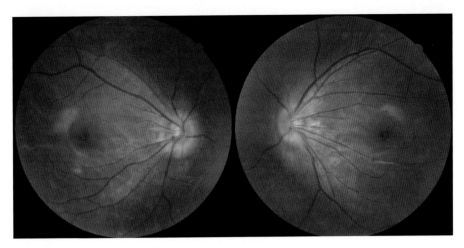

图 2-5-4(5)　倾斜视盘患者半年后随访,左眼视盘出血吸收,双眼视盘倾斜、鼻侧隆起、呈"D"形

【病例 2-5-5】

女性,34 岁,右眼飘黑影。BCVA:双眼 1.0。眼底:双侧视乳头小、倾斜,右眼视盘颞上方片状出血(图 2-5-5)。

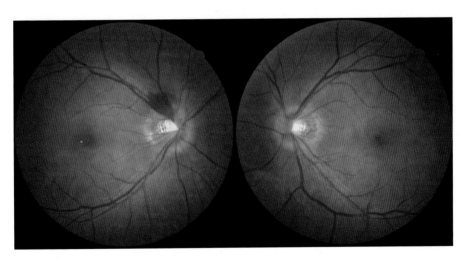

图 2-5-5　倾斜视盘患者眼底示双侧视乳头小、倾斜,右眼视盘颞上方片状出血

【病例 2-5-6】

女性,18 岁,左眼急性视力下降 3 天,伴眼球转动痛。BCVA:右眼 1.0,左眼 CF。眼底:双侧视盘边界欠清,鼻侧明显隆起,血管迂曲[图 2-5-6(1)]。眼眶及颅脑 MRI:左侧视神经管内段及颅内段强化。给予甲泼尼龙 500mg 冲击治疗。3 天后左眼视力显著提高。2 周后眼底视盘水肿消退,BCVA:双眼 1.0。3 个月后双侧视盘水肿消退,右眼鼻侧视盘隆起,为先天倾斜视盘所致[图 2-5-6(2)]。

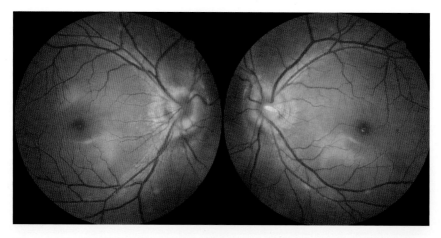

图 2-5-6(1)　倾斜视盘合并视神经炎患者眼底示双侧视盘边界欠清,鼻侧明显隆起,
血管迂曲

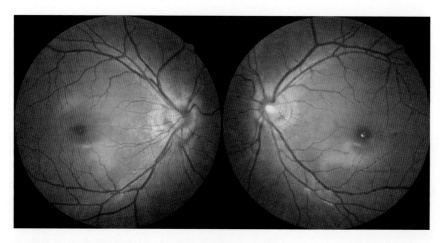

图 2-5-6(2)　倾斜视盘合并视神经炎患者 3 个月后眼底示左侧视盘鼻侧水肿消退,
右眼鼻侧视盘仍隆起

第六节　有髓神经纤维

【概述】

有髓神经纤维(myelinated nerve fibers)为正常胚胎发育过程中视交叉、视神经逐渐被髓鞘包裹,但除外眼内段视神经。仅 0.3%~0.6% 的人群检眼镜下可见有髓神经纤维[11]。有髓神经纤维患者视力多正常,单眼患者可出现屈光不正、散光、斜视。

【临床特征】

检眼镜下有髓神经纤维分布在视网膜后极部上方或下方,呈白色羽状分布,多与视网膜神经纤维走向一致。大片的有髓神经纤维可以包绕整个后极部视盘周围,严重者导致视力下降。视盘周围小片状有髓神经纤维容易被当做"视盘水肿"。视网膜周边小片状有髓纤维不影响视力与视野。

【治疗】

有髓神经纤维无须治疗。

【病例 2-6-1】

女性,19 岁,双眼干涩不适 10 天。无明显视力下降及视物遮挡主诉。既往体健,家族史无特殊。神经眼科检查:神清,语利,查体欠合作。BCVA:双眼 1.0。色觉(Ishihara)双眼 8/8 色板。双侧瞳孔等大等圆,对光反射灵敏,RAPD(-)。眼底:左眼视盘及颞上方视网膜束性灰白色有髓神经纤维覆盖,右眼视盘及视网膜未见异常[图 2-6-1(1)]。余神经系统查体无特殊。Humphrey 视野:左眼下方弓形视野缺损[图 2-6-1(2)]。诊断:有髓神经纤维。处理:解释:双眼干涩为干眼症导致,与有髓神经纤维无关。

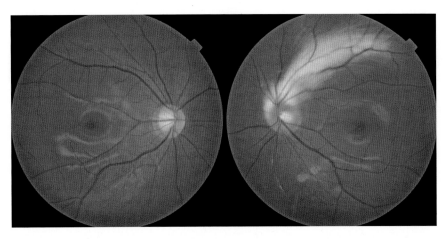

图 2-6-1(1)　有髓神经纤维患者眼底示左眼视盘及颞上方弓形灰白色有髓神经纤维覆盖,视网膜血管未被遮蔽

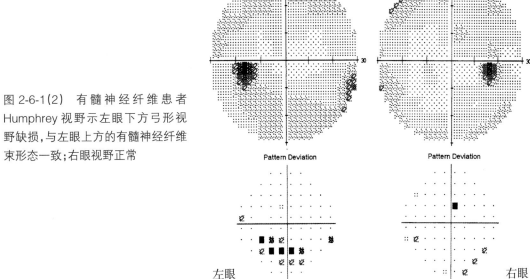

图 2-6-1(2)　有髓神经纤维患者 Humphrey 视野示左眼下方弓形视野缺损,与左眼上方的有髓神经纤维束形态一致;右眼视野正常

【病例 2-6-2】

男性,24 岁。左眼视力差。左眼视乳头周围及上方大片有髓神经纤维包绕(图 2-6-2)。

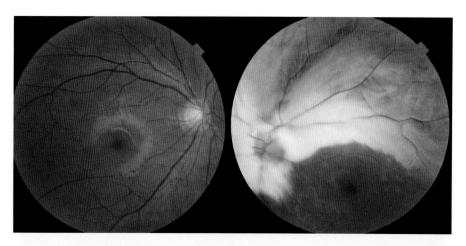

图 2-6-2　有髓神经纤维患者眼底示左眼后极部视盘周围及上方大片有髓神经纤维包绕

【病例 2-6-3】

男童,3 岁。斜视,左眼视力不佳。左眼视乳头周围大面积有髓神经纤维,几乎覆盖后极部(图 2-6-3)。

【病例 2-6-4】

女性,25 岁,自幼左眼视力不佳。眼底示左眼视乳头周围大片有髓神经纤维包绕(图 2-6-4)。

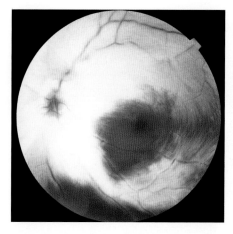
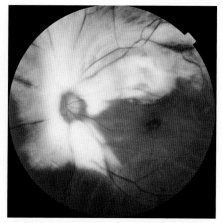

图 2-6-3　有髓神经纤维患儿眼底示左侧视乳头周围大面积有髓神经纤维,几乎覆盖后极部

图 2-6-4　有髓神经纤维患者眼底示左眼后极部视盘上、下方大片有髓神经纤维包绕

【病例 2-6-5】

男性,22 岁,体检发现"眼底异常"。双眼 BCVA:右眼 0.8,左眼 1.0。眼底双侧视盘周围羽毛样有髓神经纤维(图 2-6-5)。

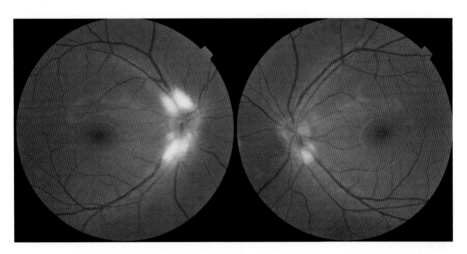

图 2-6-5　有髓神经纤维患者眼底示右眼视盘上、下方白色羽毛状有髓神经纤维;左眼视盘颞下方少量有髓神经纤维分布

【病例 2-6-6】

女性,45 岁,体检发现"眼底异常"。BCVA:双眼 1.0。眼底右侧视盘周围有髓神经纤维[图 2-6-6(1)]。Humphrey 视野:右眼生理盲点扩大,与右侧视盘周围有髓神经纤维对应[图 2-6-6(2)]。

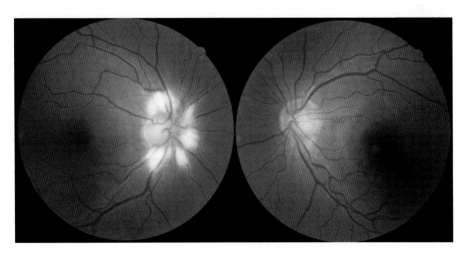

图 2-6-6(1)　有髓神经纤维患者眼底示右侧视盘周围有髓神经纤维

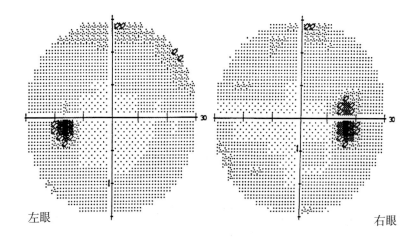

图 2-6-6(2) 有髓神经纤维患者 Humphrey 视野示右眼生理盲点扩大,与视盘
周围有髓神经纤维对应;左眼视野正常

【病例 2-6-7】

男性,35 岁,双眼干涩。双眼 BCVA:1.0。左眼颞下方周边视网膜片状有髓神经纤维(图
2-6-7)。

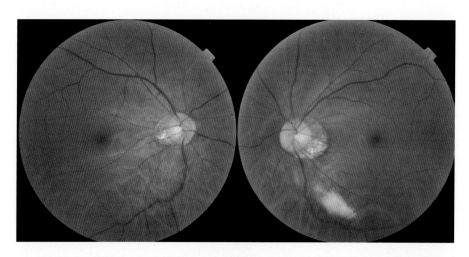

图 2-6-7 有髓神经纤维患者眼底示左眼颞下方周边视网膜片状有髓神经纤维

第七节 视盘玻璃疣

【概述】

视盘玻璃疣(optic disc drusen)为家族性,有遗传倾向,呈常染色体显性遗传。埋藏在视
盘下的玻璃疣使得视盘变得拥挤,且随年龄的增加可逐渐变得显露。在老年人群中,视盘玻
璃疣是前部缺血性视神经病变的高危因素之一[12]。

【临床特征】

视盘表面玻璃疣容易发现,检眼镜下可见黄白色结节样反光物质,可有自发荧光。埋藏的视盘玻璃疣可导致视盘隆起、边界欠清,为假性视盘水肿。患者视力接近正常,周边视野缺损比例很高,占71%~75%[13],其他视野损害类型还有神经纤维束样缺损及生理盲点扩大。眼部高频B超及颅脑CT均可见钙化的玻璃疣。老年视盘玻璃疣患者合并前部缺血性视神经病变视力和视野可出现相应的表现。

【治疗】

无须治疗。如合并前部缺血性视神经病变可对症处理。

【病例2-7-1】

男性,50岁,左眼下方视野遮挡。眼底双侧视乳头边界欠清,埋藏黄白色玻璃疣[图2-7-1(1)],双侧视盘自发荧光[图2-7-1(2)]。Humphrey视野检查左眼下方弓形缺损[图2-7-1(3)]。

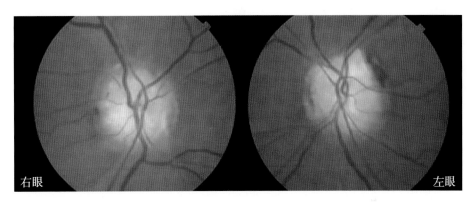

图2-7-1(1)　视盘玻璃疣患者眼底示双侧视乳头边界欠清,表面黄白色结节样玻璃疣,视盘表面血管显示清晰

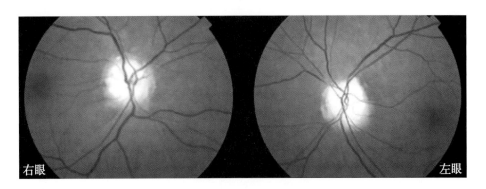

图2-7-1(2)　视盘玻璃疣患者双侧视盘无赤光像显示双侧高亮荧光

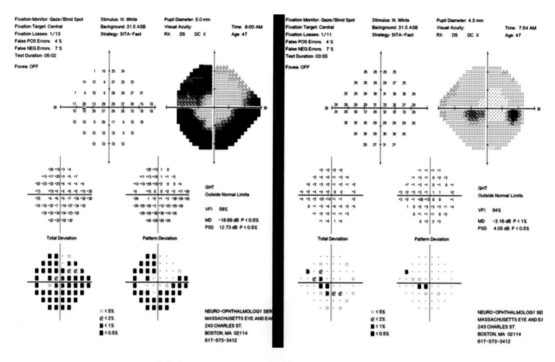

图 2-7-1（3）　视盘玻璃疣患者 Humphrey 视野检查示右眼基本正常；左眼周边视野缺损

【病例 2-7-2】

男性，45 岁。右眼视盘表面黄色晶状物质，为视盘表面的玻璃疣，血管清晰可见（图 2-7-2）。

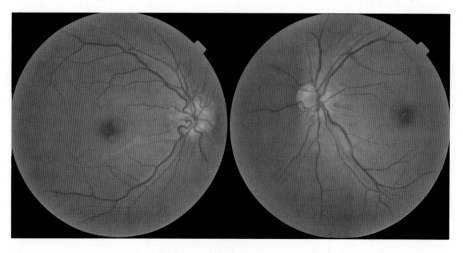

图 2-7-2　视盘玻璃疣患者眼底示右眼视盘边界不清、表面黄色晶状物质沉积，为视盘表面的玻璃疣

【病例 2-7-3 】

女性,34 岁,双眼视力下降。眼底双侧视乳头小,盘周结节样隆起伴色素脱失[图 2-7-3
(1)]。眼高频 B 超显示右眼视盘表面点状高回声,为钙化[图 2-7-3(2)]。

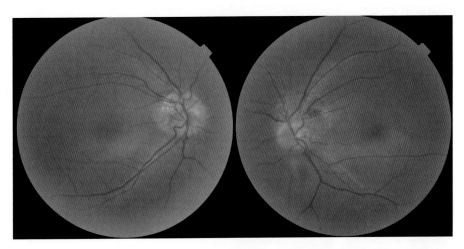

图 2-7-3(1)　视盘玻璃疣患者眼底示双侧视乳头小,盘周结节样隆起伴色素脱失

图 2-7-3(2)　视盘玻璃疣患者高频 B
超显示右眼视盘表面点状高回声,为
视盘玻璃疣钙化

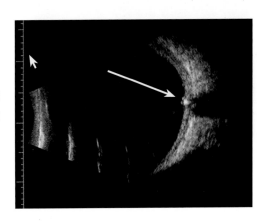

【病例 2-7-4 】

女性,15 岁,双眼看黑板模糊 2 个月来诊。外院检查发现右侧"视乳头水肿",疑诊"视
神经炎"。神经眼科检查:神清,语利,查体合作。BCVA:双眼 1.0。色觉(Ishihara)双眼 8/8
色板。双侧瞳孔等大等圆,对光反射灵敏,无 RAPD。眼底:右眼视盘边界模糊,隆起,但视
盘表面血管清晰可见;左眼视盘、黄斑及视网膜未见明显异常[图 2-7-4(1)]。颅脑 CT:左侧
视神经头部钙化点[图 2-7-4(2)]。处理:解释右眼视乳头水肿为假性,不予特别处理,定期
随访视力。

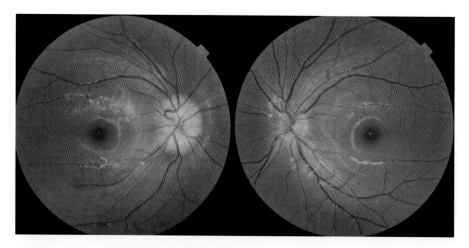

图 2-7-4(1) 视盘玻璃疣患者眼底示右眼视乳头边界模糊,隆起,但表面血管清晰

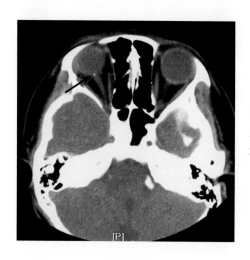

图 2-7-4(2) 视盘玻璃疣患者颅脑 CT 见右眼球后视乳头小钙化点(黑箭头),为埋藏的视盘玻璃疣

【病例 2-7-5】

女性,23 岁,双眼酸胀就诊,眼底"视乳头水肿"。在当地医院给予激素及活血药物治疗。否认一过性黑矇、头痛、搏动性耳鸣。体重无明显增加。目前产后 4 个月。BCVA:双眼 1.0。眼底双侧视盘边界欠清,右侧明显[图 2-7-5(1)]。Humphrey 视野:右眼下方视野缺损;左眼基本正常[图 2-7-5(2)]。颅脑 MRI 未见颅内占位及空蝶鞍。高频 B 超示双侧视盘表面高回声,钙化[图 2-7-5(3)]。诊断为视盘玻璃疣,假性视乳头水肿。

【病例 2-7-6】

男性,40 岁,右眼视力下降 2 个月。BCVA:右眼 0.6,左眼 1.0。眼底双侧视盘边界欠清,右侧视盘周围出血、渗出[图 2-7-6(1)]。Humphrey 视野:右眼周边视野缺损;左眼基本正常[图 2-7-6(2)]。视盘 OCT 显示双侧视盘水肿[图 2-7-6(3)]。高频 B 超示双侧视盘表面高回声,钙化[图 2-7-6(4)]。诊断为视盘玻璃疣,右眼合并缺血。

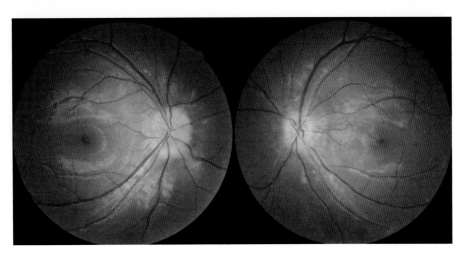

图 2-7-5(1) 视盘玻璃疣患者眼底示双侧视盘边界欠清,右侧明显

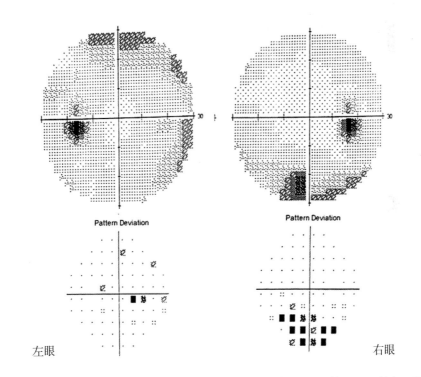

图 2-7-5(2) 视盘玻璃疣患者 Humphrey 视野示右眼下方弓形视野缺损;左眼基本正常

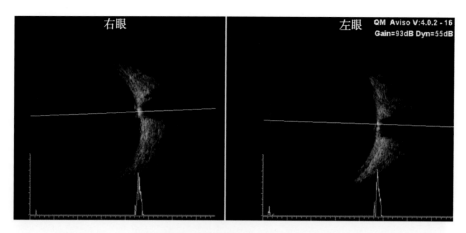

图 2-7-5(3) 视盘玻璃疣患者高频 B 超示双侧视盘表面高回声,钙化

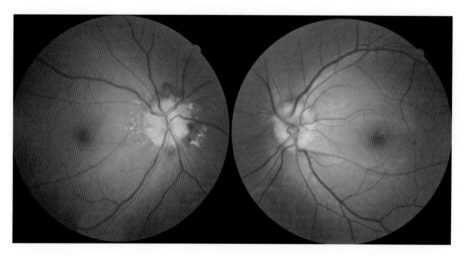

图 2-7-6(1) 视盘玻璃疣患者眼底示双侧视盘边界欠清,右侧视盘周围出血、渗出

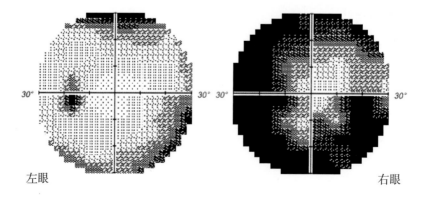

图 2-7-6(2) 视盘玻璃疣患者 Humphrey 视野:右眼周边视野缺损;左眼基本正常

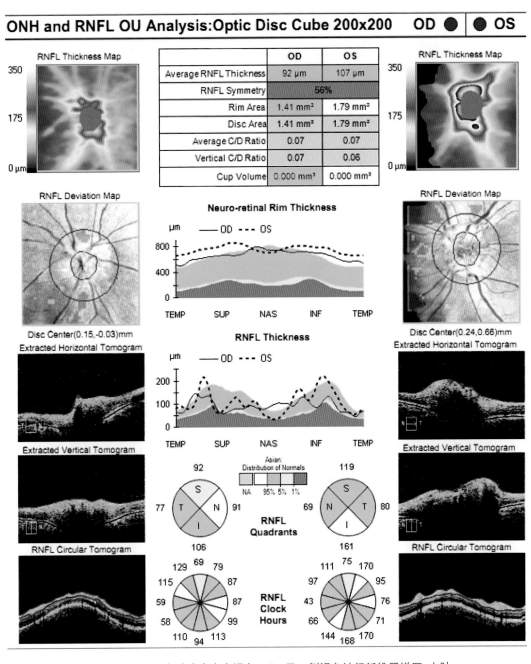

图 2-7-6(3)　视盘玻璃疣患者视盘 OCT 示双侧视盘神经纤维层增厚、水肿

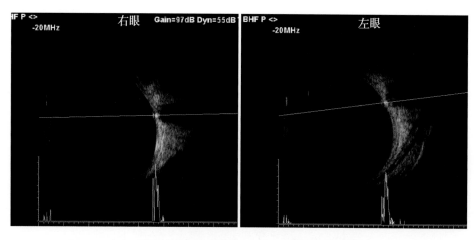

图 2-7-6(4) 视盘玻璃疣患者高频 B 超示双侧视盘表面高回声,钙化

【病例 2-7-7】

男性,44 岁,左眼视物模糊,诊断"视乳头水肿"。BCVA:双眼 1.0。眼底右侧视盘边界欠清,周边水肿消退痕迹,视盘色淡;左眼视盘边界欠清,有结节样隆起物质[图 2-7-7(1)]。高频 B 超示双侧视盘表面高回声,钙化[图 2-7-7(2)]。颅脑 CT 可见双眼球后钙化点[图 2-7-7(3)]。诊断为视盘玻璃疣伴右眼视盘周围出血。

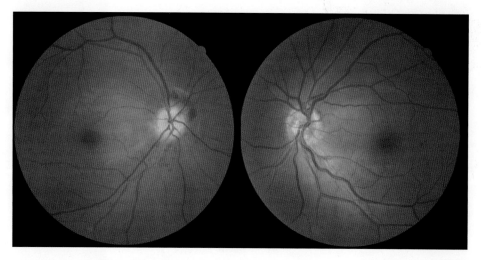

图 2-7-7(1) 视盘玻璃疣患者眼底示右侧视盘边界欠清,周边陈旧性水肿、出血;左眼视盘边界欠清,有结节样隆起物质

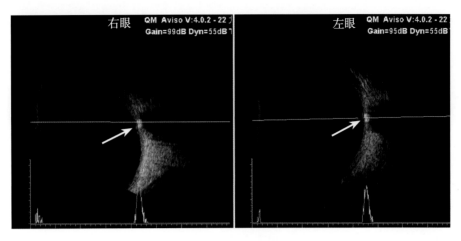

图 2-7-7(2)　视盘玻璃疣患者高频 B 超示双侧视盘表面高回声,钙化(白箭头)

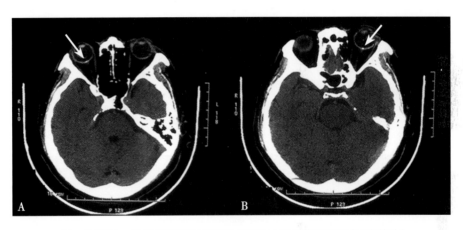

图 2-7-7(3)　视盘玻璃疣患者颅脑 CT 可见双眼球后钙化点(白箭头)

第八节　其　　他

【概述】

一些视盘先天发育异常无法归为上述具有特征性的疾病之中,但是临床也可见到与上述视盘异常之间有交叉的形态特征。

【病例 2-8-1】

女性,31 岁,自幼右眼视力不佳,诊断为"脉络膜缺损",要求眼科检查。既往体健、足月顺产,出生史无特殊。神经眼科检查:神清,语利,查体合作。BCVA:右眼 CF;左眼 1.0。右侧瞳孔下移、偏位,呈椭圆形。眼底:右眼后极部视盘下方缺如、周边脉络膜缺如(图 2-8-1)。余神经系统查体无特殊。颅脑 CT:未见明显异常。诊断:脉络膜缺损伴视盘缺损(右眼),瞳孔偏位。处理:解释、随诊。

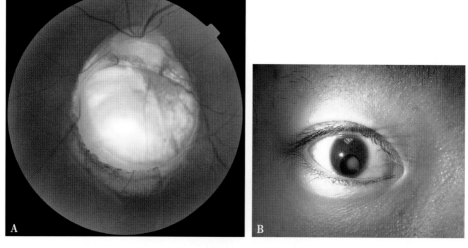

图 2-8-1　脉络膜缺损伴瞳孔偏位患者

A:眼底示右眼视盘下方缺损,伴周边脉络膜缺损;B:右眼瞳孔偏位

【病例 2-8-2】

女性,23 岁,双眼视力不佳。BCVA:右眼 0.1,左眼 0.8。眼底示右侧视盘下方缺损,伴周边脉络膜缺损。左眼大视盘,血管发出异常(图 2-8-2)。属于无法归类的视盘发育异常。

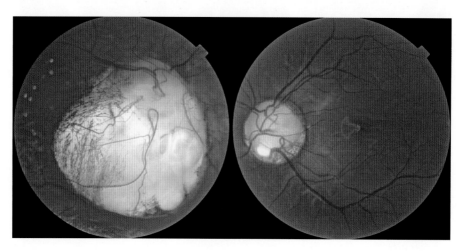

图 2-8-2　脉络膜缺损患者眼底示右侧视盘下方缺损,伴周边脉络膜缺损;左眼视盘大,血管发出异常,属无法归类的视盘发育异常

【病例 2-8-3】

女性,39 岁。自幼双眼视力不佳。BCVA:右眼 0.1,左眼 0.25。右眼视盘发育异常,脉络膜缺损;左眼视盘结构正常,下方脉络膜缺损[图 2-8-3(1)]。虹膜左眼下方缺损[图 2-8-3(2)]。

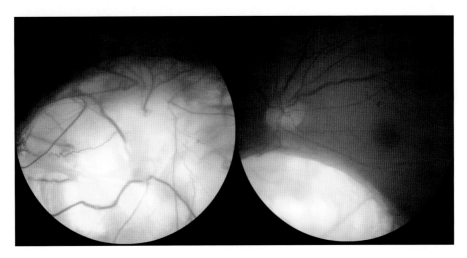

图 2-8-3(1)　脉络膜缺损患者眼底示右眼视盘发育异常,下方脉络膜缺损;左眼视盘结构正常,下方脉络膜缺损

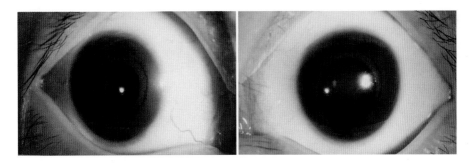

图 2-8-3(2)　脉络膜缺损患者同时伴有左眼虹膜下方缺损

参考文献

1. Golnik KC. Congenital optic nerve anomalies. Curr Opin Ophthalmol, 1998, 9 (6): 18-26.

2. Hoyt WF, Kaplan SL, Grumbach MM, et al. Septo-optic dysplasia and pituitary dwarfism. Lancet, 1970, 1 (7652): 893-894.

3. 田国红, 孙兴怀. 透明隔 - 视神经发育不良. 中国眼耳鼻喉科杂志, 2014, 14 (4): 338-342.

4. Han SB, Park KH, Kim DM, et al. Prevalence of superior segmental optic nerve hypoplasia in Korea. Jpn J Ophthalmol, 2009, 53 (3): 225-228.

5. Landau K, Bajka JD, Kirchschläger BM. Topless optic disks in children of mothers with type I diabetes mellitus. Am J Ophthalmol, 1998, 125 (5): 605-611.

6. Lee HJ, Kee C. Optical coherence tomography and Heidelberg retina tomography for superior segmental optic hypoplasia. Br J Ophthalmol, 2009, 93 (11): 1468-1473.

7. Hoyt WF, Rios-Montenegro EN, Behrens MM, et al. Homonymous hemioptic hypoplasia. Fundoscopic features in standard and red-free illumination in three patients with congenital hemiplegia. Br J Ophthalmol, 1972, 56 (7): 537-545.

8. Brodsky MC. Morning glory disc anomaly or optic disc coloboma. Arch Ophthalmol, 1994, 112 (2): 153.

9. Friberg TR, McClellan TG. Vitreous pulsations, relative hypotony, and retrobulbar cyst associated with a congenital optic pit. Am J Ophthalmol, 1992, 114 (6): 767-768.

10. Shiraki K, Mimura O, Shimo-oku M. The tilted disc syndrome. Acta Soc Ophthalmol Japonicae, 1980, 84 (7): 529-536.

11. Straatsma BR, Foos FY, Heckenlively JR, et al. Myelinated retinal nerve fibers. Am J Ophthalmol, 1981, 91 (1): 25-38.

12. Davis PL, Jay WM. Optic nerve head drusen. Semin Ophthalmol, 2003, 18 (4): 222-242.

13. Savino PJ, Glaser JS, Rosenberg MA. A clinical analysis of pseudo-papilledema. II. Visual field defects. Arch Ophthalmol, 1979, 97 (1): 71-75.

第三章

视神经炎

视神经炎(optic neuritis,ON)是导致中青年人群急性视力下降的常见视神经疾病。其发病机制与免疫炎性反应后中枢神经系统脱髓鞘、胶质细胞增生、坏死密切相关。在白种人群中和多发性硬化(multiple sclerosis,MS)疾病关系极为密切。随着对该病流行病学及病理机制研究的深入,ON 的疾病谱也不断扩展,人们对 ON 的疾病分类、诊断及鉴别诊断以及治疗都有了更深刻的认识。本章结合国内 ON 的疾病谱特点及前沿进展,重点对急性特发性脱髓鞘视神经炎、视神经脊髓炎、风湿免疫病相关视神经炎及儿童视神经炎等的临床与影像特征进行描述。

第一节　急性特发性脱髓鞘性视神经炎

【概述】

急性特发性脱髓鞘性视神经炎(acute idiopathic demyelinated optic neuritis,AIDON)是与多发性硬化(MS)密切相关的一类视神经脱髓鞘病变。发病机制为激活的 T 淋巴细胞在各种血管黏附因子的作用下由破损的血-脑屏障进入中枢神经系统,通过产生各种细胞因子介导免疫损伤,导致髓鞘脱失和寡突胶质细胞增生,形成脱髓鞘斑[1,2]。

【临床特征】

中青年患者,女性多见。急性单眼视力下降、视野缺损伴色觉障碍。病前或病初有轻度的转眼痛。视力下降在数天内达峰,少数 2 周内仍可下降。色觉障碍以红色觉饱和度下降尤为明显。检眼镜下视乳头可表现为正常或轻度水肿,视盘水肿患者约占三分之一。严重的视乳头水肿、出血、视网膜大量渗出及黄斑星芒样渗出需要与其他疾病进行鉴别。急性期视野缺损表型多样:中心暗点、旁中心暗点、水平弓形缺损以及偏盲在内的弥漫或局灶性缺损。单侧 ON 或双侧病变不对称时可存在相对性瞳孔传入障碍(relative afferent pupillary defect,RAPD)阳性情况。电生理视觉诱发电位患侧见 P100 波潜伏期延长及波幅降低,为髓鞘脱失导致动作电位传递障碍。急性期影像学显示视神经的信号异常、强化或增粗,部分有

63

发展为 MS 风险的患者脑内可见脱髓鞘病灶。注意部分 MS 患者因脑神经麻痹也可因复视首诊眼科，一些 MS 患者虽然无视神经炎发作，但存在临床视神经纤维萎缩。近年来 OCT 技术广泛应用于临床，帮助鉴别视网膜疾病的同时，也可通过患者视盘周围神经纤维层及黄斑节细胞厚度的变化，对患者的预后加以评估。Petzold 等[3]研究显示不论 ON 或无视神经受累的 MS 患者视网膜 RNFL 均较正常同年龄组变薄。我们关于国人视神经炎的研究也显示了同样的趋势[4]。新近研究发现寡突胶质细胞髓鞘糖蛋白抗体（MOG-IgG）被发现存在于一类不典型的视神经炎患者血清中，患者多具有双眼同时受累、视盘水肿、反复发作的特征。血清 MOG 抗体阳性视神经炎是否属于独立的一类疾病尚待进一步明确[5]。

【鉴别诊断】

1. 屈光不正、圆锥角膜、白内障等造成的视力下降可通过验光和裂隙灯检查发现，且患眼 RAPD 阴性。

2. 急性区域性隐匿性外层视网膜病变（AZOOR）与中心性浆液性脉络膜视网膜病变通过 OCT 及电生理检查可以明确诊断。黄斑病变导致的中心视力下降易误诊为视神经炎。先天性视盘发育异常与非器质性视力下降均需要鉴别。

【治疗】

AIDON 的治疗效果良好，预后佳[6]。

急性发作期：大剂量糖皮质激素静脉冲击治疗，后续口服激素维持，逐渐减量。

MS-ON 缓解期治疗：首次 ON 发作伴 MRI 颅内脱髓鞘病灶的患者需要联合神经科专家共同给予预防性治疗。

治疗药物包括 β- 干扰素、醋酸格拉默、米托蒽醌、那他珠单抗等。

【病例 3-1-1】

女性，28 岁，突发右眼视力下降 8 天，伴转眼痛。神经眼科检查：神清，语利，查体合作。BCVA：右眼前数指；左眼 1.0。色觉（Ishihara 色板）：右眼 0/8；左眼 8/8。双侧瞳孔等大等圆，对光反射灵敏，右眼 RAPD+眼底：双侧视盘边界清，色红，无水肿。杯盘比：右眼 0.4；左眼 0.3。黄斑及周边视网膜正常［图 3-1-1(1)］。余神经系统查体无特殊。Humphrey 视野：右眼上方视野缺损［图 3-1-1(2)］。图形视觉诱发电位(P-VEP)：右眼 P100 波潜伏期延长，振幅降低［图 3-1-1(3)］。颅脑及眼眶 MRI：右侧视神经眶内段增粗、强化。脑实质内未见脱髓鞘病灶［图 3-1-1(4)］。处理：静脉甲泼尼龙 1g 冲击治疗 3 天；随后泼尼松 60mg/d，晨顿服；2 周内减停。预后：3 天后复诊 BCVA：右眼 0.8；左眼 1.0。色觉右眼 4/8；左眼 8/8。右眼视野缺损明显改善。建议定期眼科及神经内科随访。

【病例 3-1-2】

女性，30 岁，右眼视力下降 20 天，伴转眼痛。既往半年前左眼曾出现视力下降，激素治疗后视力恢复正常。神经眼科检查：神清，语利，查体合作。BCVA：右眼 0.4；左眼 1.0。色觉(Ishihara)：右眼 1/8 色板；左眼 6/8 色板。双侧瞳孔等大等圆，对光反射灵敏，右眼 RAPD+。眼底：右侧视盘水肿，边界不清；左眼视盘界清、色红，双侧黄斑及周边视网膜正常［图 3-1-2(1)］。余神经系统查体无特殊。Humphrey 视野：右眼上方及鼻下方弥漫性视野缺损［图 3-1-2(2)A］。颅脑及眼眶 MRI：右侧视神经眶内段增粗、强化。脑实质内未见脱髓鞘病灶［图 3-1-2(3)］。处理：静脉甲泼尼龙 1g 冲击，共 3 天；随后泼尼松 60mg/d，晨顿服，2 周内减停。预后：

1周后复诊 BCVA:右眼 1.0;左眼 1.0;色觉右眼 2/8;左眼 6/8。右眼视野恢复正常[图 3-1-2(2)]。建议定期眼科及神经内科随访。

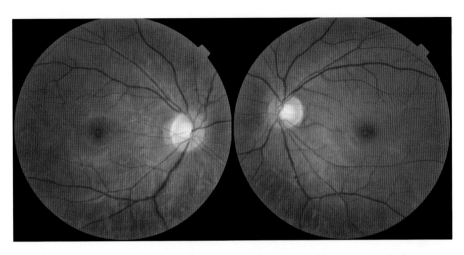

图 3-1-1(1) 视神经炎患者眼底示双侧视盘边界清,色红,无明显水肿

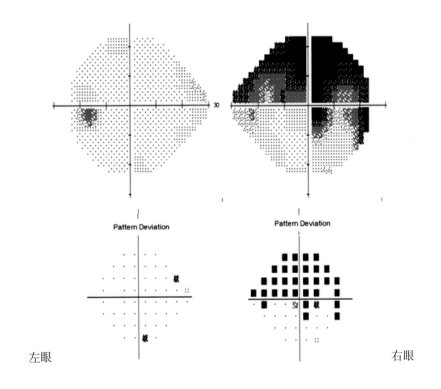

图 3-1-1(2) 视神经炎患者 Humphrey 视野示右眼上方视野缺损

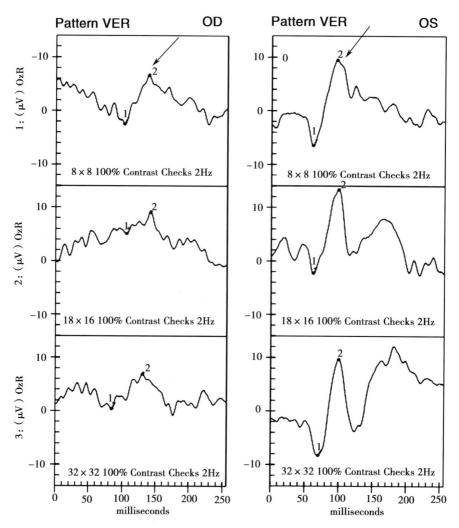

图 3-1-1(3)　视神经炎患者视觉诱发电位(P-VEP)示右眼 P100 波(箭头)潜伏期延长，振幅降低

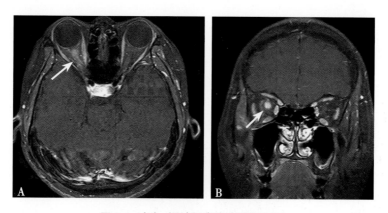

图 3-1-1(4)　视神经炎患者眼眶 MRI

A：轴位 T1WI 增强后右侧视神经眶内段增粗、强化(白箭头)；B：冠状位。脑实质内未见脱髓鞘病灶

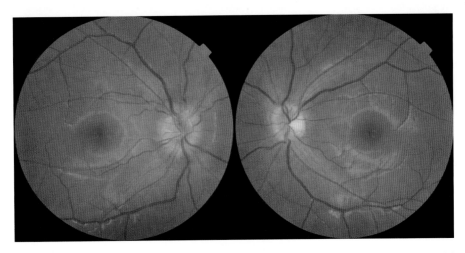

图 3-1-2(1) 视神经炎患者眼底示右侧视盘水肿,边界不清;左眼视盘界清、色红,双侧黄斑及周边视网膜正常

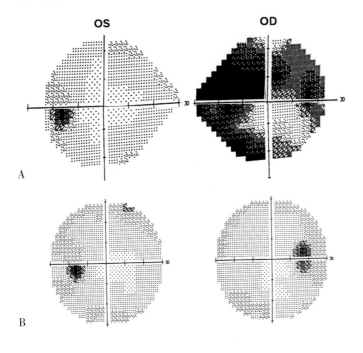

图 3-1-2(2) 视神经炎患者 Humphrey 视野

A:右眼上方及鼻下方弥漫性视野缺损;

B:静脉甲泼尼龙冲击治疗 1 周后右眼视野恢复正常

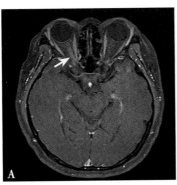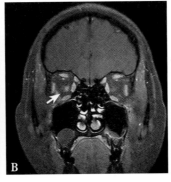

图 3-1-2(3) 视神经炎患者颅脑及眼眶 MRI:右侧视神经眶内段增粗、强化(白箭头)。脑实质内未见脱髓鞘病灶

【病例 3-1-3】

女性，28 岁，芬兰籍(高加索人)，教师。左眼视物模糊 1 周，伴轻度转眼痛。1 个月前患"感冒"。神经眼科检查：神清，语利，查体合作。BCVA：右眼 1.0；左眼指数/30cm。左眼红色觉饱和度下降 60%。双侧瞳孔等大等圆，对光反射灵敏，左眼 RAPD(+)。眼底：左侧视盘边界欠清，轻度水肿，双侧 C/D 约 0.3，黄斑及周边视网膜正常[图 3-1-3(1)]。余神经系统查体无特殊。Humphrey 视野：左眼弥漫性视野缺损[图 3-1-3(2)A]。颅脑 MRI：双侧侧脑室周围脑白质区可见多发小片状长 T1、长 T2 信号影，边界清晰，部分病变与侧脑室体部呈垂直走行。冠状面 STIR 示左侧视神经眶内段后部、管内段信号增高[图 3-1-3(3)]。处理：静脉甲泼尼龙 1g 冲击治疗 3 天；随后泼尼松 60mg/d，晨顿服，2 周内减停。随后建议尽早开始 β 干扰素类药物治疗。预后：3 天后 BCVA：右眼 1.0，左眼 1.0。左眼红色觉饱和度仍降低 60%。左眼视野缺损明显改善[图 3-1-3(2)B]。

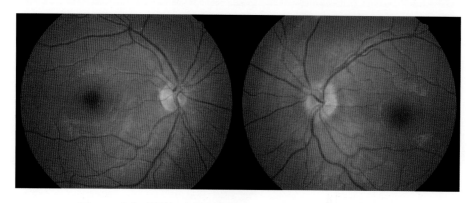

图 3-1-3(1)　视神经炎患者眼底示左侧视盘边界欠清,轻度水肿

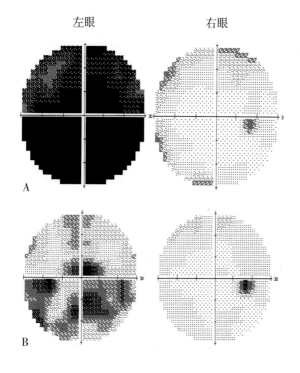

图 3-1-3(2)　视神经炎患者
Humphrey 视野
A：左眼弥漫性视野缺损；
B：激素冲击治疗后左眼视野
明显改善

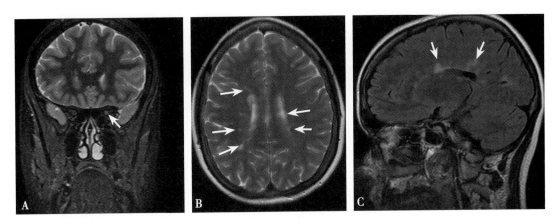

图 3-1-3(3) 视神经炎患者颅脑及眼眶 MRI

A:冠状面 STIR 示左侧视神经眶内段后部、管内段信号增高;B:双侧侧脑室周围脑白质区可见多发小片状长 T1、长 T2 信号影,边界清晰,部分病变与侧脑室体部呈垂直走行;C:矢状位脑室旁白质脱髓鞘为典型"Dawson's fingers"

【病例 3-1-4】

男性,23 岁,左眼急性视力下降 10 天,伴眼球转动痛。BCVA:右眼 1.0,左眼 0.02。眼底左侧视盘边界欠清,水肿,充血[图 3-1-4(1)A]。Humphrey 视野左眼弥漫性缺损[图 3-1-4(2)]。眼眶及颅脑 MRI:左侧视神经增粗,强化[(图 3-1-4(3)],脑内多发性脱髓鞘病灶[图 3-1-4(4)]。甲泼尼龙冲击治疗后视力逐渐恢复至 1.0。眼底左侧视乳头水肿消退[图 3-1-4(1)B]。诊断:多发性硬化相关视神经炎。

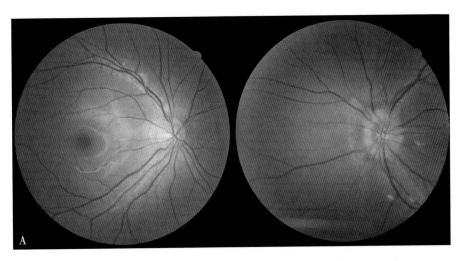

图 3-1-4(1) 视神经炎患者眼底示急性期左侧视盘边界欠清,水肿,充血(A)

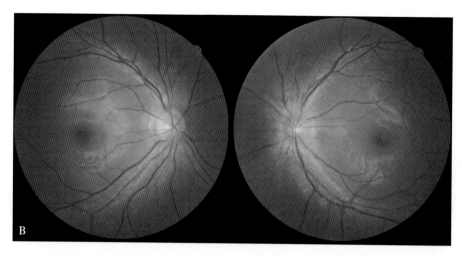

图 3-1-4(1)(续)　甲泼尼龙冲击治疗后视力逐渐恢复至 1.0,眼底左侧视盘水肿消退(B)

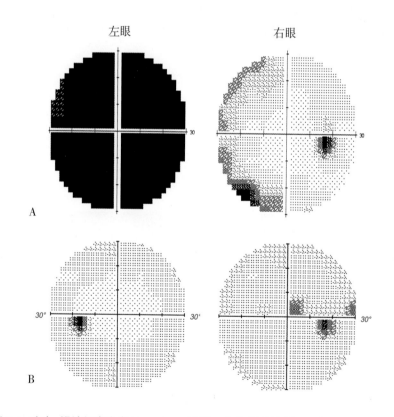

图 3-1-4(2)　视神经炎患者 Humphrey 视野　A:弥漫性缺损;B:治疗后左眼视野正常

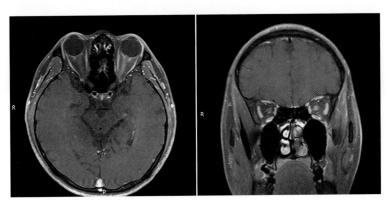

图 3-1-4(3) 视神经炎患者眼眶 MRI 示左侧视神经增粗、眶内段明显强化

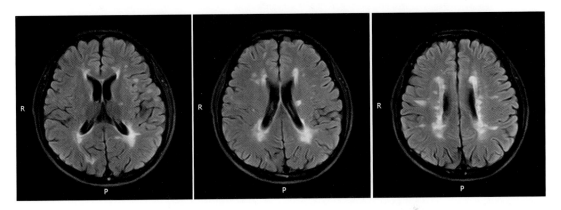

图 3-1-4(4) 视神经炎患者颅脑 MRI 示颅内脑室旁及半卵圆区多发性脱髓鞘病灶,长轴与侧脑室垂直

【病例 3-1-5】

男性,43 岁,左眼视力下降、视物遮挡半个月。查体 BCVA:右眼 1.0;左眼 0.05。眼底:左侧视盘边界清、色红[图 3-1-5(1)A]。Humphrey 视野:左眼中心视野缺损[图 3-1-5(2)A]。VEP:左眼 P100 波潜时明显延长、波幅降低[图 3-1-5(3)]。颅脑及眼眶 MRI:左侧视神经眶内段轻度强化[图 3-1-5(4)]。脑实质内多发性脱髓鞘病灶[图 3-1-5(5)]。甲泼尼龙冲击治疗后左眼视力逐渐恢复。2 个月后复诊,眼底左侧视盘颞侧颜色淡[图 3-1-5(1)B],视野基本正常[图 3-1-5(2)B]。视盘及黄斑 OCT 见左眼视盘周围神经纤维层变薄,左眼黄斑 GCL 变薄[图 3-1-5(6),图 3-1-5(7)]。建议定期眼科及神经内科随访。

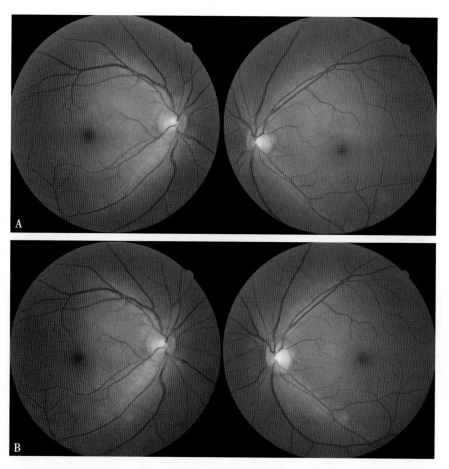

图 3-1-5(1) 视神经炎患者眼底示急性期左侧视盘边界清、色红(A);2 个月后眼底左侧视盘颞侧颜色淡(B)

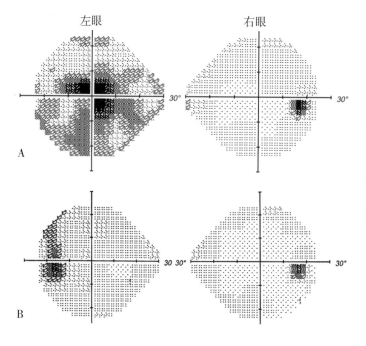

图 3-1-5(2) 视神经炎患者 Humphrey 视野 A:左眼中心视野缺损;B:治疗后左眼视野基本正常

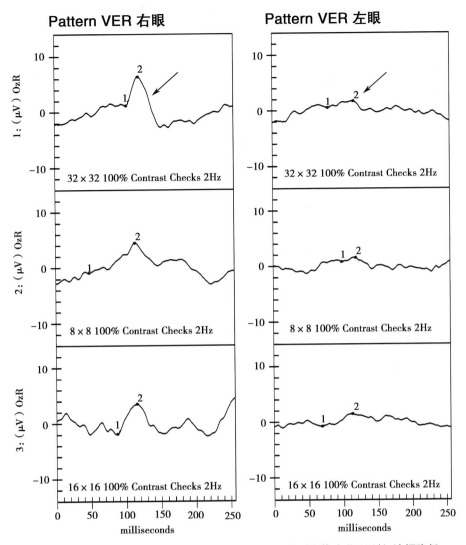

图 3-1-5(3)　视神经炎患者 VEP 示左眼 P100 波（箭头）潜时明显延长、波幅降低

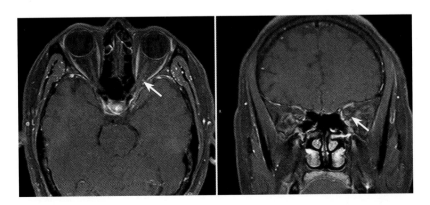

图 3-1-5(4)　视神经炎患者眼眶 MRI 示左侧视神经眶内段信号较右侧增高、轻度强化（白箭头）

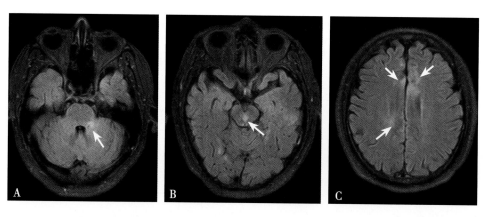

图 3-1-5(5) 视神经炎患者颅脑 MRI 示左侧桥臂(A)、中脑导水管(B)和大脑半卵圆区(C)多发异常脱髓鞘病灶(白箭头)

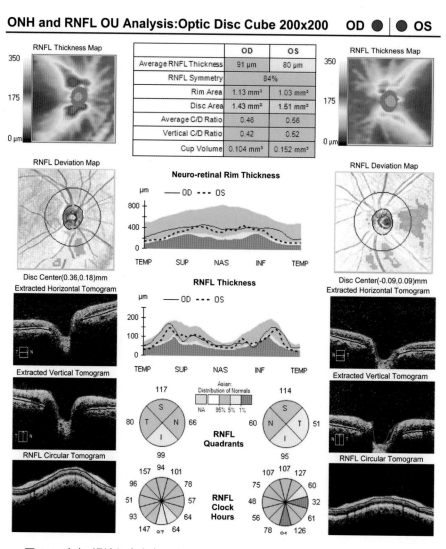

图 3-1-5(6) 视神经炎患者 2 个月后视盘 OCT 见左眼视盘周围神经纤维层变薄

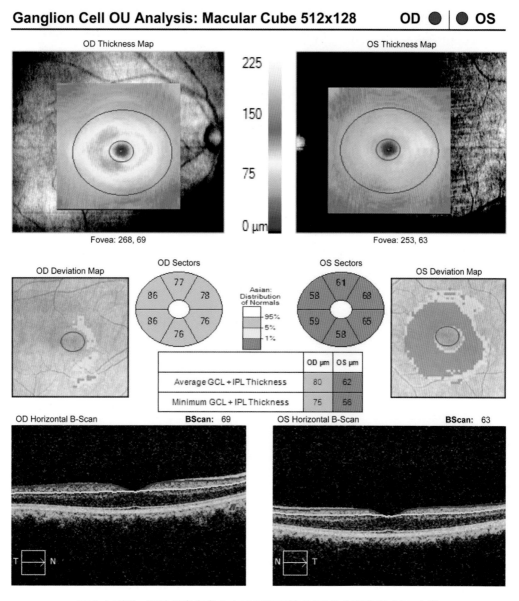

图 3-1-5(7) 视神经炎患者 2 个月后视网膜 OCT 示左眼黄斑 GCL 变薄

【病例 3-1-6】

男性,40 岁,双眼急性视力下降 4 天,伴眼球转动痛。神经眼科检查:神清,语利,查体合作。BCVA:右眼 0.05;左眼 0.1。双侧瞳孔等大等圆,对光反射灵敏,左眼 RAPD(+)。眼底:双侧视盘水肿、左眼盘周少量出血。双侧黄斑及周边视网膜正常[图 3-1-6(1)A]。余神经系统查体无特殊。眼眶及颅脑 MRI:双侧视神经全程增粗、强化。颅内未见脱髓鞘病灶[图 3-1-6(2)]。处理:静脉甲泼尼龙 1g 冲击治疗 3 天;随后泼尼松 60mg/d,晨顿服,2 周内减停。预后:3 天后 BCVA:双眼 0.6。2 周后复诊 BCVA 双眼恢复至 1.0。眼底双侧视盘水肿明显消退[图 3-1-6(1)B]。

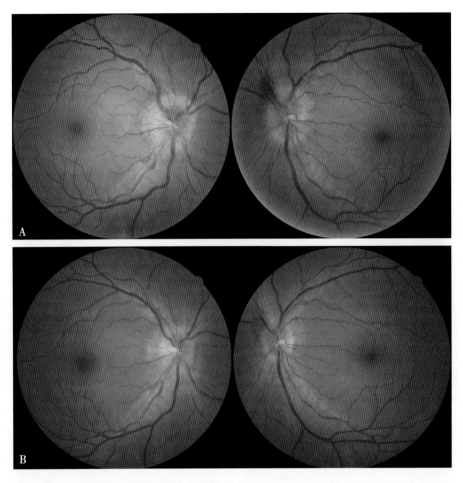

图 3-1-6(1)　视神经炎患者眼底示双侧视盘水肿、左眼盘周出血(A);甲泼尼龙冲击治疗
2 周后眼底双侧视盘水肿明显好转(B)

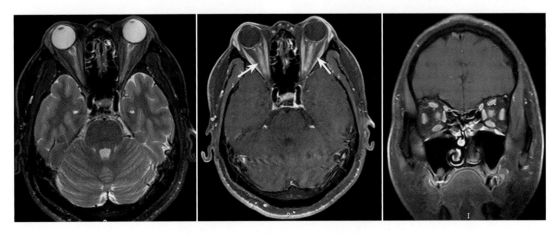

图 3-1-6(2)　视神经炎患者眼眶及颅脑 MRI:双侧视神经全程增粗、强化(箭头)

【病例 3-1-7】

女性,32岁,双眼视力急剧下降10天,伴眼球疼痛。查体BCVA双眼前数指。眼底双侧视盘水肿,边界不清[图3-1-7(1)A]。眼眶MRI示双侧视神经增粗、明显强化[图3-1-7(2)]。激素冲击治疗后双眼视力迅速好转,1周后复查,BCVA双眼1.0,眼底双侧视盘水肿消退[图3-1-7(1)B]。黄斑OCT示双眼GCL明显变薄[图3-1-7(3)]。患者血清MOG抗体阳性1:100。诊断MOG阳性视神经炎。

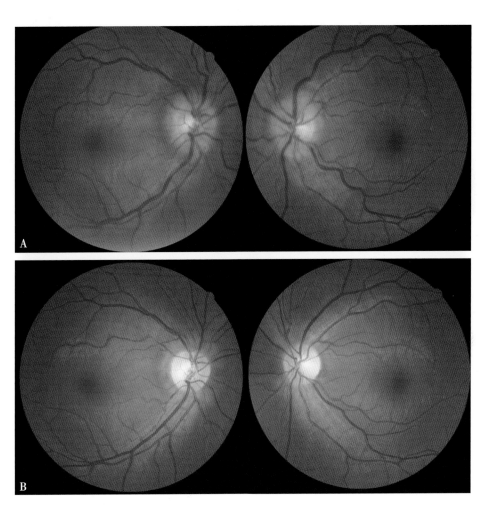

图3-1-7(1) MOG阳性视神经炎患者眼底示双侧视盘水肿,边界不清(A);激素冲击治疗后双眼视力迅速好转,眼底双侧视盘水肿消退(B)

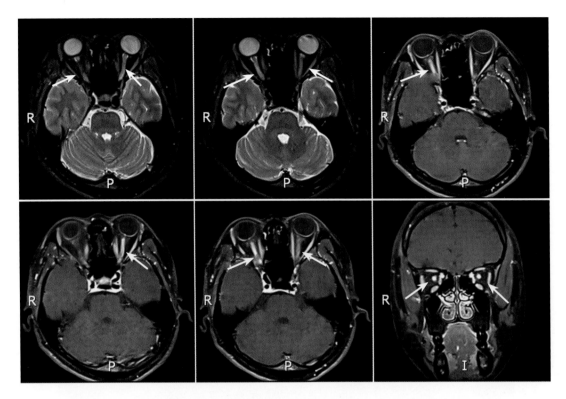

图 3-1-7(2)　MOG 阳性视神经炎患者眼眶 MRI 示双侧视神经增粗、明显强化(白箭头)

【病例 3-1-8】

女性,46 岁,右眼反复视力下降,伴轻度转眼痛。2015 年第一次发病,激素治疗后视力恢复正常。2016 年 1 月再次出现右眼视力下降,查体 BCVA:右眼 0.4,左眼 1.0。眼底:右侧视盘边界欠清、轻度水肿[图 3-1-8(1)A]。眼眶 MRI 示右侧视神经眶内段明显强化[图 3-1-8(2)]。给予激素冲击治疗后右眼视力逐渐提高,半年后双眼视力恢复至 1.0,眼底右侧视盘颞侧色淡[图 3-1-8(1)B]。激素逐渐减停。2016 年 12 月右眼再次出现视力下降,伴眼球转痛。眼底右侧视盘无明显水肿,仅见颞侧色淡[图 3-1-8(1)C]。再次给予激素冲击治疗后右眼视力好转。视盘及视网膜 OCT 示双眼 RNFL 及 GCL 明显变薄[图 3-1-8(3),图 3-1-8(4)]。患者血清 MOG 抗体阳性 1∶100。给予硫唑嘌呤预防再次复发。

【病例 3-1-9】

女性,20 岁,大学生。右眼视力下降 10 个月,双眼复视 2 周。10 个月前急性右眼视力下降,伴有轻度转眼痛。未行特殊治疗,视力部分恢复。2 周前出现双眼视物重影,向左侧注视明显,伴轻度头晕。神经眼科检查:神清,语利,查体合作。BCVA:右眼 0.3;左眼 0.8。色觉检查:右眼 2/8;左眼 8/8。右眼红色觉饱和度下降 70%。双侧瞳孔等大等圆,对光反射灵敏,右眼 RAPD(+)。眼底:右侧视盘边界清,颞侧色淡;左侧视盘边界清,色红;双侧 C/D 约 0.3,黄斑及周边视网膜正常[图 3-1-9(1)]。左眼外展欠充分,露白约 2mm。未见眼球震颤,余脑神经及其他神经系统查体无特殊。Humphrey 视野:右眼颞下方视野缺损,左眼基本正常。图形视觉诱发电位(P-VEP):双眼 P100 波潜伏期明显延长,右眼波幅降低。视盘 OCT 扫描:

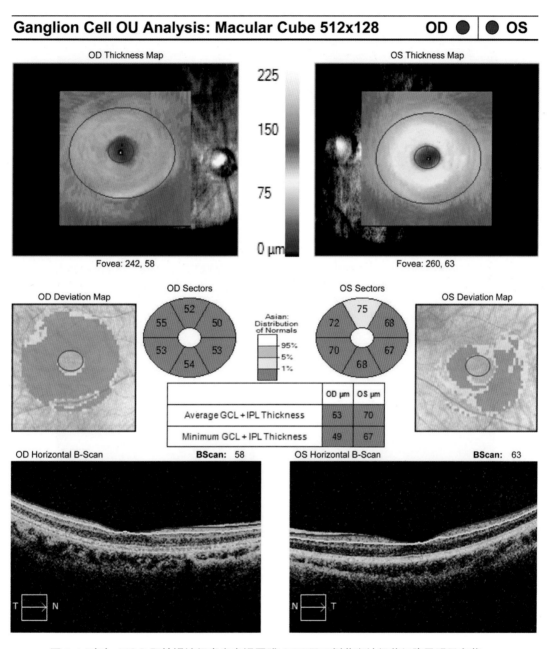

图 3-1-7(3) MOG 阳性视神经炎患者视网膜 OCT 示双侧黄斑神经节细胞层明显变薄

右眼视盘神经纤维层(RNFL)及黄斑神经节细胞联合体(GCC)厚度均降低[图 3-1-9(2)]。颅脑 MRI:右侧视神经 T2WI 信号异常;双侧侧脑室旁及小脑中脚片状异常 T2WI 异常信号,部分病灶轻度强化[图 3-1-9(3)]。血常规、血沉、风湿免疫组套均正常,水通道蛋白 4 抗体(AQP4-IgG) 1.8(酶免法,正常≤5.0 RSR u/m)。脑脊液细胞学、生化正常,寡克隆带阳性。处理:静脉甲泼尼龙 1g 冲击,共 3 天;随后泼尼松 60mg/d,晨顿服,逐渐减量。同时给予倍泰隆(β 干扰素类药物) 预防再次脱髓鞘事件并密切随访。预后:1 周后复视消失,左眼外展充分,双眼视力无变化。

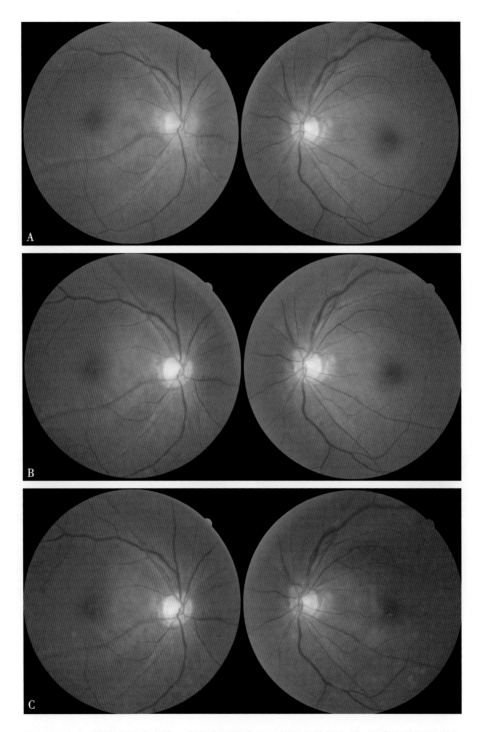

图 3-1-8（1） 视神经炎患者第一次发病时眼底示右侧视盘边界欠清、轻度水肿（A）；半年后双眼视力恢复至 1.0，眼底右侧视盘颞侧色淡（B）；再次复发时眼底示右侧视盘无明显水肿，仅见颞侧色淡（C）

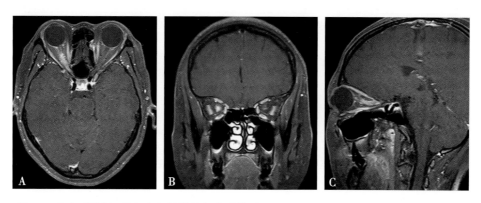

图 3-1-8(2)　视神经炎患者急性视神经炎发作时眼眶 MRI 示右侧视神经眶内段明显强化

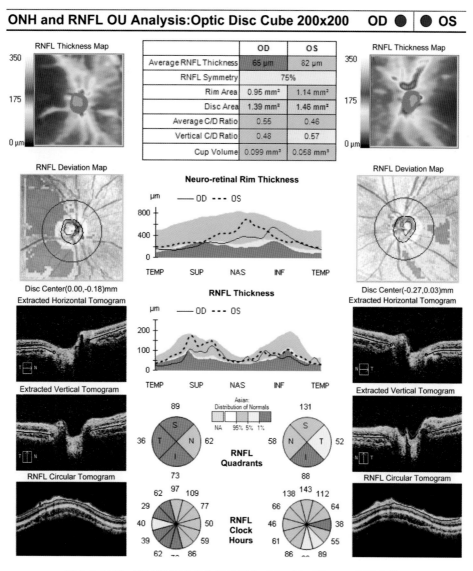

图 3-1-8(3)　视神经炎患者恢复期视盘 OCT 示双眼 RNF 明显变薄

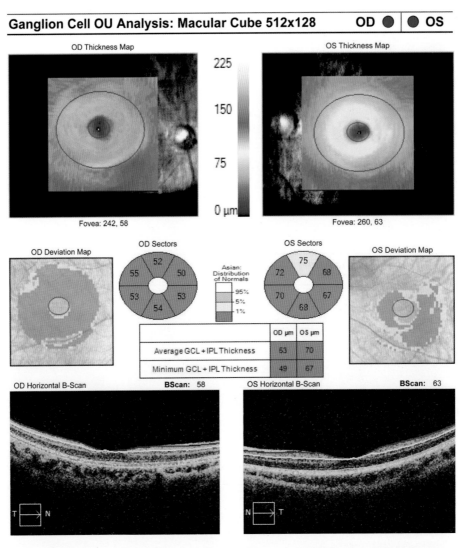

图 3-1-8(4) 视神经炎患者恢复期视网膜 OCT 示双眼黄斑 GCL 明显变薄

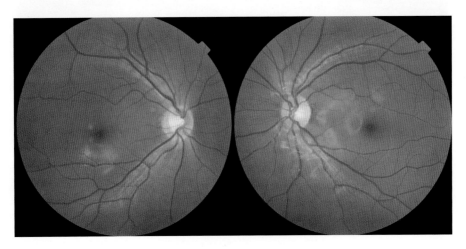

图 3-1-9(1) 视神经炎患者眼底示右侧视盘边界清,颞侧色淡

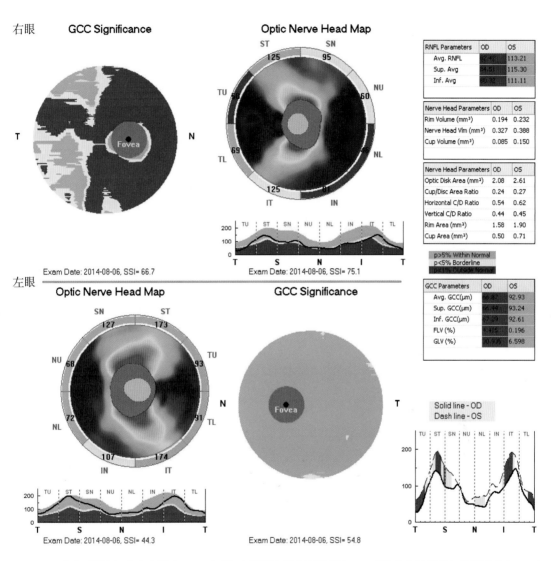

图 3-1-9(2) 视神经炎患者视盘 OCT 扫描:右眼视盘神经纤维层(RNFL)及黄斑神经节细胞联合体(GCC)厚度均降低;左眼正常

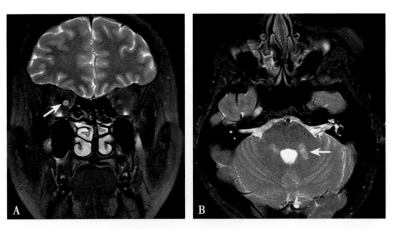

图 3-1-9(3)　视神经炎患者颅脑 MRI

A：T2WI 加权右侧视神经信号异常（白箭头）；B：双侧侧脑室旁及小脑中脚片状异常 T2WI 异常信号，部分病灶轻度强化，为导致患者复视的责任病灶（白箭头）

【病例 3-1-10】

女性，37 岁，左眼外展不能 10 天，复视。既往否视力下降。查体 BCVA：双眼 0.7。眼底：双侧视盘边界清、色淡［图 3-1-10(1)］。视盘及视网膜 OCT 示双眼 RNFL 及 GCL 明显变薄［图 3-1-10(2)，图 3-1-10(3)］。颅脑及眼眶 MRI 示双侧视神经信号未见异常；脑内双侧侧脑室旁散在多发脱髓鞘病变［图 3-1-10(4)］。给予激素冲击治疗后复视消失。转诊神经科预防治疗。

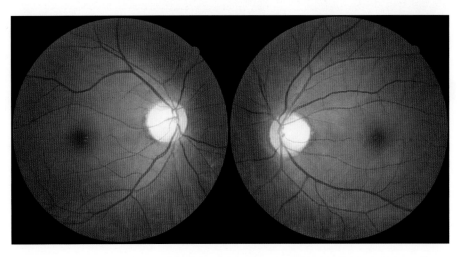

图 3-1-10(1)　多发性硬化患者虽然无视力下降，但眼底示双侧视盘边界清、色淡

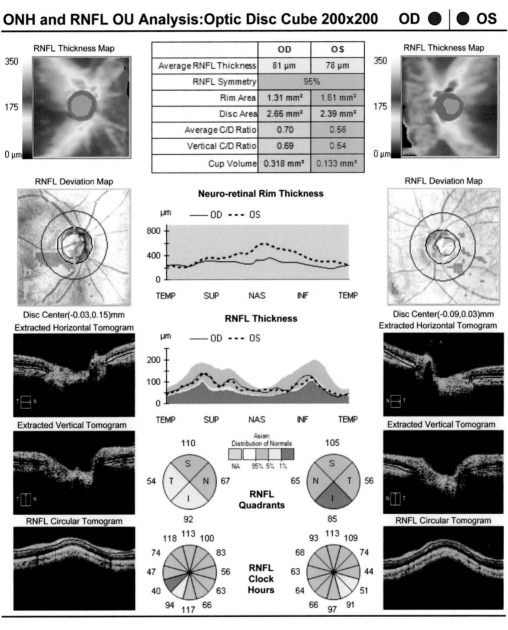

图 3-1-10(2) 多发性硬化患者视盘 OCT 示双眼 RNFL 变薄

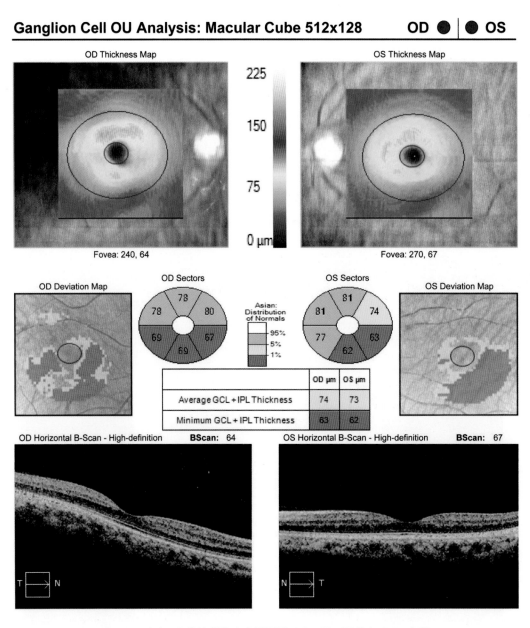

图 3-1-10(3) 多发性硬化患者视网膜 OCT 示双眼黄斑 GCL 变薄

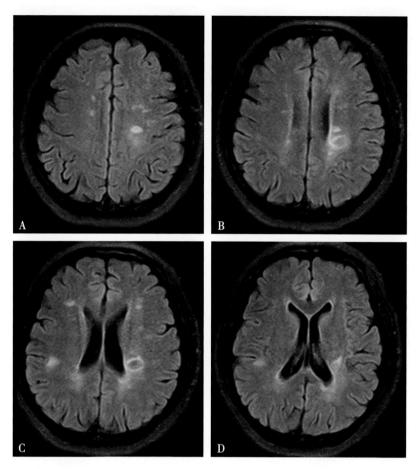

图 3-1-10(4) 多发性硬化患者颅脑及眼眶 MRI 示双侧视神经信号未见异常；脑内双侧侧脑室旁散在多发脱髓鞘病变

【病例 3-1-11】

女性,33 岁,反复双眼外侧视物遮挡 3 年。发病前有上呼吸道感染史。无明显眼痛及转眼痛。否闪光感。曾在当地医院诊断为"葡萄膜炎",间断口服中等剂量激素治疗,效果不明显,症状持续,来诊。神经眼科检查:神清,语利,查体合作。BCVA:右眼 0.8;左眼 0.7。色觉(Ishihara):右眼 8/8 色板;左眼 6/8 色板。双侧瞳孔等大等圆,对光反射灵敏,左眼 RAPD(+)。眼底:双侧视乳头界清,色红,左侧视盘周围色素上皮萎缩样改变[图 3-1-11(1)]。裂隙灯检查前节正常,未见 KP,房闪(-)。Humphrey 视野检查:双眼生理盲点明显扩大[图 3-1-11(2)]。颅脑及眼眶 MRI:颅内及眼眶内未见明显占位压迫,双侧视神经信号无异常。视网膜OCT:双眼视乳头旁视网膜椭圆体带(IS/OS)不连续[图 3-1-11(3)]。诊断:原发性生理盲点扩大综合征(双眼)。处理:无特殊治疗、随访中。

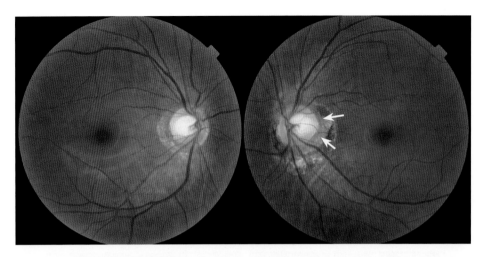

图 3-1-11(1)　原发性生理盲点扩大综合征患者眼底示双侧视乳头界清,色红,左侧视盘周围色素上皮萎缩样改变(白箭头)

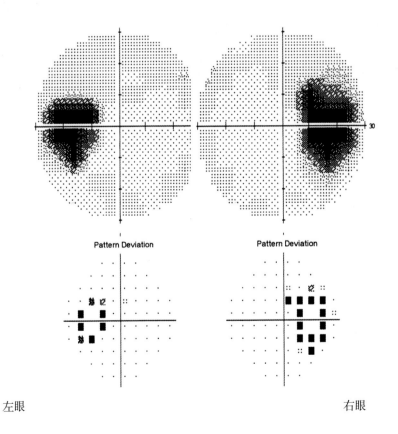

左眼　　　　　　　　　　　　　　　　右眼

图 3-1-11(2)　原发性生理盲点扩大综合征患者 Humphrey 视野检查:双眼生理盲点明显扩大

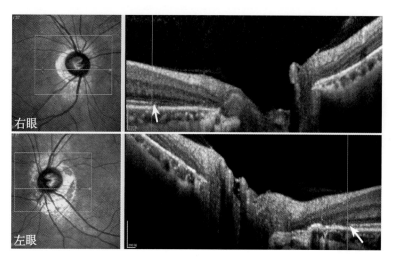

图 3-1-11(3)　原发性生理盲点扩大综合征患者经视盘 OCT 扫描示双眼视乳头旁视
网膜椭圆体带(IS/OS)不连续

【病例 3-1-12】

女性,20 岁,左眼外侧视物遮挡 1 周,伴闪光感。否眼痛及眼球转动痛。病前一周有上
呼吸道感染史。外院拟诊"球后视神经炎"。神经眼科检查:神清,语利,查体合作。BCVA:
右眼 1.0;左眼 0.5。眼底:双侧视盘鼻侧边界欠清,盘周脉络膜脱色素改变[图 3-1-12(1)]。
Humphrey 视野检查:左眼颞侧视野缺损[图 3-1-12(2)]。视网膜 OCT 检查:左眼经黄斑水平
扫描可见视网膜椭圆体带断裂[图 3-1-12(3)B]。多焦 ERG:左眼黄斑区及视盘周围视网膜
振幅降低、潜伏期延长[图 3-1-12(4)]。颅脑及眼眶 MRI:颅内及眼眶未见占位,双侧视神经
信号未见异常。诊断:急性区域性隐匿性外层视网膜病变(AZOOR)。治疗:泼尼松 30mg/d,
2 周后减退。随访:1 个月后随访,左眼视力改善,闪光感消失。复查 OCT 左眼视网膜椭圆
体带较前明显恢复[图 3-1-12(3)C]。

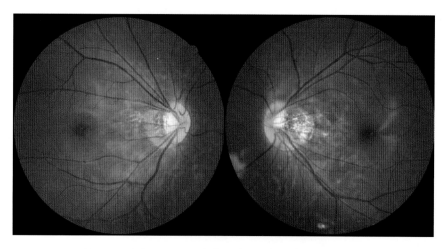

图 3-1-12(1)　AZOOR 患者眼底示双侧视盘边界清,色红

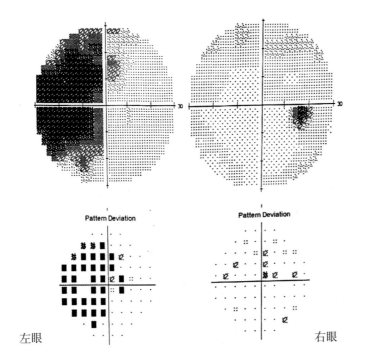

图 3-1-12（2） AZOOR 患者 Humphrey 视野检查示左眼颞侧视野缺损

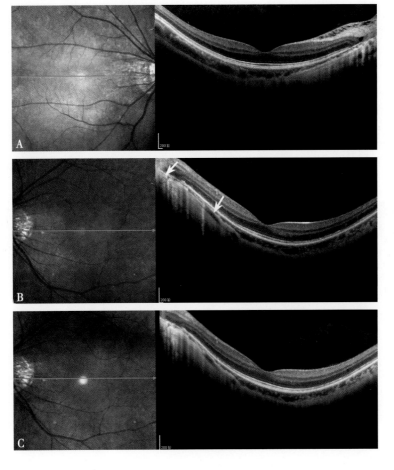

图 3-1-12（3） AZOOR 患者视网膜 OCT 检查

A：右眼经黄斑水平扫描视网膜结构正常；B：左眼视网膜椭圆体带广泛断裂、欠连续（白箭头）；C：治疗 1 个月后复查，左眼椭圆体带较前明显改善

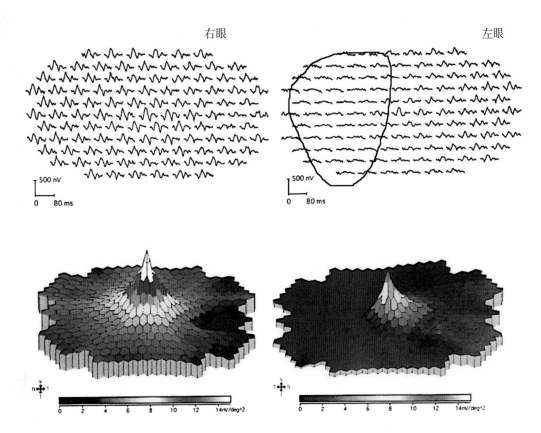

右眼　　　　　　　　　　　　　　　左眼

图 3-1-12(4)　AZOOR 患者多焦 ERG 示左眼黄斑区及视盘周围视网膜振幅降低、潜伏期延长

【病例 3-1-13】

女性,49 岁,右眼视力下降 2 周。不伴眼痛及眼球转动痛。否视物变形及闪光感。外院按"球后视神经炎"给予激素治疗,视力无提高。既往体健。 神经眼科检查:神清,语利,查体合作。BCVA:右眼 0.8;左眼 1.0。色觉(Ishihara)双眼 8/8 色板。Amsler 格检查右眼无视物变形。双侧瞳孔等大等圆,对光反射灵敏,右眼 RAPD(−)。眼底双侧视乳头边界清晰,色红,黄斑及视网膜未见明显异常[图 3-1-13(1)]。Humphrey 视野:右眼下方中心敏感度降低,左眼正常[图 3-1-13(2)]。视网膜 OCT 检查:右眼黄斑上方扫描见视网膜浆液性脱离[图3-1-13(3)]。FFA:右眼黄斑区上方早期色素上皮点状荧光素渗漏,随时间延迟呈墨迹样渗漏。诊断:中心性浆液性视网膜脉络膜病变(右眼)。处理:给予光动力治疗。

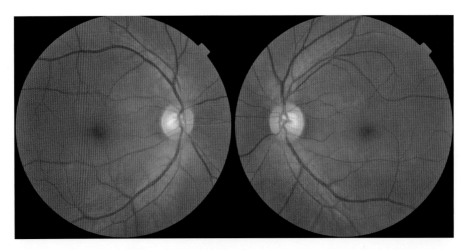

图 3-1-13(1) 中心性浆液性视网膜脉络膜病变患者眼底示双侧视乳头边界清晰,色红,黄斑及视网膜未见明显异常

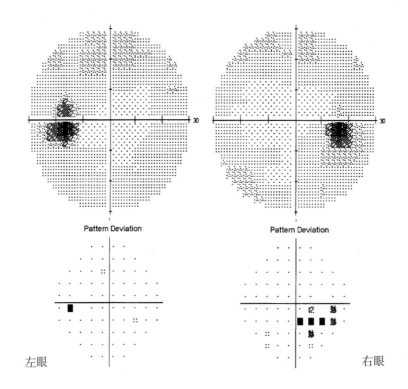

图 3-1-13(2) 中心性浆液性视网膜脉络膜病变患者 Humphrey 视野示右眼下方中心敏感度降低,左眼正常

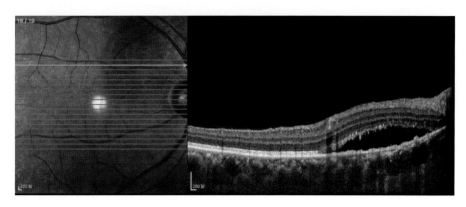

图 3-1-13(3) 中心性浆液性视网膜脉络膜病变患者视网膜 OCT 检查示右眼黄斑上方扫描见视网膜浆液性脱离

【病例 3-1-14】

女童,8岁,双眼视力不佳5年,近期加重来诊。既往最佳矫正视力曾达到双眼 1.0,后学校体检时逐年下降至 0.2。否家族中类似病史。神经眼科检查:神清,语利,查体合作。BCVA:双眼 0.2。色觉(Ishihara)双眼 8/8 色板。双侧瞳孔等大等圆,对光反射灵敏,未见RAPD。双眼可见水平细小眼球震颤。眼底双眼视乳头边界清,颞侧颜色白,黄斑区中心凹反光消失[图 3-1-14(1)]。视网膜 OCT 检查:双眼黄斑区外层视网膜病变[图 3-1-14(2)]。诊断:Stargardt 病。处理:给予叶黄素口服,定期随访。

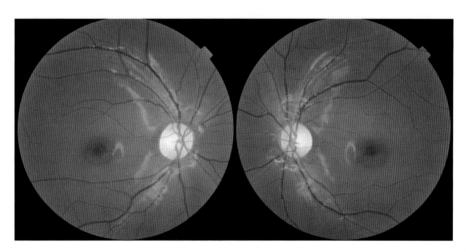

图 3-1-14(1) Stargardt 病患者眼底示双眼视乳头边界清,颞侧颜色白,黄斑区中心凹反光消失常

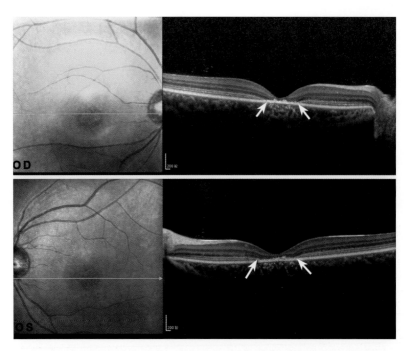

图 3-1-14(2) Stargardt 病患者视网膜 OCT 检查示双眼黄斑区外层视网膜病变(白箭头之间)

第二节 视神经脊髓炎

【概述】

视神经脊髓炎(neuromyelitis optica,NMO)是选择性侵犯视神经和脊髓的重症免疫疾病,与多发性硬化无论从临床表现还是预后均有着明显不同。水通道蛋白特异性抗体,即 AQP4-IgG 或 NMO-IgG 的发现将其彻底与 MS 区分开来:NMO 为循环抗体介导的免疫损害;MS 则为 T 淋巴细胞激活启动的反应[7]。

【诊断标准】

NMO 的诊断标准(Wingerchuk 等[8],2006)必须具备:①视神经炎;②急性脊髓炎;③满足下述三个条件之二:a. 脊髓 MRI ≥ 3 个连续长节段横贯性损害;b. 颅脑 MRI 不符合 MS 诊断;c. NMO-IgG 阳性。2015 年国际 NMO 研究小组提出了 NMO 及其谱系疾病(NMO spectrum disorders,NMOSD)的修正诊断标准:对于 AQP4-IgG 阴性的患者,诊断 NMO 时加入了临床特征及影像学证据。MRI 中靠近中线部位病灶、间脑、最后区及大脑半球特殊病灶强烈提示 NMOSD[9]。

【临床特征】

NMO 首发可以表现为视神经和(或)脊髓损害,两者可以有时间上的间隔。首发视神经炎时,如果血清 AQP4-IgG 阳性,需要警惕潜在的或后续脊髓发病的风险;反之亦然。NMO 患者急性期眼底视盘水肿较 IDON 明显,且多为双眼同时受累,视力损害严重。MRI 检查中显示长节段的视神经信号异常,累及视交叉、丘脑、胼胝体及其他中线脑区。脊髓损害为连续超过三个节段以上。OCT 研究用于鉴别多发性硬化相关 ON 与视神经脊髓炎相关 ON,结果证实后者不论视盘 RNFL 或黄斑 GCC 厚度降低更加显著[10]。

【治疗】

Vodopivec 等[11] 2015 年提出治疗指南,目标人群除经典 NMO 外,尚包括复发性脊髓长节段、重症视神经炎及非典型表现但 AQP4 抗体阳性的患者。①急性期复发的治疗首选静脉皮质激素冲击和血浆交换。②预防复发建议口服激素,起始剂量 1mg/kg,缓慢递减至最小维持量。③建议使用免疫抑制剂,如硫唑嘌呤、吗替麦考酚酯、利妥昔单抗(美罗华)等。

【病例 3-2-1】

男性,20 岁,左眼急性视力下降 3 天,逐渐加重至失明。BCVA:右眼 1.0,左眼无光感。眼底左侧视乳头水肿,静脉迂曲[图 3-2-1(1)A]。眼眶 MRI 示左侧视神经明显强化[图 3-2-1(2)]。甲泼尼龙 1g 静脉冲击治疗后左眼视力无改善。血 AQP4-IgG:126.8(正常 ≤5.0 RSR u/ml)。诊断:视神经脊髓炎型视神经炎。处理:口服泼尼松逐渐递减,加用硫唑嘌呤预防复发。3 个月后随访,左眼视力仍无光感,眼底左侧视盘水肿消退、苍白、萎缩[图 3-2-1(1)B]。随访 3 年,未出现复发及脊髓损害。

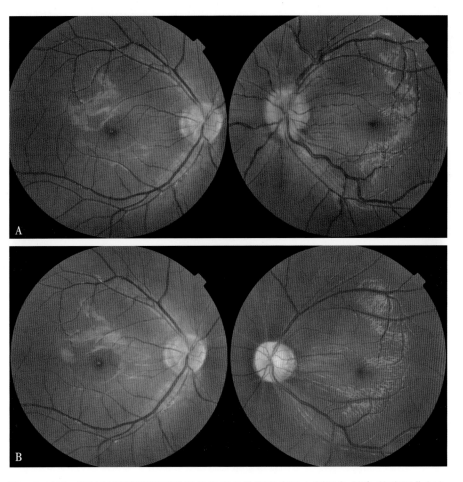

图 3-2-1(1) 视神经脊髓炎型视神经炎患者急性期眼底示左侧视盘水肿,静脉迂曲(A);
激素冲击治疗后左眼视力无恢复,3 个月后左眼视盘水肿消退,视神经萎缩(B)

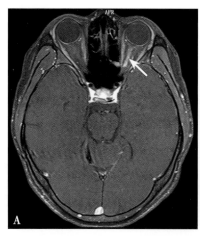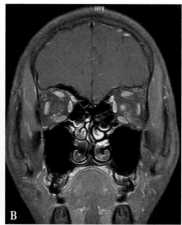

图 3-2-1(2) 视神经脊髓炎型视神经炎患者眼眶 MRI
A:T1WI 轴位,左侧视神经眶内段全程信号异常、强化(白箭头);B:冠状位,左侧视神经较右侧明显强化

【病例 3-2-2】

女性,54 岁。右眼视力骤降,3 天后失明。当地医院激素冲击治疗后视力无改善,病后 1 个月来诊。否认眼痛及眼球转动痛。1 年前左眼曾有视力下降,激素治疗后基本恢复正常。神经眼科检查:神清,语利,查体合作。BCVA:右眼 NLP;左眼 1.0。双侧瞳孔等大等圆,右眼直接对光反射消失,右眼 RAPD(+)。眼底:右侧视盘边界清、颜色苍白;左眼基本正常[图 3-2-2(1)]。四肢肌力 Ⅴ 级,四肢腱反射正常,感觉无减退,Babinski 征(–)。血液学检查:ANA 及 ENA 谱均阴性,ESR 正常,血 AQP4-IgG216.2(正常 ≤5 RSR U/ml)。颅脑及眼眶 MRI:右侧视神经信号异常、明显强化[图 3-2-2(2)]。颅内未见明显病灶。颈胸段脊髓:信号未见异常。处理:口服泼尼松 40mg/d,缓慢递减,加用硫唑嘌呤免疫抑制剂,随访 3 年来未再出现视神经及脊髓病变。

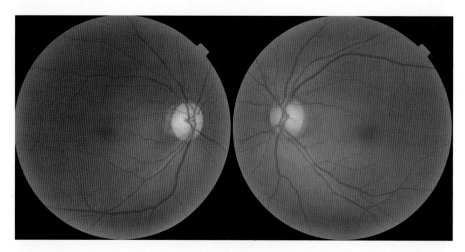

图 3-2-2(1) 视神经脊髓炎型视神经炎患者眼底示右侧视盘边界清、颜色苍白;左眼基本正常

图 3-2-2(2) 视神经脊髓炎型视神经炎患者右眼复发时眼眶 MRI
A:轴位 T1WI 加权右侧视神经眶内段、管内段明显强化(白箭头);B:矢状位,右侧视神经明显强化(白箭头)

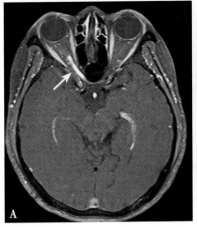
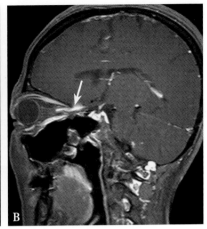

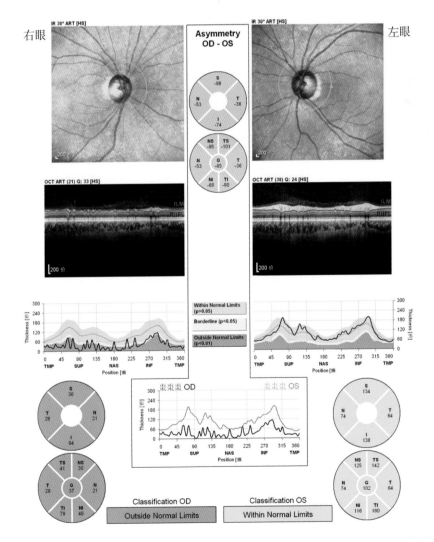

图 3-2-2(3) 视神经脊髓炎型视神经炎患者发病后 1 个月 Heidelberg OCT 示右眼视盘神经纤维层显著变薄

【病例 3-2-3】

男性,42岁,既往双眼先后视力下降,按照视神经炎治疗,视力部分恢复。近期出现头晕、行走不稳、嗜睡症状。查体 BCVA:右眼 0.5,左眼 0.3。眼底:双侧视盘边界清、色苍白[图 3-2-3 (1)]。视盘及视网膜 OCT 示双眼 RNFL 及 GCL 明显变薄[图 3-2-3(2),图 3-2-3(3)]。颅脑及眼眶 MRI 示双侧视神经信号未见异常;双侧大脑近中线区域间脑、视放射、视交叉多发脱髓鞘病变[图 3-2-3(4)]。血清 NMO-IgG1:100 阳性。诊断:视神经脊髓炎,给予免疫治疗。

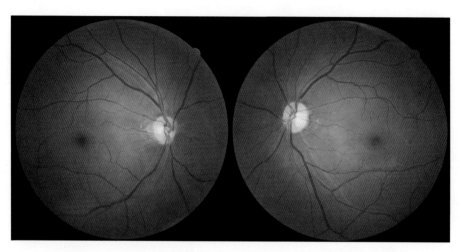

图 3-2-3(1) 视神经脊髓炎患者眼底示双侧视盘边界清、色苍白、血管变细

【病例 3-2-4】

女性,30岁,突发左眼急骤视力下降 10 天,3 天后右眼发病,无明显转眼痛。伴左侧肢体麻木,低头时四肢有放射状疼痛,无大小便障碍。神经眼科检查:神清,语利,查体合作。视力双眼光感。色觉无法检查。双侧瞳孔等大等圆,约 5mm,对光反射迟钝。RAPD(−)。眼底:双侧视乳头水肿,边界不清,黄斑及周边视网膜正常[图 3-2-4(1)]。四肢腱反射亢进,双Hoffmann 征(+),左侧 Babinski 征(+),Lhermitte 征(+)。血液学检查:抗核抗体(ANA)、抗双链 DNA 抗体(dsDNA)、抗可提取性核抗原(ENA)、抗中性粒细胞胞质抗体(ANCA)均阴性,水通道蛋白 4 抗体(AQP4-IgG)1 : 1000。颅脑 MRI:双侧视神经信号异常,脑实质内未见脱髓鞘病灶。颈髓 MRI:颈 2~7 节段异常信号,无强化[图 3-2-4(2)]。处理:静脉甲泼尼龙 1g/d 冲击,共 3 天;随后递减为 500mg/d,共 5 天;之后给予口服泼尼松 60mg/d。2 周后加用硫唑嘌呤 25mg 起始,定期查血常规及肝肾功,此期间泼尼松每月递减 10mg,与硫唑嘌呤重叠 2~3 个月。预后:2 周后 BCVA 双眼 0.1,3 个月后 BCVA 双眼 0.2,视神经及脊髓症状未复发,嘱其定期复诊。

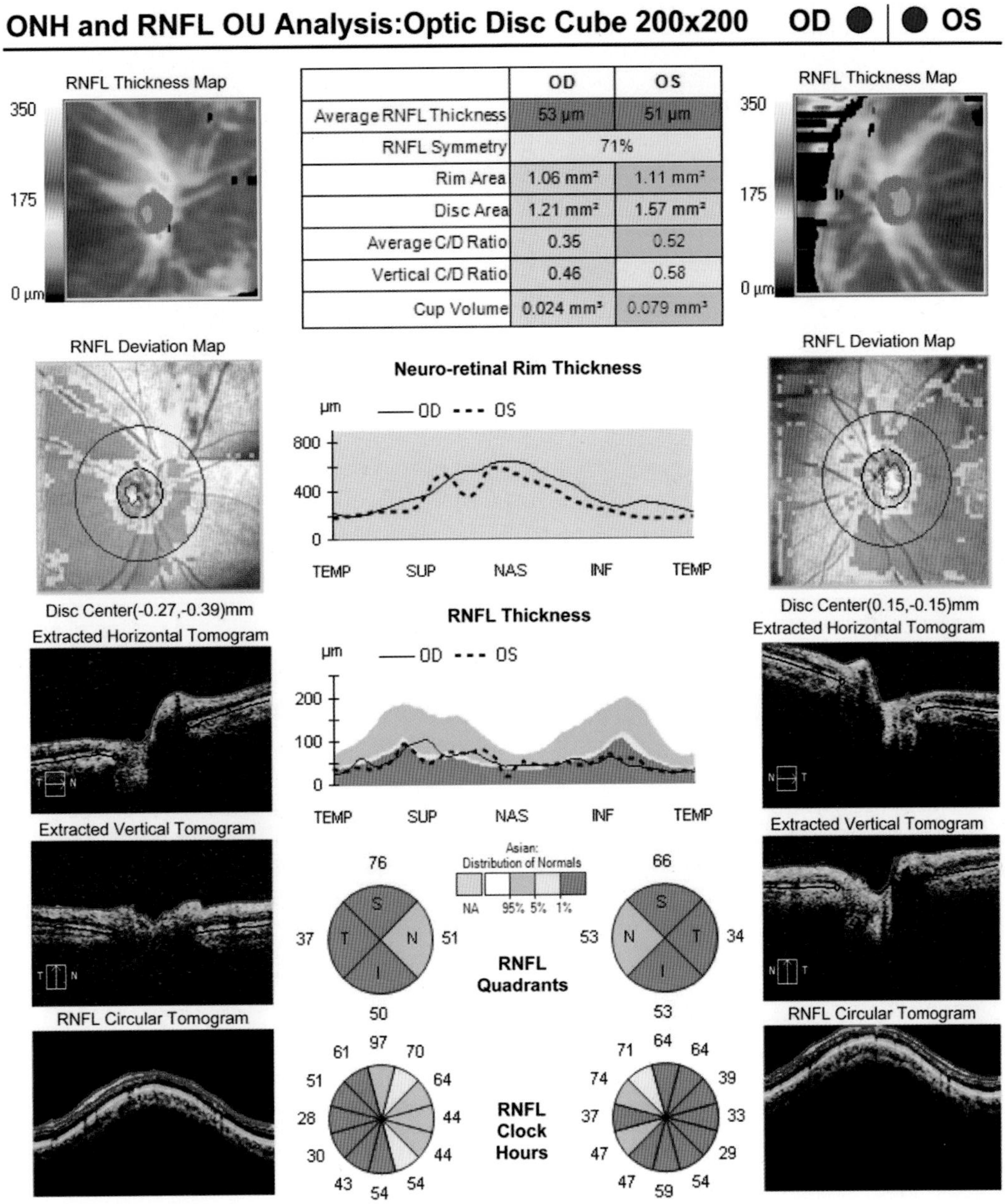

ONH and RNFL OU Analysis:Optic Disc Cube 200x200 OD OS
RNFL Thickness Map
350
175
0 µm
OD
OS
Average RNFL Thickness 53 µm 51 µm
RNFL Symmetry 71%
Rim Area 1.06 mm² 1.11 mm²
Disc Area 1.21 mm² 1.57 mm²
Average C/D Ratio 0.35 0.52
Vertical C/D Ratio 0.46 0.58
Cup Volume 0.024 mm³ 0.079 mm³
RNFL Deviation Map
Neuro-retinal Rim Thickness
µm OD OS
800
400
0
TEMP SUP NAS INF TEMP
Disc Center(-0.27,-0.39)mm
Disc Center(0.15,-0.15)mm
Extracted Horizontal Tomogram
RNFL Thickness
200
100
Extracted Vertical Tomogram
Asian: Distribution of Normals
NA 95% 5% 1%
RNFL Quadrants
76 37 51 50
66 53 34 53
RNFL Circular Tomogram
RNFL Clock Hours
97 70 64 44 44 54 54 43 30 28 51 61
64 64 39 33 29 54 59 47 47 37 74 71

图 3-2-3(2) 视神经脊髓炎患者视盘 OCT 示双眼视盘周围 RNFL 明显变薄(白箭头)

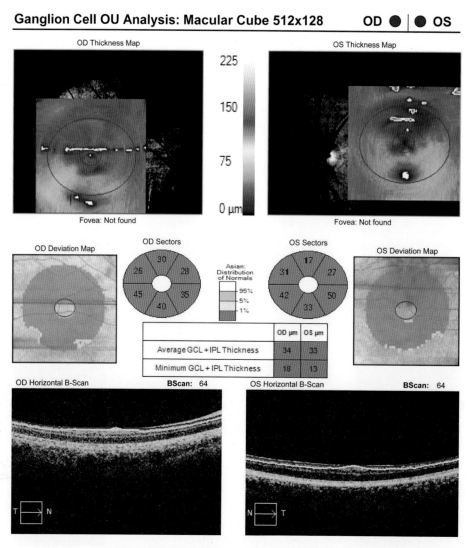

图 3-2-3(3)　视神经脊髓炎患者视网膜 OCT 示双眼黄斑 GCL 明显变薄

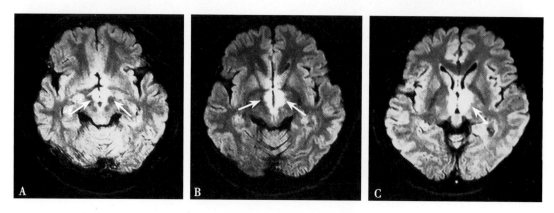

图 3-2-3(4)　视神经脊髓炎患者颅脑 MRI

A:双侧视束;B:双侧间脑;C:双侧丘脑多发脱髓鞘病变,病灶均为靠近中线区域(白箭头)

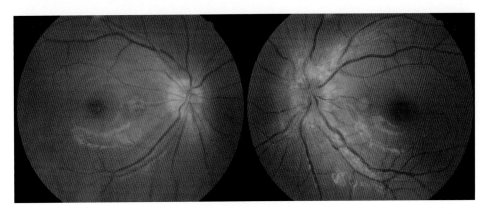

图 3-2-4(1) 视神经脊髓炎患者急性期眼底示双侧视乳头水肿,边界不清,左眼显著

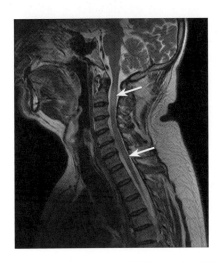

图 3-2-4(2) 视神经脊髓炎患者颈椎 MRI 矢状位 T2 加权示 $C_2\sim C_7$ 节段(白箭头之间)脊髓异常信号,呈斑片状

【病例 3-2-5】

女性,27 岁,双眼视力下降 2 年,双下肢无力 5 个月来诊。2 年前左眼急性视力下降,降至指数,激素治疗有改善。随后右眼视力下降,同时感左下肢麻木,放射样触电感。近 2 年视力下降反复多次,均给予激素治疗,视力部分恢复。近 5 个月出现双下肢无力,逐渐加重,伴麻木,胸部束带感,小便费力。神经眼科检查:神清,语利,查体合作。BCVA:右眼 0.3;左眼 0.2。色觉检查缺。双侧瞳孔等大等圆,对光反射存在,左眼 RAPD(+)。眼底:双侧视乳头界清、颜色苍白、左眼严重[图 3-2-5(1)]。双下肢肌力 Ⅱ / Ⅴ,双膝腱、跟腱反射亢进,Babinski 征(+),胸 4 水平以下痛觉减退。血液学检查:ANA 1:320,AQP4-IgG 1:100。脊髓 MRI:颈胸段脊髓内可见连续长 T1 长 T2 信号,边界欠清楚,增强后可见轻度不均匀强化[图 3-2-5(2)]。处理:静脉甲泼尼龙冲击后泼尼松口服,随后环磷酰胺免疫治疗,密切随访,观察是否有进一步神经系统损害。

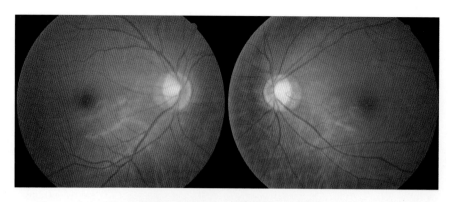

图 3-2-5(1)　视神经脊髓炎患者眼底示双侧视乳头界清、颜色苍白、左眼严重

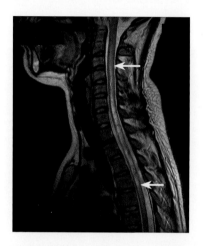

图 3-2-5(2)　视神经脊髓炎患者脊髓 MRI 颈胸段脊髓内可见连续长 T1 长 T2 信号,边界欠清楚,增强后可见轻度不均匀强化

【病例 3-2-6】

女性,49 岁,左眼急性视力下降 10 天,失明 3 天。否眼疼及转眼痛,否肢体运动障碍,无大小便障碍。既往有风湿性关节炎。神经眼科检查:神清,语利,查体合作。BCVA:右眼 1.0;左眼 NLP。双侧瞳孔等大等圆,对光反射存在,左眼 RAPD(+)。眼底:双侧视乳头界清、色红[图 3-2-6(1)A]。四肢肌力 V 级,四肢腱反射正常,感觉无减退,Babinski 征(−)。血液学检查:ANA 及 ENA 谱均阴性,ESR 28.7mm/h(正常 0~20mm/h),AQP4-IgG 41.5(正常 ≤5 RSR U/ml)。眼眶 MRI:左侧视神经眶内段增粗伴异常强化[图 3-2-6(2)]。颈胸段脊髓:信号未见异常。处理:静脉甲泼尼龙 1g/d,3 天后左眼视力 CF/10cm;甲泼尼龙 500mg/d 重复 3 天,随后口服泼尼松 50mg/d,缓慢递减,建议加用免疫抑制剂,但家属拒绝。随访:1 年半后,右眼急性视力下降,伴双上肢麻木感。神经眼科检查:双眼视力眼前数指。双侧瞳孔等大等圆,对光反射迟钝,左眼 RAPD(+)。眼底:右侧视盘边界清,色红;左侧视盘苍白[图 3-2-6(1)B]。四肢肌力 V 级,四肢腱反射(+++),Babinski 征(+)。复查血 AQP4-IgG 178.6(正常 ≤5 RSR U/ml)。Humphrey 视野:右眼下方水平视野缺损;左眼全盲[图 3-2-6(3)]。眼眶及颈胸段脊髓 MRI:右侧视神经球后段强化,颈髓内长节段异常信号[图 3-2-6(4)]。处理:再次给予静脉甲

泼尼龙 500mg/d,5 天后右眼视力逐渐提升至 0.2。随后口服泼尼松 40mg/d,缓慢递减,加用环孢素免疫抑制剂,激素缓慢减量。3 个月后随访,BCVA:右眼 1.0,左眼 CF。眼底双侧视盘边界清,色苍白[图 3-2-6(1)C]。

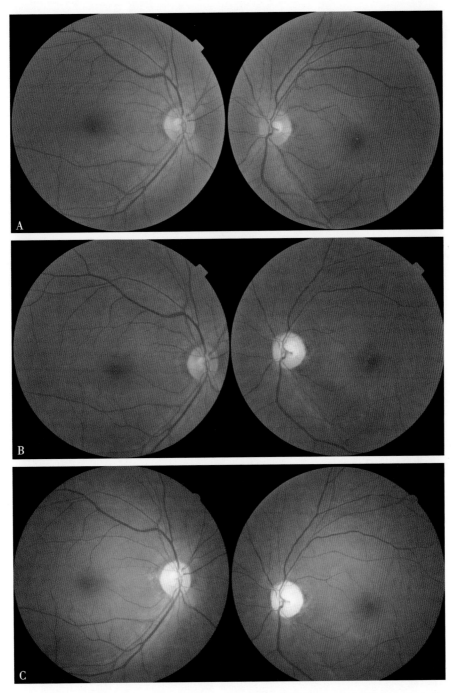

图 3-2-6(1)　视神经脊髓炎患者左眼发病急性期眼底示双侧视乳头界清(A);1 年半后,右眼急性视力下降时眼底示右侧视盘边界清,色红;左侧视盘苍白(B);3 个月后随访时眼底示双侧视盘边界清,色苍白(C)

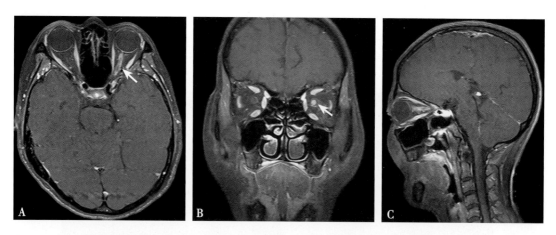

图 3-2-6(2) 视神经脊髓炎患者左眼发病急性期眼眶 MRI 示左侧视神经眶内段增粗伴异常强化(白箭头)。颈胸段脊髓信号未见异常

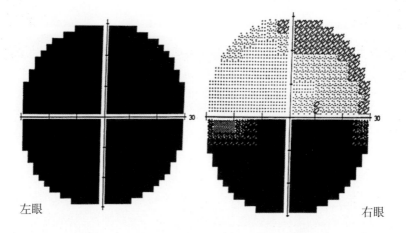

图 3-2-6(3) 视神经脊髓炎患者右眼发病时 Humphrey 视野示右眼下方水平视野缺损;左眼全盲

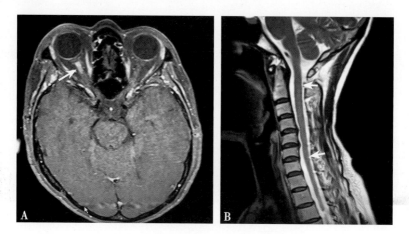

图 3-2-6(4) 视神经脊髓炎患者右眼发病时眼眶及颈胸段脊髓 MRI
A:右侧视神经球后段强化;B:颈髓内超过 3 个节段异常信号(白箭头之间)

【病例 3-2-7】

女性,22 岁,大学生。双眼急骤性视力下降。当地激素冲击治疗视力无显著改善。来诊时已发病后 6 个月。发病时无明显眼痛及转眼痛。否肢体运动障碍及大小便障碍。既往体健。神经眼科检查:神清,语利,查体合作。BCVA:双眼 0.05。双侧瞳孔等大等圆,对光反射迟钝,RAPD(-)。眼底:双侧视盘边界略模糊、颜色苍白[图 3-2-7(1)A]。四肢肌力 V 级,四肢腱反射正常,感觉无减退,Babinski 征(-)。血液学检查:ANA 及 ENA 谱均阴性,ESR 28.7mm/h(正常 0~20mm/h),AQP4 抗体 17.2(正常≤5 RSR U/ml)。mtDNA 筛查 11696 位点突变。颅脑及眼眶 MRI:双侧视神经 T2 加权信号异常,但未见明显增强。颅内未见明显病灶[图 3-2-7(2)]。颈胸段脊髓:信号未见异常[图 3-2-7(3)A]。处理:给予营养神经类药物治疗,随访。随访 20个月后出现双上肢无力、颈部疼痛、小便障碍。眼科检查:BCVA:双眼 0.05。眼底未见明显改变。四肢肌力 V⁻级,四肢腱反射(+++),Hoffmann 征(+)、Babinski 征(+)。血 AQP4-IgG 41.65(正常≤5 RSR U/ml)。颈段 MRI:颈髓内长节段异常信号[图 3-2-7(3)B]。处理:静脉甲泼尼龙 1g/d 冲击治疗,5 天后加用丙种球蛋白静脉注射治疗。随访时双眼视力稳定,眼底视神经萎缩[图3-2-7(1)B],肢体无力消失。建议后续利妥昔单抗(美罗华)静脉注射治疗。

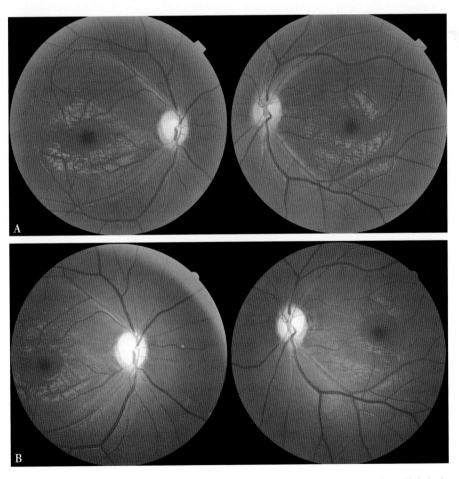

图 3-2-7(1) 视神经脊髓炎患者双眼发病期眼底示双侧视盘边界略模糊、颜色苍白(A);治疗后随访时眼底示双侧视神经萎缩(B)

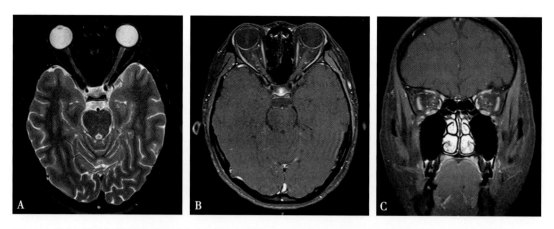

图 3-2-7(2) 视神经脊髓炎患者双眼视神经炎发病时颅脑及眼眶 MRI:双侧视神经 T2 加权信号异常,但未见明显增强;颅内未见明显病灶

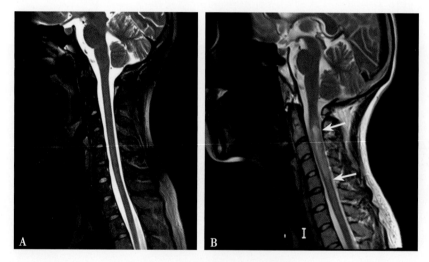

图 3-2-7(3) 视神经脊髓炎患者颈段 MRI

A:第 1 次发病时颈胸段脊髓信号未见异常;B:第 2 次发病时颈髓内长节段异常信号(白箭头之间)

第三节 风湿免疫相关视神经炎

【概述】

近年来自身免疫视神经病概念的提出不仅意味着视神经炎疾病谱的扩展,也表明人们对该类疾病认识的逐渐深入[12]。目前因缺乏统一的诊断标准,疾病分类也不一致,故尚存争议。但该类疾病确实与经典的多发性硬化相关视神经炎不论临床表现还是预后均存在很大差异。其特征如:反复发作、累及或不累及其他器官、NMO 抗体阳性等一系列特征。由于视神经、脊髓以及其他中枢神经系统是结缔组织病变容易累及的部位,故患者可表现为急性视

神经炎、视神经脊髓炎或视神经脊髓炎谱系疾病(NMO spectrum disorders,NMOSD)。与前述多发性硬化相关视神经炎或视神经脊髓炎不同,风湿免疫疾病导致的 ON、NMO 或 NMOSD通常伴有全身其他系统的损害。

【临床特征】

患者可以因视神经炎与脊髓炎症状首诊,上述症状也可以是整个疾病过程中的一次活动性病变。当 AQP4 抗体与其他风湿免疫指标共同存在时,可以归类为 NMOSD。很多结缔组织疾病致病机制为血管炎性改变,如系统性红斑狼疮、干燥综合征(Sjögren syndrome,SS)、ANCA 相关血管炎、神经白塞病、抗磷脂抗体综合征等,同时可以出现视网膜栓塞及静脉炎病变。

【治疗】

对于结缔组织病并发的视神经炎、视神经脊髓炎以及其他中枢神经系统的损害,目前治疗的共识是一致的,均需要在急性期冲击治疗后给予免疫抑制剂,不同之处在于药物的选择。

【病例 3-3-1】

女性,22 岁,双眼反复视物模糊 7 年,双下肢无力、麻木 4 年。首次发病时双眼间隔 1周,伴眼痛及转眼痛。视力最差为无光感。治疗后恢复至 0.1。5 年前因"面部红斑"及血尿就诊风湿免疫科,确诊为系统性红斑狼疮,开始口服激素及环磷酰胺治疗。因双眼视力再次下降来诊,伴小便困难。神经眼科检查:神清,语利,查体合作。BCVA:右眼 0.5;左眼0.2。双侧瞳孔等大等圆,对光反射存在。左眼 RAPD(+)。眼底:双侧视乳头边界清,苍白[图3-3-1(1)]。双下肢肌力Ⅳ/Ⅴ,四肢腱反射亢进,双 Babinski 征(+)。胸 7 平面以下痛觉减退。血液学检查:抗核抗体(ANA)1∶320,AQP4-IgG 1∶1000,类风湿因子(RF)562IU/ml(正常 0~20IU/ml),红细胞沉降率(ESR)47mm/h(正常 0~20mm/h)。颅脑 MRI:冠状面 T2WI STIR示双侧视神经眶内段后部及管内段变细,信号增高。胼胝体及右侧半卵圆中心、颞叶可见多发斑片状长 T1 长 T2 信号影,增强后可见轻度不均匀强化[图 3-3-1(2)]。处理:确诊为红斑狼疮,转诊风湿免疫科系统治疗,眼科及神经科定期随访,加强肢体功能康复。

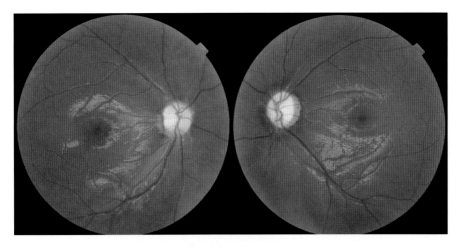

图 3-3-1(1) 红斑狼疮患者眼底示双侧视乳头边界清,苍白

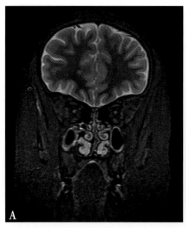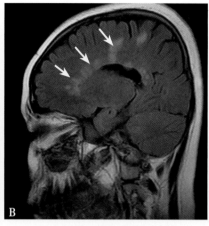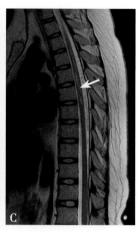

图 3-3-1(2) 红斑狼疮患者颅脑 MRI

A:冠状面 T2WI STIR 示双侧视神经眶内段后部及管内段变细,信号增高;B:矢状位胼胝体及右侧半卵圆中心、颞叶可见多发斑片状长 T1 长 T2 信号影,增强后可见轻度不均匀强化(白箭头);C:胸段脊髓 MRI 可以髓内信号异常

【病例 3-3-2】

女性,48 岁,右眼急性视物模糊 1 个月。不伴眼痛及转眼痛。既往有口干、眼干。神经眼科检查:神清,查体合作。BCVA:右眼 0.05;左眼 1.0。右眼 RAPD(+)。眼底:双侧视盘界清、右眼视盘色淡[图 3-3-2(1)A]。余神经系统无异常。血液学检查:抗核抗体(ANA)1∶640,AQP4 抗体(-),抗 Ro52(+++),抗 SSA(+++)和 SSB(+++)。处理:甲泼尼龙 500mg/d 静脉冲击治疗 5 天,泼尼松 40mg/d 口服,缓慢减量。初步诊断:SS,建议风湿免疫科就诊。3 个月后复查:BCVA:右眼 0.8;左眼 1.0。随访:半年后患者自行停用激素,左眼急性视力下降 6 天,伴眼球转动痛、颈部疼痛再次来诊。查体 BCVA:右眼 0.9;左眼 HM。左眼 RAPD(+)。眼底:右侧视盘边界清,色苍白;左侧视盘边界模糊,轻度水肿[图 3-3-2(1)B]。神经系统无异常。Lhermitte 征(+)(颈髓病变导致的屈颈放射样疼痛),四肢腱反射亢进,左 Hoffmann 征(+)。颅脑及眼眶 MRI:双侧视神经信号异常,左侧视神经明显强化。颈椎 MRI:C_3~C_6 髓内信号异常[图 3-3-2(2)]。唇腺活检:小叶内腺泡萎缩,淋巴浆细胞浸润。处理:甲泼尼龙 1g/d 静脉冲击治疗 3 天,减量至 500mg/d 冲击 5 天。随后口服泼尼松同时开始环磷酰胺免疫治疗。最后诊断:干燥综合征,视神经脊髓炎谱系疾病。

【病例 3-3-3】

女性,30 岁,左眼视力下降 1 个月。发病前半年曾有"复视",后自行痊愈。神经眼科检查:神清,查体合作。BCVA:右眼 0.8;左眼 0.15。色觉:右眼 8/8;左眼 1/8。左眼 RAPD(+)。眼底:双侧视盘界清、色红[图 3-3-3(1)]。余神经系统无异常。血液学检查:抗核抗体(ANA):1∶100,AQP4-IgG 168(正常 <5 RSR u/ml)。抗 Ro52(+++),抗 SSA(+++)和 SSB(+)。ESR:30mm/h(正常 0~20)。颅脑及眼眶 MRI:左侧视神经信号异常、强化。双侧侧脑室旁多发片状异常信号[图 3-3-3(2)]。唇腺活检:唇腺淋巴上皮病变,淋巴细胞大于 50 个/灶。处理:甲泼尼龙 500mg/d 静脉冲击治疗 5 天,泼尼松 40mg/d 口服,缓慢减量。风湿免疫科同时给予麦考酚酯治疗。3 个月后复查:BCVA:右眼 0.8;左眼 1.0。最后诊断:干燥综合征,视神经炎。

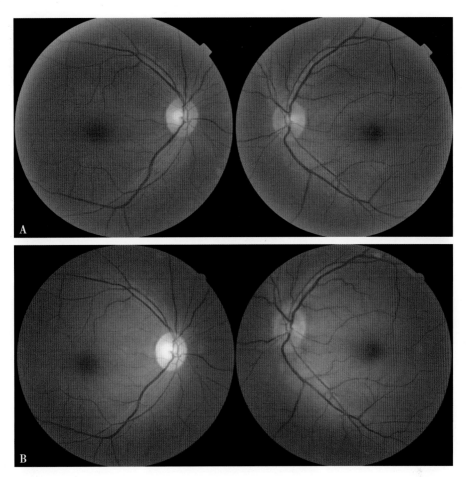

图 3-3-2(1) 干燥综合征患者左眼发病后眼底示双侧视盘界清、右眼视盘色淡(A);半年后左眼急性视力下降,眼底示右侧视盘边界清,色苍白;左侧视盘边界模糊,轻度水肿(B)

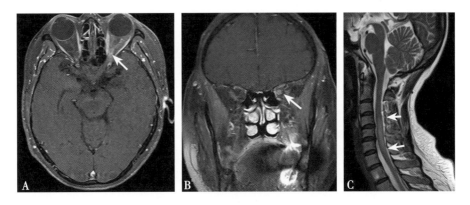

图 3-3-2(2) 干燥综合征患者颅脑及眼眶 MRI

A 和 B:双侧视神经信号异常,左侧视神经明显强化(白箭头);C:颈椎 MRI 示 $C_3~C_6$ 髓内信号异常

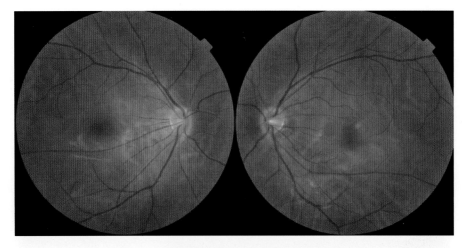

图 3-3-3(1) 干燥综合征患者眼底示双侧视盘界清、色红

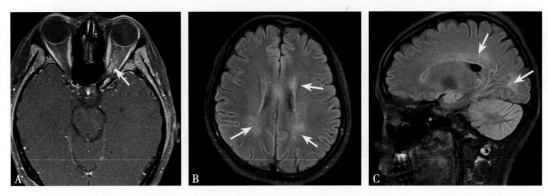

图 3-3-3(2) 干燥综合征患者颅脑及眼眶 MRI
A:左侧视神经信号异常、强化(白箭头);B 和 C:双侧侧脑室旁多发片状异常信号

【病例 3-3-4】

男性,57 岁,右眼视力下降 10 天。1 周前患者"感冒",伴头痛、流涕。既往 9 个月前双足踝肿痛,激素治疗后完全消退;5 个月前因双侧分泌性中耳炎就诊;2 个月前发现鼻咽部肿物,活检证实为"慢性炎性",激素治疗后肿块明显减小。长期慢性头痛,严重时影响睡眠,否恶心、呕吐及肢体功能障碍。否认低热、盗汗及体重减轻。神经眼科检查:神清,语利,查体合作。BCVA:右眼 数指 /10cm;左眼 1.0。色觉检查双眼 0/8(先天色弱)。右眼 RAPD(+)。眼底:双侧视乳头边界清,颜色正常,C/D:右眼约 0.3,左眼约 0.5,视网膜及黄斑未见异常[图 3-3-4(1)A]。余神经系统查体无特殊。Humphrey 视野检查:右眼弥漫性缺损[图 3-3-4(2)]。血液学检查:血常规、肝肾功,酶免四项包括乙肝、艾滋、丙肝、梅毒均阴性。血沉增高(41mm/h)、超敏 CRP 43mg/L(正常 0~8mg/L),ANA、ENA、dsDNA、抗心磷脂抗体均阴性。c-ANCA 明显增高(8.875,正常 <1.0)、p-ANCA 正常范围。眼眶 MRI:右侧视神经后部结节影,视神经信号强化;双侧鼻窦内软组织异常信号,增强后部分强化;硬脑膜呈连续环形强化[图 3-3-4(3)]。肺部 PET:右侧肺尖部小结节影。右小腿皮肤活检:皮肤、表皮、真皮未

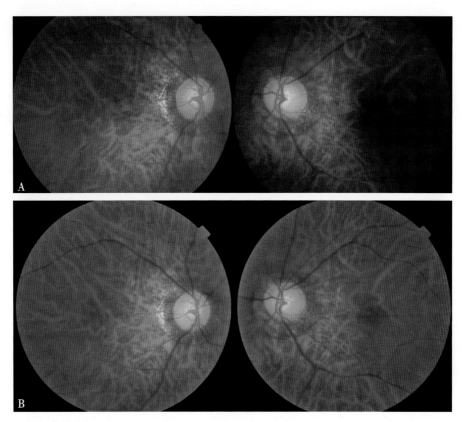

图 3-3-4(1)　韦格纳肉芽肿患者眼底示双侧视乳头边界清,颜色正常(A);3 个月后复诊,眼底右侧视盘边界清,色略淡(B)

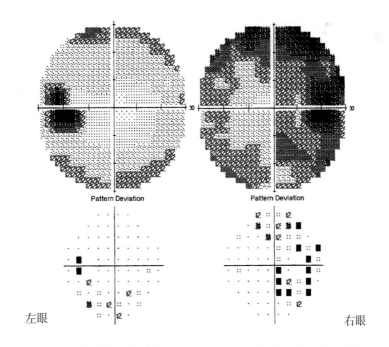

图 3-3-4(2)　韦格纳肉芽肿患者 Humphrey 视野检查示右眼弥漫性缺损

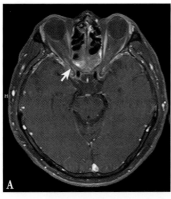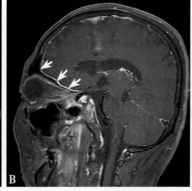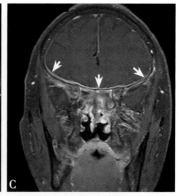

图 3-3-4(3) 韦格纳肉芽肿患者眼眶 MRI

A:右侧视神经后部结节影,视神经信号强化;双侧鼻窦内软组织异常信号,增强后部分强化;B 和 C:硬脑膜呈连续环形强化

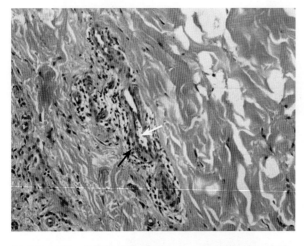

图 3-3-4(4) 韦格纳肉芽肿患者右小腿皮肤活检:皮肤、表皮、真皮未见异常,皮下小动脉全层中性粒细胞浸润(黑箭头),管腔闭塞(白箭头)、间质组织中性粒细胞、嗜酸性粒细胞、泡沫细胞反应,符合结节性血管炎改变

见异常,皮下小动脉全层中性粒细胞浸润,管腔闭塞、间质组织中性粒细胞、嗜酸性粒细胞、泡沫细胞反应,符合结节性血管炎改变[图 3-3-4(4)]。诊断:韦格纳肉芽肿,视神经炎(右眼),肥厚性硬脑膜炎、鼻窦炎。处理:甲泼尼龙 1g/d,共 3 天,递减为 500mg/d,共 5 天,随后泼尼松 60mg/d 口服。转风湿免疫科继续加用环磷酰胺治疗。预后:激素冲击治疗后右眼 BCVA 提高为 0.5,头痛好转。3 个月后复诊,BCVA:右眼 0.8,左眼 1.0,眼底见图 3-3-4(1)B。半年后头痛复发,后续加用利妥昔单抗(美罗华)治疗,随访 2 年后双眼视力稳定,头痛消失。

【病例 3-3-5】

男性,21 岁,双眼反复红、疼痛、视力下降 2 年。半年前因双下肢无力、小便障碍诊断为“脊髓炎”。激素冲击治疗后好转。近 2 年频发口腔溃疡、阴部溃疡。神经眼科检查:神清,语利,查体合作。BCVA:右眼 0.4;左眼 0.05。眼底:双侧视盘边界模糊、色苍白。双眼后极部视网膜色暗淡、动脉变细[图 3-3-5(1)]。双眼球结膜无充血,角膜 KP(−);晶状体前陈旧性色素沉着。玻璃体微浑浊。双下肢肌肌力Ⅳ级,肌张力增高,膝腱反射(+++),双侧 Babinski 征(+)。口腔及阴部溃疡[图 3-3-5(2)]。血液学检查:血常规、肝肾功、酶免四项包括乙肝、艾滋、丙肝、梅毒均阴性。ANA、ENA、dsDNA、ANCA、抗心磷脂抗体均阴性。视网膜 OCT:右眼黄斑水肿;左眼黄斑及视网膜病变[图 3-3-5(3)]。FFA:双眼视网膜动脉充盈时间正常,静脉渗漏。诊断:白塞

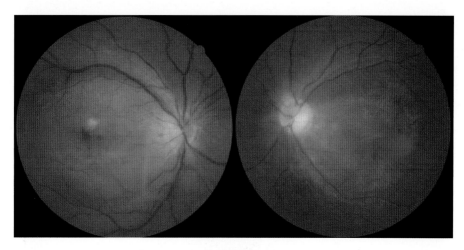

图 3-3-5(1) 白塞病患者眼底示双侧视盘边界模糊、色苍白;双眼后极部视网膜色暗淡、
动脉变细

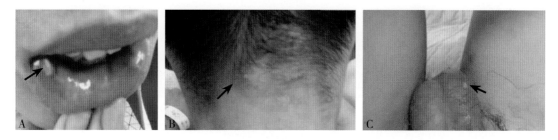

图 3-3-5(2) 白塞病患者近 2 年频发口腔溃疡(A)、皮肤毛囊炎、结节(B)及阴部溃疡(C)

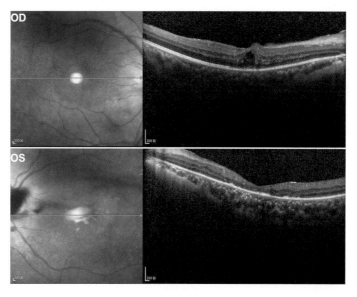

图 3-3-5(3) 白塞病患者视网膜 OCT:右眼黄斑水肿;左眼黄斑及
视网膜病变

病,视神经视网膜静脉炎(双眼),脊髓炎。处理:甲泼尼龙1g/d,共3天,递减为500mg/d,共5天,随后泼尼松60mg/d口服。转风湿免疫科继续加用环磷酰胺治疗。

【病例3-3-6】

女性,48岁,双眼相继视物模糊20天,伴头痛。右眼先发,两眼间隔2周。无肢体功能障碍。神经眼科检查:神清,语利,查体合作。BCVA:右眼0.2;左眼0.8。双侧瞳孔等大等圆,对光反射存在。右眼RAPD(+)。眼底:双侧视盘边界欠清、水肿,右眼盘周火焰状、线状出血,黄斑渗出;左眼视盘周围少量出血已逐渐吸收[图3-3-6(1)]。Humphrey视野检查:双眼水平下半视野缺损[图3-3-6(2)]。血液学检查:ANA(−),AQP4抗体(−),抗心磷脂抗体IgM增高,抗心磷脂抗体IgG增高。初步诊断:抗磷脂抗体综合征。处理:给予激素及华法林治疗,视力提高迅速。

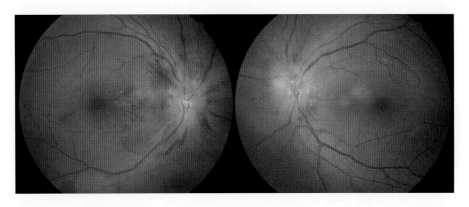

图3-3-6(1)　抗磷脂抗体综合征患者眼底示双侧视盘边界欠清、水肿,右眼盘周火焰状、线状出血,黄斑渗出;左眼视盘周围少量出血已逐渐吸收

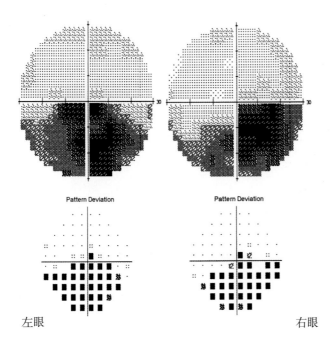

图3-3-6(2)　抗磷脂抗体综合征患者Humphrey视野检查示双眼水平下半视野缺损

左眼　　　　　　　　　　　右眼

第四节 儿童视神经炎

【概述】

儿童视神经炎(pediatric optic neuritis)与成人有着不同的临床特征,如病前多有呼吸道感染及疫苗接种史;60%~70% 双眼发病;视功能损害重;眼底异常比例高(视盘水肿、出血及渗出);可伴发脑内大片脱髓鞘病灶,即急性播散性脑脊髓炎(ADEM)[13]。儿童发展为多发性硬化的风险与年龄及脑内脱髓鞘病灶的数量相关[14]。

【临床特征】

急性双眼/单眼视力下降,伴头痛、眼球转动痛。病前多有发热及上呼吸道、消化道感染史。年龄较小儿童常因家长发现写字歪头来诊。儿童单眼视力下降多因无法主诉而延误,直至另眼视力下降时才就诊。检眼镜下常见双侧视乳头水肿,严重时可以伴出血。双眼先后发病的儿童眼底可表现一侧苍白、一侧水肿,为假性 Foster-Kennedy 征。如果炎症病变部位靠近视神经颅内段或视交叉,则视盘水肿不明显。视神经炎可以发生于先天性假性视乳头水肿患者,借助磁共振视神经的强化可鉴别。能够配合完成视野检查的儿童表现为中心视野受损,视交叉受累者表现为颞侧偏盲。儿童视神经炎磁共振检查中可见患侧视神经明显增粗、全程强化。部分患儿脑内同时可见大片 ADEM 样脱髓鞘病灶或较小多发性硬化样病灶。儿童视神经炎患者对激素反应良好,治疗后视力恢复迅速,大部分患儿无须长期激素治疗。如颅内合并脱髓鞘病变的患儿,需要密切随访。近期儿童中枢神经系统脱髓鞘疾病与血清 MOG 抗体阳性之间的关系引起了人们的高度重视[15],我们病例中同样发现很多复发性视神经炎与 ADEM 患儿血清 MOG 抗体呈阳性。

【鉴别诊断】

儿童 ON 诊断需完善多方面检查,排除感染及肿瘤。对激素治疗无反应的儿童需要排除 Leber 遗传性视神经病。对眼底无视盘水肿的患儿需要警惕心因性视力下降。

【治疗】

儿童视神经炎激素治疗效果满意,急性期治疗推荐甲波尼龙 4~30mg/(kg·d),持续 3~5 天。丙种球蛋白静脉注射(IVIg)可供有激素禁忌的患儿选择[16]。有明显脑部症状患儿,如出现嗜睡、意识障碍、肢体瘫痪等,需要尽快转诊神经科治疗。

【病例 3-4-1】

男童,11 岁,双眼急性视力下降 3 天,未诉转眼痛。病前 1 周发热、咳嗽。神经眼科检查:神清,语利,查体欠合作。BCVA:双眼前数指。色觉无法检查。双瞳孔等大等圆,对光反射欠灵敏,未见 RAPD。眼底:双侧视乳头水肿,静脉迂曲,黄斑及视网膜未见异常[图 3-4-1(1)A]。脑膜刺激征阴性,余神经系统查体无特殊。视觉诱发电位(VEP):双眼 P100 波潜伏期延迟,波幅降低。颅脑及眼眶 MRI:双侧视神经全程增粗,强化。脑实质内未见占位压迫[图 3-4-1(2)]。处理:静脉甲波尼龙 250mg/d 冲击治疗,共 3 天;随后泼尼松 20mg/d,晨顿服,2 周内减停。预后:5 天后复诊 BCVA:双眼 0.8,眼底视乳头水肿较前减轻[图 3-4-1(1)B]。1 个月后复诊 BCVA:双眼 1.0。色觉(Ishihara)双眼 8/8 色板。

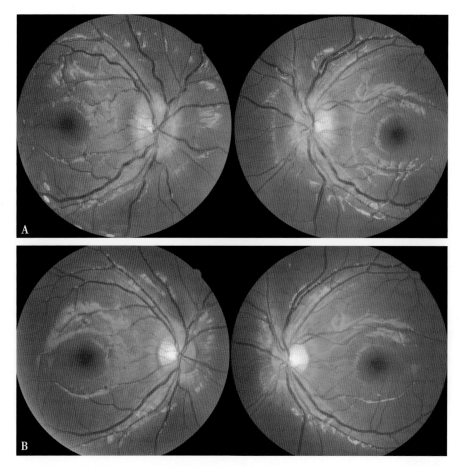

图 3-4-1(1) 儿童急性视神经炎患者眼底示双侧视盘边界不清、水肿、充血（A）；治疗后视力迅速恢复，眼底视盘水肿明显消退（B）

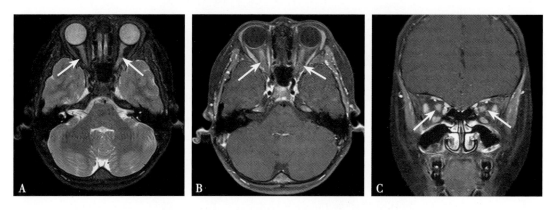

图 3-4-1(2) 儿童急性视神经炎患者颅脑 MRI
A：T2WI 双侧视神经明显增粗、信号增高（白箭头）；B：T1WI 增强后双侧视神经眶内段全程增粗、强化；C：冠状位

【病例 3-4-2】

女童,7岁,双眼急性视力下降1天,右眼重。病前有上呼吸道感染史。BCVA:右眼HM,左眼0.7。眼底:双侧视盘水肿,血管迂曲[图3-4-2(1)A]。眼眶及颅脑MRI:双侧视神经明显增粗、强化;脑桥片状脱髓鞘病变[图3-4-2(2)]。给予甲波尼龙冲击治疗。5天后双眼视力明显改善,眼底双侧视盘水肿消退[图3-4-2(1)B]。1个月后复查,BCVA:右眼0.5,左眼1.0。眼底双侧视盘水肿消退,视盘颞侧略苍白[图3-4-2(1)C]。

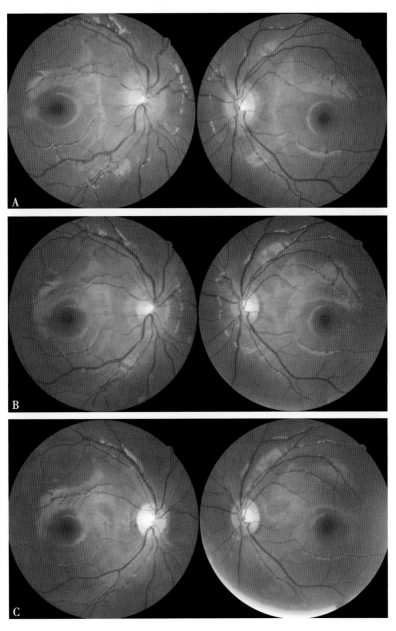

图3-4-2(1) 儿童急性视神经炎患者发病急性期眼底示双侧视盘水肿,静脉迂曲(A);给予甲波尼龙冲击治疗5天后双眼视力明显改善,眼底双侧视盘水肿消退(B);1个月后复查眼底双侧视盘水肿消退,右侧视盘颞侧苍白(C)

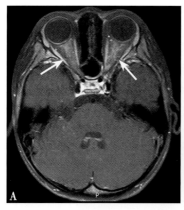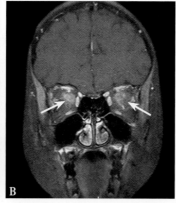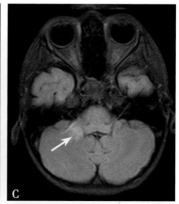

图 3-4-2(2) 儿童急性视神经炎患者眼眶及颅脑 MRI

A：T1WI 双侧视神经眶内段明显增粗、强化；B：冠状位；C：右侧脑桥片状脱髓鞘病变

【病例 3-4-3】

女童，5 岁。双眼视力急剧下降 2 周。病前有发热、感冒。否认头痛、无意识及肢体活动障碍。神经眼科检查：神清，语利，查体合作。双眼视力光感。双侧瞳孔等大等圆，约 5mm，对光反射欠灵敏，RAPD（-）。眼底：双侧视乳头水肿、充血、静脉迂曲［图 3-4-3(1)A］。余神经系统未见异常。腰穿脑脊液压力正常，细胞学及生化正常。脑脊液寡克隆带阳性。颅脑 MRI：双侧视神经增粗、信号异常。大脑半球内多发白质脱髓鞘病变［图 3-4-3(2)B］。处理：儿科医院入院甲波尼龙 120mg/d 静脉冲击治疗，共 3 天；随后泼尼松 20mg/d，晨顿服。定期随访。预后：3 天后 BCVA：双眼 0.2。2 周后 BCVA 双眼 1.0。眼底视乳头水肿明显消退［图 3-4-3(1)B］。复查颅脑 MRI 仍有少量脱髓鞘病灶。半年后随访，BCVA 双眼 1.0，眼底双侧视盘边界清，颜色淡［图 3-4-3(1)C］。诊断：儿童视神经炎（双眼）合并颅内脱髓鞘病变。

【病例 3-4-4】

男童，6 岁，学生。家长发现其近日写字歪头来诊。否认头痛及肢体运动障碍。1 年前因发热、头痛入院，诊断为"病毒性脑炎"。神经眼科检查：神清，语利，查体欠配合。视力粗测：右眼 0.6；左眼 0.2。双瞳孔等大等圆，对光反射灵敏，左眼 RAPD（+）。眼底：左侧视乳头水肿、充血、静脉迂曲［图 3-4-4(1)A］。余神经系统未见异常。腰穿脑脊液压力正常，细胞学及生化正常。血液 AQP4-IgG 阴性（细胞免疫法）；血 MOG-IgG 1：32 阳性（细胞免疫法）。颅脑 MRI：左侧视神经信号异常，双侧颞顶叶病灶［图 3-4-4(2)］。处理：儿科医院入院静脉甲波尼龙 120mg/d 冲击治疗，共 3 天；随后泼尼松 20mg/d，晨顿服。密切随访。预后：5 天后 BCVA：双眼 0.9。3 周后随访 BCVA：双眼 1.0。视乳头水肿明显消退［图 3-4-4(1)B］。半年后患儿再次出现头痛、行走不稳。颅脑 MRI 脑内多处新发病灶［图 3-4-4(3)］。再次给予激素冲击及丙球治疗。症状明显好转。半年后患儿再次出现左眼视力下降，伴转眼球疼痛，左眼视力下降至眼前数指，眼底示双侧视盘边界清、色淡［图 3-4-4(1)C］。眼眶 MRI 示左侧视神经明显强化［图 3-4-4(4)］，颅内病变较前变化［图 3-4-4(5)］。给予激素冲击治疗后左眼视力迅速恢复至 1.0，加用吗替麦考酚酯分散片口服，预防复发。诊断：MOG 阳性视神经炎合并 ADEM。

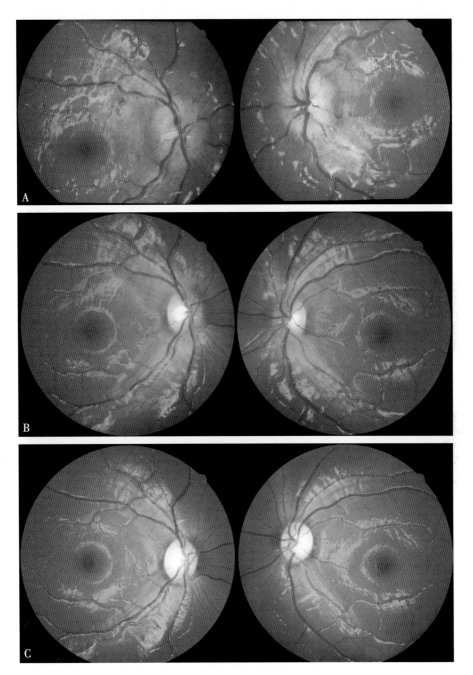

图 3-4-3(1) 儿童急性视神经炎患者眼底示双侧视乳头水肿、充血、隆起(A);甲波尼龙冲击治疗后 3 天后眼底视乳头水肿明显好转(B);随访半年后眼底双侧视盘边界清晰、色淡(C)

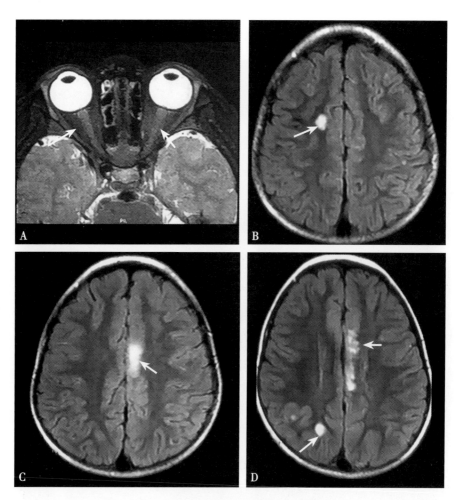

图 3-4-3(2)　儿童急性视神经炎患者颅脑及眼眶 MRI

A:T2WI 双侧视神经增粗、信号异常(白箭头);B,C 和 D:大脑半球内多发白质脱髓鞘病变

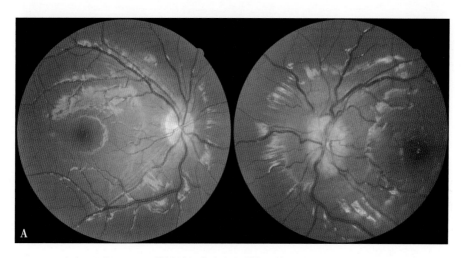

图 3-4-4(1)　儿童 MOG 阳性视神经炎患者急性期眼底示左侧视乳头水肿、静脉迂曲(A)

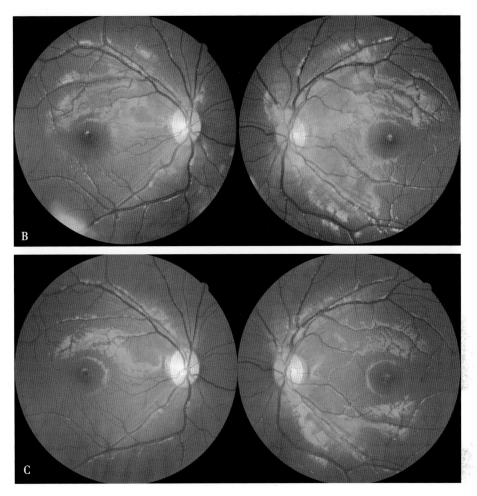

图 3-4-4(1)(续) 甲波尼龙冲击治疗后视力迅速恢复至 1.0,眼底视乳头水肿明显消退
(B);1 年后左眼再次出现视力下降,眼底示双侧视盘边界清,色淡(C)

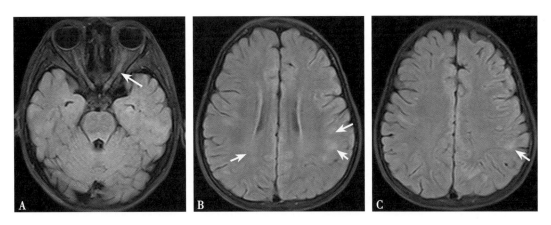

图 3-4-4(2) 儿童 MOG 阳性视神经炎患者颅脑及眼眶 MRI
A:左侧视神经增粗、信号异常(箭头);B 和 C:双侧颞顶叶片状脱髓鞘病灶(箭头)

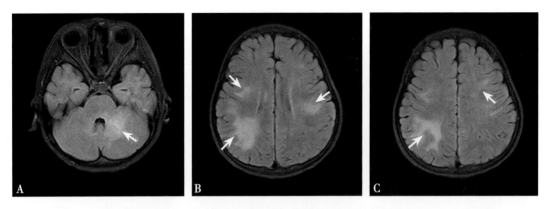

图 3-4-4(3)　儿童 MOG 阳性视神经炎患者半年后复发,出现头晕、行走不稳时颅脑 MRI 示桥臂、半卵圆区、顶叶、枕叶大片异常信号(箭头)

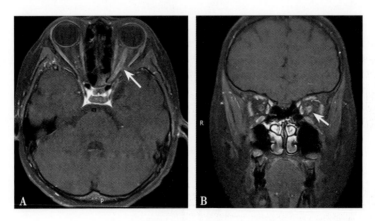

图 3-4-4(4)　儿童 MOG 阳性视神经炎患者再次出现左眼视力下降时眼眶 MRI
A:轴位示左侧视神经信号异常,强化(箭头);B:冠状位左侧视神经强化(箭头)

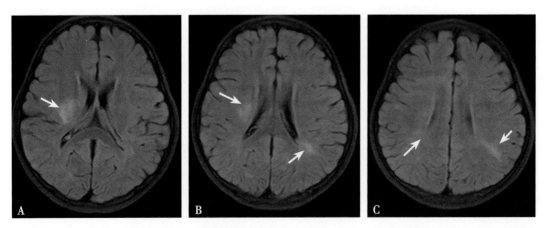

图 3-4-4(5)　儿童 MOG 阳性视神经炎患者再次出现视力下降时颅脑 MRI 示右侧基底节区、双侧脑室旁新发片状脱髓鞘病变(箭头),半年前颅内病变完全消退

【病例 3-4-5】

男童,11 岁,双眼视力下降,具体时间不详,近半个月看黑板困难来诊。BCVA:右眼 LP;左眼 0.02。眼底:右侧视盘苍白萎缩;左侧视盘边界不清、水肿［图 3-4-5(1)A］。眼眶 MRI 示双侧视神经、视交叉、视束增粗、强化,脑干内片状病灶［图 3-4-5(2),图 3-4-5(3)］。激素冲击治疗后双眼视力明显改善,左眼视盘水肿消退［图 3-4-5(1)B］。患儿血清 MOG-IgG 1∶10 阳性。半年后双眼视力 1.0。诊断:儿童 MOG 阳性视神经炎。

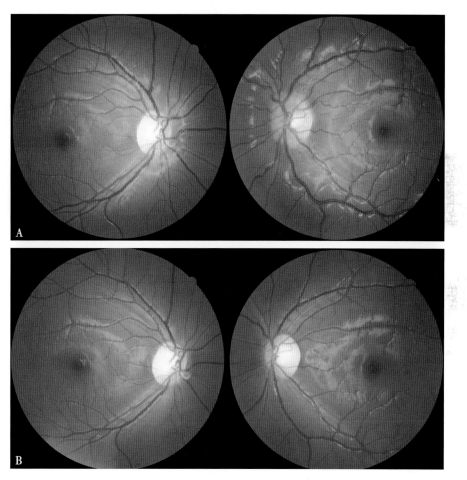

图 3-4-5(1) 儿童 MOG 阳性视神经炎患者眼底示右侧视盘苍白萎缩;左侧视盘边界不清、水肿(A);激素冲击治疗后双眼视力明显改善,左眼视盘水肿消退(B)

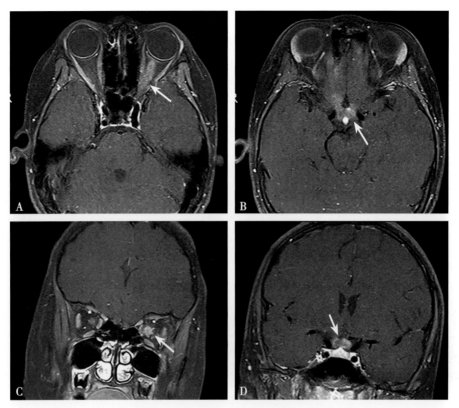

图 3-4-5(2) 儿童 MOG 阳性视神经炎患者眼眶 MRI

A:轴位,左侧视神经增粗、强化(白箭头);B:轴位,双侧视神经颅内段、视交叉(白箭头)、视束增粗、强化;C 和 D:冠状位

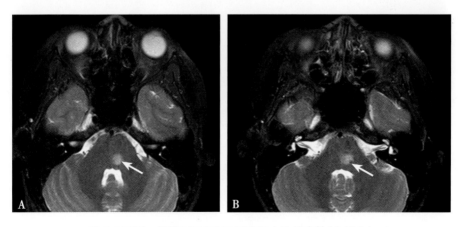

图 3-4-5(3) 颅脑 MRI T2WI 示脑干内片状病灶(白箭头)

【病例 3-4-6】

女童,12 岁,双眼急性视力下降 1 周,无转眼痛。BCVA:双眼 0.05。眼底双侧视乳头边界清、色红[图 3-4-6(1)]。Goldmann 视野示:双眼中心视野缺损[图 3-4-6(2)]。颅脑 MRI:双侧视神经及视交叉信号异常、强化。双侧顶叶及基底节区多发性脱髓鞘病变[图 3-4-6(3),图 3-4-6(4)]。甲波尼龙冲击治疗后视力逐渐恢复至 1.0。诊断:儿童急性视神经炎合并急性播散性脑炎(ADEM)。

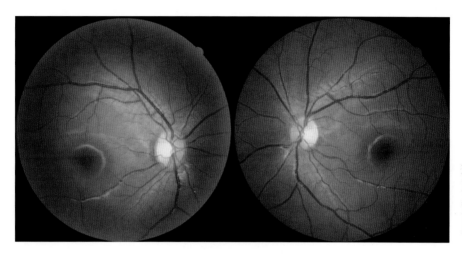

图 3-4-6(1) 儿童急性视神经炎患者眼底示双侧视乳头边界清、色红

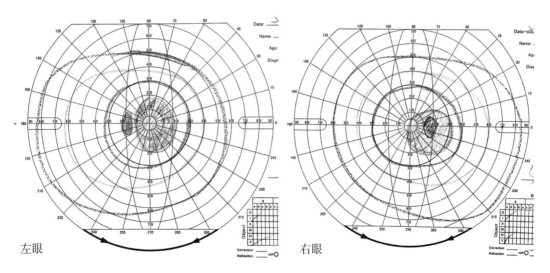

图 3-4-6(2) 儿童急性视神经炎患者 Goldmann 视野示双眼中心视野缺损

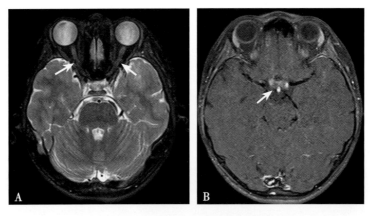

图 3-4-6(3)　儿童急性视神经炎患者眼眶 MRI
A:双侧视神经增粗,信号异常;B:视交叉信号异常、强化(白箭头)

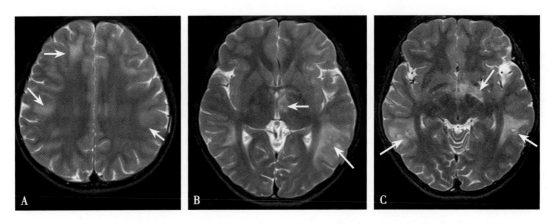

图 3-4-6(4)　儿童急性视神经炎患者颅脑 MRI 示双侧顶叶及基底节区多发性脱髓鞘病变(白箭头)

【病例 3-4-7】

女童,11 岁,学生。双眼体育课运动后视物模糊。否认眼球转动痛。神经眼科检查:神清,语利,查体合作。BCVA:双眼 0.4。色觉(Ishihara)双眼 0/8 色板。双瞳孔等大等圆,对光反射灵敏,RAPD(-)。眼底:双侧视盘边界清,色红[图 3-4-7(1)]。余神经系统未见异常。Humphrey 视野:双眼中心暗点[图 3-4-7(2)]。眼眶及颅脑 MRI:双侧视交叉信号异常、强化。颅内未见明显异常病变[图 3-4-7(3)]。血液 AQP4-IgG 正常(酶免法)。处理:静脉甲泼尼龙 250mg/d 冲击治疗,共 3 天;随后泼尼松 30mg/d,晨顿服。预后:5 天后 BCVA:双眼 0.8,色觉双眼 3/8 色板。2 周后随访 BCVA:双眼 1.0。

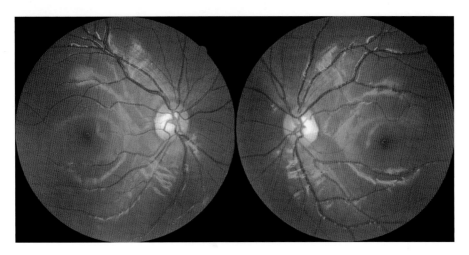

图 3-4-7(1) 视神经炎患者眼底示双侧视盘边界清,色红

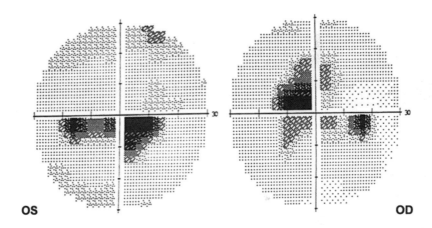

图 3-4-7(2) 视神经炎患者 Humphrey 视野双眼中心暗点

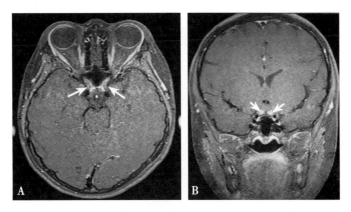

图 3-4-7(3) 视神经炎患者眼眶 MRI 示双侧视神经颅内段、视交叉信号异常、强化(白箭头)

【病例 3-4-8】

女,17 岁,左眼急性视力下降 3 天,伴眼球转动痛。BCVA:右眼 1.0,左眼 CF。眼底:双侧视盘边界欠清,鼻侧明显隆起,血管迂曲[图 3-4-8(1)A]。眼眶及颅脑 MRI:左侧视神经管内段及颅内段强化[图 3-4-8(2)]。给予甲波尼龙 500mg 冲击治疗。3 天后左眼视力显著提高。2 周后眼底视盘水肿消退[图 3-4-8(1)B]。BCVA:双眼 1.0。3 个月后双侧视盘水肿消退,右眼鼻侧视盘隆起,为先天倾斜视盘所致[图 3-4-8(1)C]。

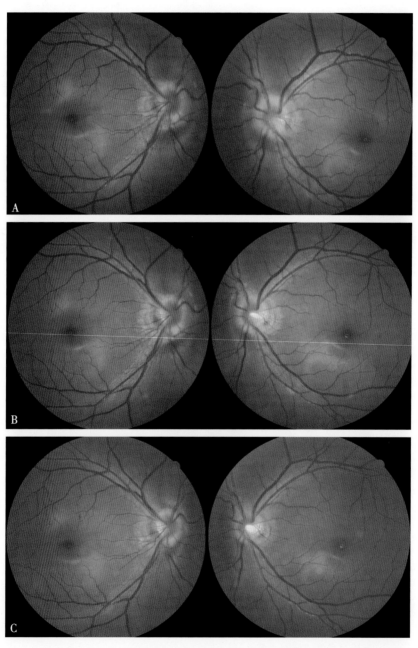

图 3-4-8(1) 视神经炎患者急性期眼底示双侧视盘边界欠清,鼻侧明显隆起,血管迂曲(A);治疗2 周后眼底视盘水肿消退(B);3 个月后随访,眼底双侧视盘鼻侧隆起,为先天性倾斜视盘所致(C)

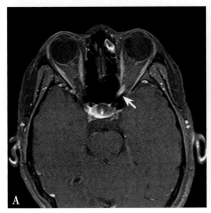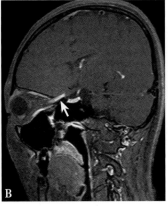

图 3-4-8(2) 视神经炎患者眼眶 MRI

A:轴位,左侧视神经管内段及颅内段强化;B:矢状位

第五节 感染性视神经病变

【临床特征】

感染性视神经病变(infectious optic neuropathies)因感染源及病原体不同而表现各异。临床常见结核、真菌及梅毒感染等。在西方莱姆病也是一种累及视神经、视网膜的较常见病因,但国内由于缺乏特异性抗体的检测而少有诊断[17]。梅毒感染的视神经损害表现形式多种多样,故称为"万能模仿者":临床表现与缺血性视神经病变、视盘血管炎、青光眼及其他不明原因的视神经萎缩容易混淆[18,19]。

【治疗】

感染性视神经病变的治疗与脱髓鞘视神经炎完全不同。应避免大剂量激素冲击治疗导致的感染播散。

【病例 3-5-1】

男性,52 岁,左眼急性视力下降 1 个月,逐渐加重。伴头痛及左侧面部不适。近期有低热,夜间盗汗,未查明病因。神经眼科检查:神清,语利,查体合作。BCVA:右眼 1.2;左眼 0.01。双侧瞳孔等大等圆,对光反射灵敏,左眼 RAPD(+)。眼底:左侧视乳头隆起,水肿,静脉迂曲[图 3-5-1A]。腰穿:脑脊液压力 120mmH$_2$O,白细胞 440×10^6/L(正常 0~8×10^6/L),单核细胞 80%,CSF 蛋白 193mg/dl(正常 15~45mg/dl),糖 1.27mmol/L(2.5~4.4mmol/L),氯化物 106.1mmol/L(正常 120~130mmol/L)。结核杆菌 PCR(+)。颅脑 MRI:双侧视神经鞘增粗,左侧为著,轮廓模糊,明显强化。诊断:结核感染性视神经病变。处理:全身抗结核治疗。预后:2 周后 BCVA:右眼 1.2,左眼 0.6。眼底左侧视神经水肿明显消退[图 3-5-1B]。

【病例 3-5-2】

男性,50 岁,右眼视力迅速下降 1 个月,无明显头痛、眼痛。既往糖尿病、鼻窦炎病史。神经眼科检查:神清,语利,查体合作。BCVA:右眼光感;左眼 1.0。双侧瞳孔等大等圆,对光反射灵敏,右眼 RAPD(+)。眼底:双侧视乳头边界清楚,右侧色略淡[图 3-5-2(1)]。眼眶 MRI:右侧筛窦炎性肿物,压迫右侧视神经管内段[图 3-5-2(2)]。处理:经鼻窦内镜组织活检及视神经管减压术,组织活检证实为筛窦炎症伴真菌感染。预后:术后 2 周后 BCVA:右眼 0.05,左眼 1.0。

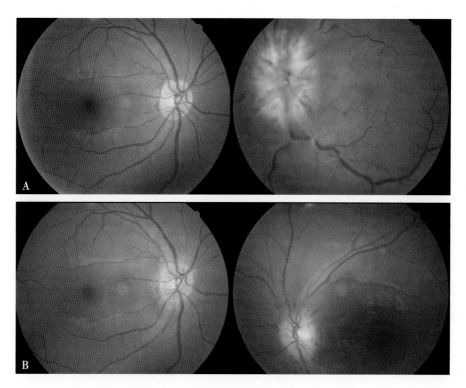

图 3-5-1　结核感染视神经病变患者急性期眼底示左侧视盘边界不清、水肿,静脉迂曲(A);抗结核治疗 2 周后左眼视力明显提高,视盘水肿消退(B)

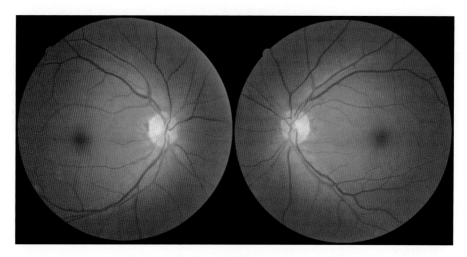

图 3-5-2(1)　真菌感染视神经病变患者眼底示双侧视乳头边界清楚,右眼色略淡

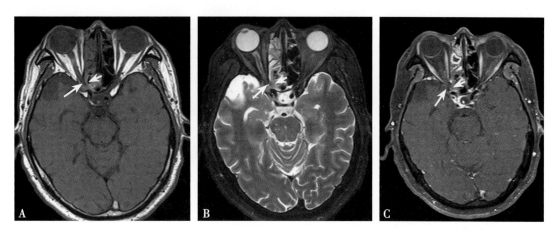

图 3-5-2(2) 真菌感染视神经病变患者眼眶 MRI 示右侧筛窦炎性肿物(短箭头),压迫右侧视神经管内段(长箭头)

【**病例 3-5-3**】

女性,53 岁,左眼上方遮挡、视力下降 3 个月,伴左侧眼痛、头痛。BCVA:右眼:1.0;左眼:CF/20cm。眼底:双侧视盘边界清晰,C/D:左眼 0.7,右眼 0.6[图 3-5-3(1)A]。Octopus 视野检查:左眼上方弓形视野缺损[图 3-5-3(2)]。按照"视神经炎"治疗左眼视力进行性下降。3 个月后左眼视力 CF。眼底示左侧视盘色淡[图 3-5-3(1)B]。Octopus 视野示左眼弥漫性缺损,且逐渐加重[图 3-5-3(2)]。视盘 OCT 双眼 RNFL 基本正常[图 3-5-3(3)]。黄斑 GCA 扫描仅见左眼颞上方变薄[图 3-5-3(4)]。眼眶 MRI 加增强见左侧筛窦病变,累及左侧视神经管内段[图 3-5-3(5)]。经鼻窥镜组织活检发现为真菌感染[图 3-5-3(6)]。

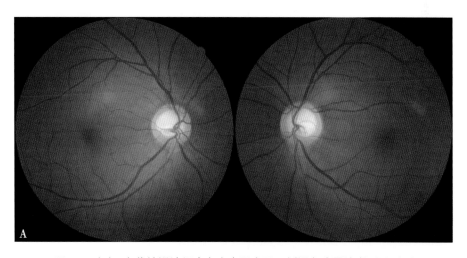

图 3-5-3(1) 真菌性视神经病变患者眼底示双侧视盘边界清晰,色红(A)

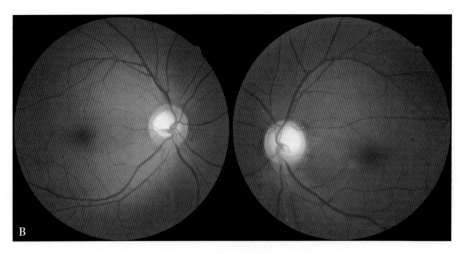

图 3-5-3(1)(续) 3 个月左侧视盘边界清,色淡(B)

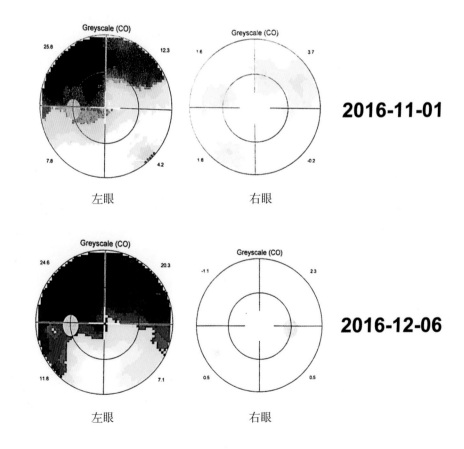

图 3-5-3(2) 真菌性视神经病变患者 Octopus 视野检查示左眼上方弓形视野缺损,且逐渐加重

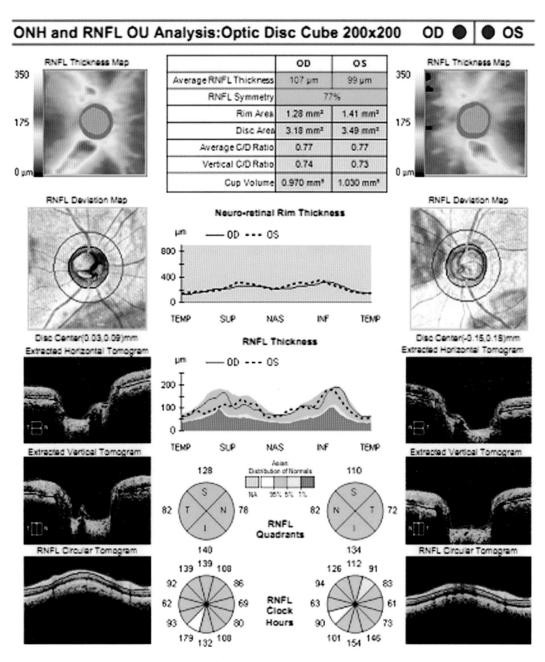

图 3-5-3(3) 真菌性视神经病变患者视盘 OCT 示双眼视盘 RNFL 未见明显变薄

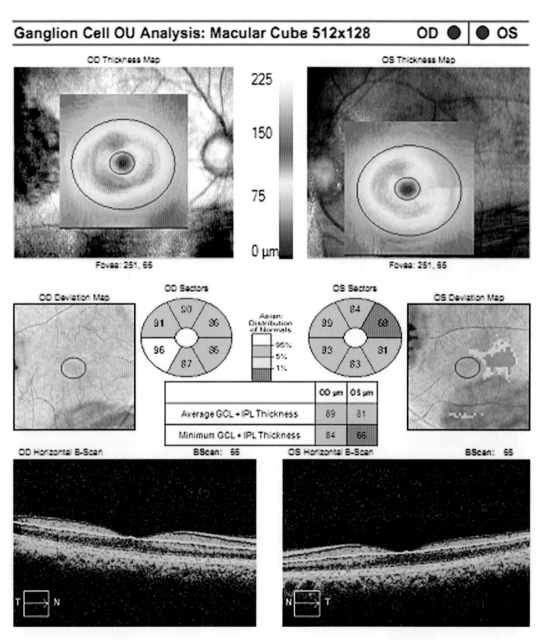

图 3-5-3(4) 真菌性视神经病变患者黄斑 GCL 左眼局限性变薄

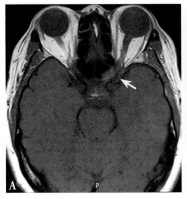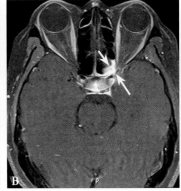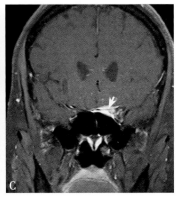

图 3-5-3(5) 真菌性视神经病变患者眼眶 MRI

A：T1WI 左侧视神经管软组织影（白箭头）；B：增强后左侧筛窦（短白箭头）及视神经管内段强化（长白箭头）；
C：左侧眶尖附近脑膜增厚、强化（箭头）

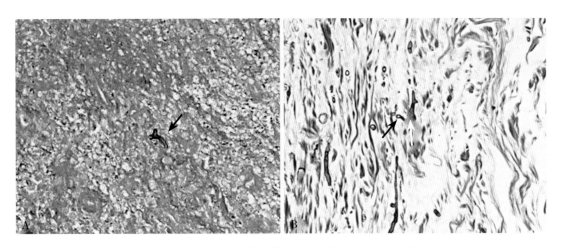

图 3-5-3(6) 真菌性视神经病变患者经鼻窥镜组织活检

A：冷冻切片发现真菌菌丝（黑箭头），Grocott 染色 ×600 倍放大；B：真菌菌丝存在分隔（黑箭头）及孢子形
成（白箭头），Grocott 染色 ×600 倍放大

【病例 3-5-4】

　　男性，52 岁，长途司机，主诉右眼下方视物遮挡 1 周，左眼视物模糊 3 天。不伴眼痛及
转眼痛。既往否认高血压、糖尿病。神经眼科检查：神清，语利，查体合作。BCVA：右眼 0.4；
左眼 0.3。双侧瞳孔等大等圆，对光反射灵敏，无 RAPD。眼底：双侧视盘边界不清，右视盘
上半边界模糊，下半充血；黄斑及周边视网膜正常［图 3-5-4（1）］。余神经系统查体无特殊。
Humphrey 视野：右眼下半水平视野缺损，左眼上半弓形视野缺损［图 3-5-4（2）］。颅脑 MRI：
视神经信号未见明显异常。梅毒血清试验 RPR 1∶320 阳性；梅毒特异性抗体 TP-ELISA 阳性。
脑脊液检查：细胞学及生化正常，脑脊液 RPR 1∶64 阳性。诊断：梅毒性视神经病变。处理：
转皮肤性病科青霉素治疗。

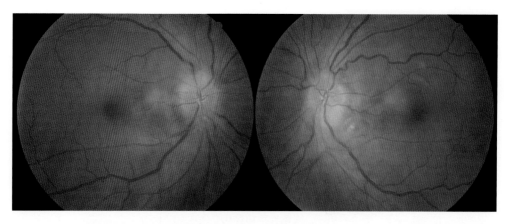

图 3-5-4(1)　梅毒感染视神经病变患者眼底示双侧视盘边界不清,右视盘上半边界模糊,下半充血

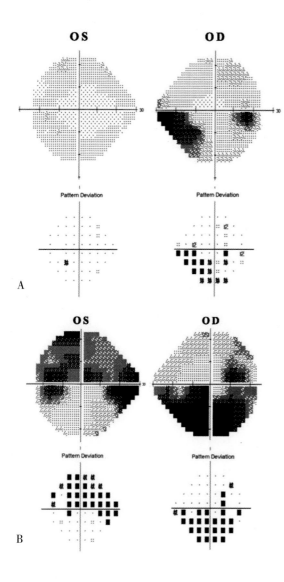

图 3-5-4(2)　梅毒感染视神经病变患者 Humphrey 视野

A:右眼先发病时呈下方连生理盲点的弓形视野缺损,与眼底照片中右眼视乳头上半水肿对应;B:左眼发病时上方水平视野缺损,右眼弓形视野缺损加重

【病例 3-5-5】

男性,55 岁,右眼视物遮挡 1 周。左眼数年前曾有不明原因的视力下降。神经眼科检查:神清,语利,查体合作。BCVA:右眼 0.5;左眼 0.8。双侧瞳孔等大等圆,对光反射灵敏,右 RAPD(+)。眼底:右侧视盘边界欠清、水肿、充血;左侧视盘苍白(图 3-5-5A)。血清梅毒特异性抗体及 RPR 均阳性。给予驱梅治疗后 1 个月,右侧视盘水肿消退,遗留视盘苍白(图 3-5-5B)。诊断:梅毒性视神经病变(双眼先后)。处理:转皮肤性病科青霉素治疗。

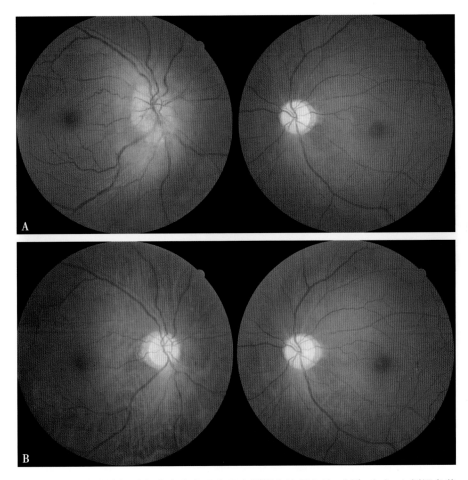

图 3-5-5　梅毒感染视神经病变患者眼底示右侧视盘边界欠清、水肿、充血;左侧视盘苍白(A);给予驱梅治疗后 1 个月,右侧视盘水肿消退,遗留视盘苍白(B)

第六节　视神经视网膜炎

【临床特征】

视神经视网膜炎(neuroretinitis)除外猫抓病汉赛巴尔通体(Bartonella henselae)感染可引起外,尚有多种病原可导致:莱姆病、弓浆虫、梅毒、真菌等。除外上述有明确感染源的视神经视网膜炎外,临床尚有特发性视神经视网膜炎,多在上呼吸道感染后,黄斑星芒状渗出液的来源为视盘表面局部小血管的渗出，富含脂质的液体沿着外浆层和外界膜扩散，在黄斑周围形成特征性的星芒状[20]。但黄斑星芒状渗出并非仅见于视神经视网膜炎。任何视盘水肿及视网膜渗出性疾病均能导致，如非动脉炎性前部缺血、高血压及颅内压增高、结节病等[21]。

【治疗】

特发性视神经视网膜炎为自限性，视盘水肿及黄斑渗出可逐渐消退，视力恢复。感染性病因需要病因治疗。

【病例 3-6-1】

女童，12岁，右眼视力下降1周，伴闪光感及视物变性。轻度转眼痛。病前2周被猫抓伤，后出现低热，下颌淋巴结肿大。神经眼科检查：神清，语利，查体合作。BCVA：右眼 0.4；左眼 1.5。双侧瞳孔等大等圆，对光反射灵敏，右眼 RAPD（+）。Amsler 格右眼中心视物变形。眼底右侧视乳头边界不清、视盘充血、黄斑星芒样渗出（图 3-6-1）。眼前节检查正常，未见 KP 及前房细胞。化验检查：血常规、血沉、病毒系列、梅毒均阴性。血巴尔通体病抗体阳性。处理：给予阿奇霉素口服治疗。预后：1个月后复诊，BCVA：右眼 1.0；左眼 1.5。

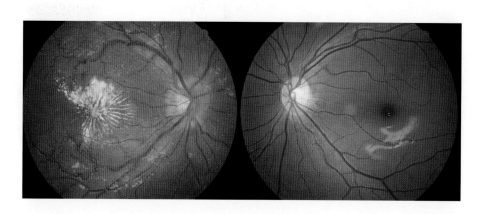

图 3-6-1　猫抓病患者眼底示右侧视乳头边界不清、视盘充血、黄斑星芒样渗出

【病例 3-6-2】

女性，18岁，左眼视物变形2周。家中无宠物，否认猫、狗抓伤病史。病前10天有"感冒"样症状。无发热及淋巴结肿大。神经眼科检查：神清，语利，查体合作。BCVA：右眼 1.0；左眼 0.5。双侧瞳孔等大等圆，对光反射灵敏，左眼 RAPD（+）。Amsler 格左眼中心视物变形。眼底左眼视乳头边缘欠清晰，黄斑星芒状渗出［图 3-6-2（1）］。眼前节检查正常，未见 KP 及前房细胞。视网膜 OCT：左眼黄斑水肿，神经上皮层脱离，视网膜渗出［图 3-6-2（2）］。化验检查：血常规、血沉、病毒系列、梅毒均阴性。处理：泼尼松 40mg/d 口服，1周后逐渐减量，同时辅以环丙沙星治疗。

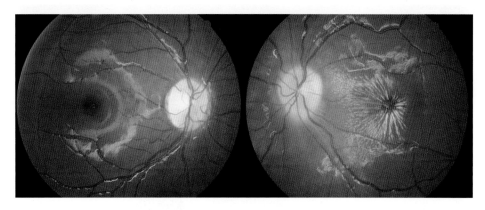

图 3-6-2(1)　视神经视网膜炎患者眼底示左眼视乳头边缘欠清晰,黄斑星芒状渗出

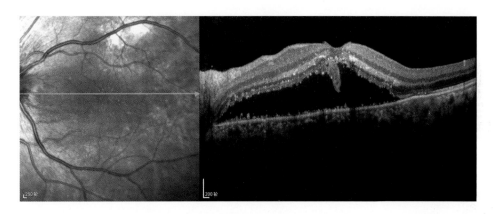

图 3-6-2(2)　视神经视网膜炎患者视网膜 OCT 示左眼黄斑水肿,神经网膜脱离

【病例 3-6-3】

　　女性,40 岁,右眼视力下降 10 天,伴视物变形。否眼球转动痛。家中有幼猫,2 周前被猫抓破右脚踝,后右侧腹股沟淋巴结肿大。神经眼科检查:神清,语利,查体合作。BCVA:右眼 0.5;左眼 1.0。双侧瞳孔等大等圆,对光反射灵敏,右眼 RAPD(+)。Amsler 格右眼中心视物变形。眼底右侧视乳头边界不清、视盘充血、黄斑星芒样渗出[图 3-6-3A]。眼前节检查正常,未见 KP 及前房细胞。1 周后右眼视网膜黄斑星芒样渗出加重[图 3-6-3B]。化验检查:血常规、血沉、病毒系列、梅毒均阴性。处理:泼尼松 30mg/d 口服,共 2 周,并给予阿奇霉素口服治疗。预后:2 个月后复诊,BCVA 双眼 1.0。眼底视盘水肿及黄斑渗出基本消退。

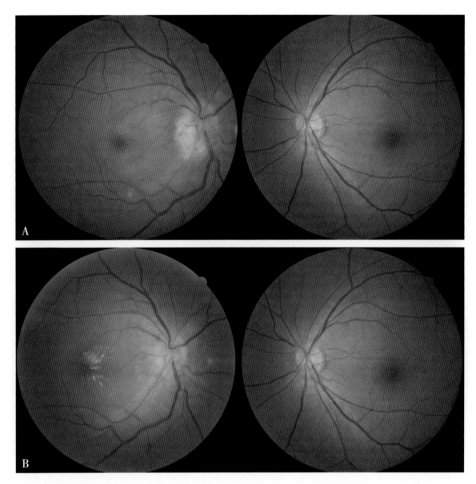

图 3-6-3 猫抓病患者眼底右侧视乳头水肿,边界不清、视网膜及黄斑渗出(A);1周后眼底右侧黄斑渗出加重,呈星芒状(B)

【病例 3-6-4】

女性,53 岁。左眼视力下降 1 月余。发病后 4 天就诊时视力记录为 0.4。后视力进行性下降。病前 1 个月曾"文眉"。BCVA:右眼 1.0,左眼 HM。眼底左侧视乳头隆起,周边视网膜水肿、黄斑渗出[图 3-6-4(1)A]。血清梅毒特异性抗体阳性,血 RPR1:128 阳性。给予驱梅治疗。1 个月后左眼视力改善,眼底视盘及周边视网膜渗出好转[图 3-6-4(1)B]。治疗 2 个月后眼底见图 3-6-4(2)。诊断:视神经视网膜炎,梅毒感染。

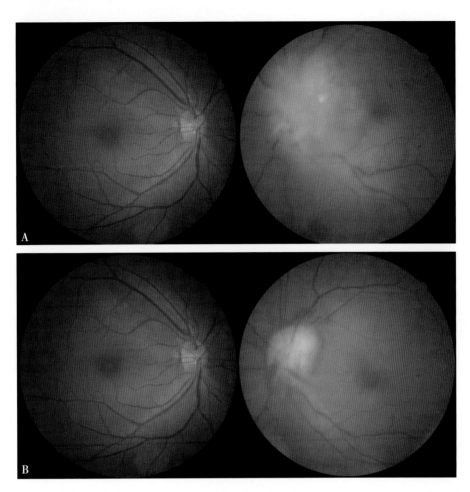

图 3-6-4(1)　梅毒感染视神经视网膜炎患者眼底示右侧视乳头水肿,边界不清、视网膜及黄斑渗出(A);治疗 1 个月后眼底右侧黄斑渗出加重,呈星芒状(B)

图 3-6-4(2)　梅毒感染视神经视网膜炎患者治疗 2 个月后眼底示右侧视盘水肿明显消退、视网膜渗出消失、血管变细

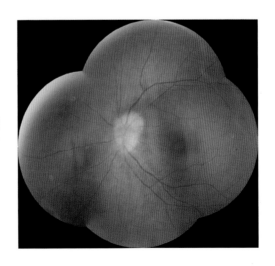

参考文献

1. Toosy AT, Mason DF, Miller DH. Optic neuritis. Lancet Neurol, 2014, 13(1):83-99.

2. Jenkins TM, Toosy AT. Optic neuritis: the eye as a window to the brain. Curr Opin Neurol, 2017, 30(1):61-66.

3. Petzold A, de Boer JF, Schippling S, et al. Optical coherence tomography in multiple sclerosis: a systematic review and meta-analysis. Lancet Neurol, 2010, 9(9):921-932.

4. Tian G, Li Z, Zhao G, et al. Evaluation of retinal nerve fiber layer and ganglion cell complex in patients with optic neuritis or neuromyelitis optica spectrum disorders using optical coherence tomography in a Chinese cohort. J Ophthalmol, 2015:832784.

5. Reindl M, Jarius S, Rostasy K, et al. Myelin oligodendrocyte glycoprotein antibodies: How clinically useful are they? Curr Opin Neurol, 2017, 30(3):295-301.

6. Beck RW, Cleary PA, Anderson MM Jr, et al. A randomized, controlled trial of corticosteroids in the treatment of acute optic neuritis. The Optic Neuritis Study Group. N Engl J Med, 1992, 326(9):581-588.

7. Wingerchuk DM, Lennon VA, Lucchinetti CF, et al. The spectrum of neuromyelitis optica. Lancet Neurol, 2007, 6(9):805-815.

8. Wingerchuk DM, Lennon VA, Pittock SJ, et al. Revised diagnostic criteria for neuromyelitis optica. Neurology, 2006, 66(10):1485-1489.

9. Wingerchuk DM, Banwell B, Bennett JL, et al. International consensus diagnostic criteria for neuromyelitis optica spectrum disorders. Neurology, 2015, 85(2):177-189.

10. Naismith RT, Tutlam NT, Xu J, et al. Optical coherence tomography differs in neuromyelitis optica compared with multiple sclerosis. Neurology, 2009, 72(12):1077-1082.

11. Vodopivec I, Matiello M, Prasad S. Treatment of neuromyelitis optica. Curr Opin Ophthalmol, 2015, 26(6):476-483.

12. Petzold A, Plant GT. Diagnosis and classification of autoimmune optic neuropathy. Autoimmun Rev, 2014, 13(4-5):539-545.

13. Yeh EA, Graves JS, Benson LA, et al. Pediatric optic neuritis. Neurology, 2016, 87(9 Suppl 2):S53-58.

14. Waldman AT, Stull LB, Galetta SL, et al. Pediatric optic neuritis and risk of multiple sclerosis: meta-analysis of observational studies. J AAPOS, 2011, 15(5):441-446.

15. Fernandez-Carbonell C, Vargas-Lowy D, Musallam A, et al. Clinical and MRI phenotype of children with MOG antibodies. Mult Scler, 2016, 22(2):174-184.

16. Bonhomme GR, Mitchell EB. Treatment of pediatric optic neuritis. Curr Treat Options Neurol, 2012, 14(1):93-102.

17. Ling JD, Chao D, Al Zubidi N, et al. Big red flags in neuro-ophthalmology. Can J Ophthalmol, 2013, 48(1):3-7.

18. 邱怀雨, 颜榕, 张晓君, 等. 以视神经萎缩为首发表现的神经梅毒 8 例. 中华眼底病杂志, 2013, 29(3):309-310.

19. 田国红. 梅毒感染的神经眼科表现. 中国眼耳鼻喉科杂志, 2017, 17(4):301-304.

20. Gass JD. Diseases of the optic nerve that may simulate macular disease. Trans Sect Ophthalmol Am Acad Ophthalmol Otolaryngol, 1977, 83(5):763-770.

21. Purvin V, Sundaram S, Kawasaki A. Neuroretinitis: review of the literature and new observations. J Neuroophthalmol, 2011, 31(1):58-68.

第四章

前部缺血性视神经病变

前部缺血性视神经病（anterior ischemic optic neuropathy，AION）病变位于筛板前的视神经。视力下降、视野缺损、眼底视盘水肿是常见的临床表现。AION 按照血管病因分为非动脉炎性与动脉炎性，后者在欧美国家主要指巨细胞动脉炎（giant cell arteritis，GCA）。由于视神经筛板前部的血流供给主要来自数条睫状后短动脉形成的 Zinn-Haller 环，因此小动脉硬化、血管炎、凝血异常、血流动力学改变等各种病因均可导致[1]。

第一节　非动脉炎性前部缺血性视神经病变

【概述】

非动脉炎性前部缺血性视神经病变（nonarteritic anterior ischemic optic neuropathy，NAION）是年龄大于 50 岁人群中最常见的急性视神经病变，发病率为十万分之 2.3 至十万分之 10[2]。男女罹患无性别倾向。NAION 的发病具体病理机制不详，推测与睫状后短动脉硬化、缺血有关。高危视盘（disc-at-risk）是 NAION 最明确的病因，此外还有一些血管病风险因素：高血压、糖尿病、高脂血症、肥胖、吸烟、夜间睡眠呼吸暂停等[3]。

【临床特征】

患者多为老年或老年前期，既往有高血压、糖尿病、高脂血症、吸烟等风险因素。以晨起后发现单眼下方视野遮挡为典型主诉。大多数患者的视力在发病时即降至最低，但少数患者可在数天之内有所加重。典型的 NAION 不伴眼痛及眼球转动痛，可与视神经炎鉴别。眼底表现：急性期视盘水肿，呈节段性（segmental 或 sectoral），此眼底是 NAION 急性期最具特征性的表现。异常的视盘部分呈现缺血而显得苍白；其余部分继发充血、毛细血管扩张。视盘周围视网膜可有线状出血。严重 NAION 患者可出现黄斑星芒状渗出，多为靠近视乳头侧的不完整星芒。健侧眼多为高危视盘：视杯直径小或无，血管及神经纤维呈拥挤状。视盘玻璃疣的患者随着年龄的增大容易发生 NAION，因为玻璃疣使得视盘更加拥挤[4]。

在某些初期（incipient）NAION 患者中，无症状眼可以表现出轻微的视盘水肿及相应的视野缺损，但患者尚无视力下降。亚急性及慢性期患者视盘水肿逐渐消退，表现出"节段性"的视盘萎缩。缺血部分视盘呈现出"扇形"苍白。最终长期遗留的 NAION 表现为弥漫性苍白的视盘。超过此时间窗持续的视盘水肿需要与压迫性及浸润性病变加以鉴别。双眼先后发病的患者,急性发病眼视盘水肿;慢性发病眼萎缩,为假性 Foster-Kennedy 征。

典型 NAION 视野为与节段性视盘水肿相对应的水平一半或弓形视野缺损,且下方视野缺损多见。视盘水肿严重的患者可出现超过水平一半视野缺损的情况,待水肿部分消退后视野可部分改善。由于水平或弓形视野损害并非 NAION 特有,故需要结合病史及视盘表现与其他视神经病变鉴别。

眼底荧光血管造影对于 NAION 并无确诊意义,但早期视盘充盈延迟与晚期渗漏可与其他病因导致的视盘水肿进行鉴别。OCT 检查也可用于观察 NAION 患者视盘及黄斑水肿的情况。影像学检查对 NAION 确诊价值不大,增强后仅显示水肿、隆起的视乳头伴强化(血管渗出);眶内段视神经无异常[5]。影像报告中半卵圆区及脑室旁小片状缺血灶,为脑内小动脉硬化的间接证据,注意与年轻患者多发性硬化脱髓鞘病灶鉴别。血液学检查:血沉、C 反应蛋白、梅毒血清学检查、风湿免疫组套等用于鉴别诊断。

【治疗】

NAION 尚无有效的治疗及预防措施。Hayreh 等[3]使用糖皮质激素治疗急性 NAION 的临床研究结果显示与自然预后比较,治疗组患者视力提高。我们临床中给予一些急性期视盘水肿严重的患者中、小剂量的口服泼尼松,在不影响血压、血糖的基础上促进水肿消退[6]。

【病例 4-1-1】

女性,64 岁,右眼晨起后下方视物遮挡 1 周,否眼球转动痛。既往高血压病史。BCVA:右眼 0.2,左眼 1.0。眼底:右侧视盘水肿,充血、毛细血管扩张、盘周少量线状出血[图 4-1-1(1)A],左眼 C/D 约 0.1。Humphrey 视野右眼下方水平视野缺损,左眼正常[图 4-1-1(2)]。1 个月后随访,右侧视盘水肿部分消退,呈"节段性"水肿[图 4-1-1(1)B]。

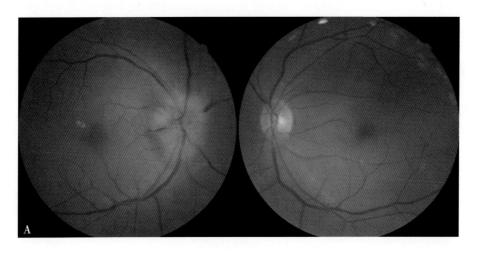

图 4-1-1(1)　NAION 患者眼底示右侧视盘水肿,充血、毛细血管扩张、盘周少量线状出血(A)

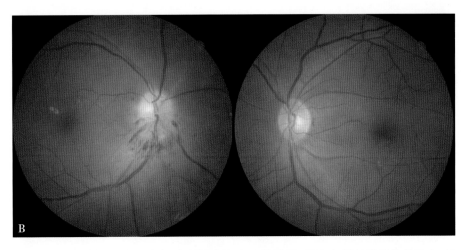

图 4-1-1(1)(续)　2 周后随访，右侧视盘上方水肿消退，下方盘周仍残留线状出血，呈"节段性"水肿（B）

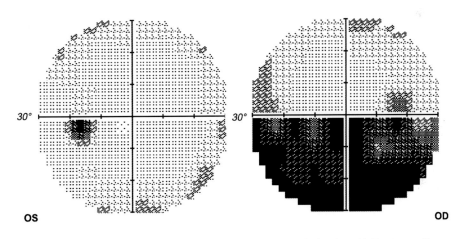

图 4-1-1(2)　NAION 患者 Humphrey 视野示右眼下方水平视野缺损，左眼正常

【病例 4-1-2】

男性，61 岁，左眼下方视物遮挡 2 周。既往高血压病。BCVA：右眼 0.4，左眼 1.0。眼底左侧视盘边界欠清、充血、水肿；右眼高危视盘［图 4-1-2(1)A］。Octopus 视野：左眼下方水平视野缺损［图 4-1-2(2)］。治疗 1 个月后随访，眼底左侧视盘水肿消退，视盘上方色淡［图 4-1-2(1)B］。

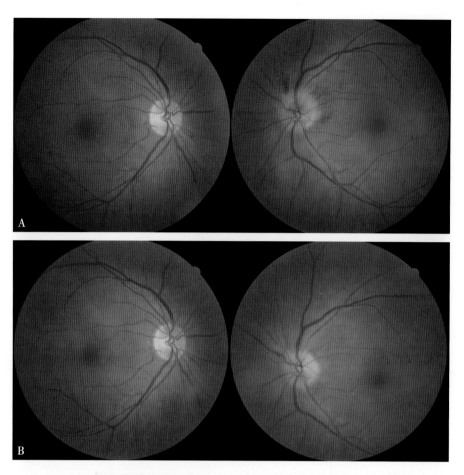

图 4-1-2(1) NAION 患者眼底示左侧视盘水肿、充血、盘周线状出血;右眼高危视盘(A);治疗 1 个月后随访,眼底左侧视盘水肿消退,视盘上方色淡(B)

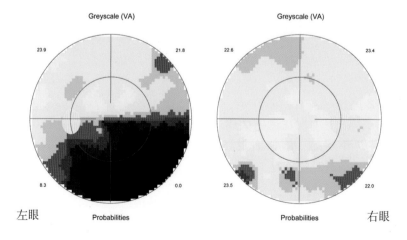

图 4-1-2(2) NAION 患者 Octopus 视野示左眼下方水平视野缺损

【病例 4-1-3】

男性,55 岁,双眼先后视力下降。1 年前左眼突发视物遮挡,眼底左侧视盘水肿、渗出,右眼 C/D 小于 0.1［图 4-1-3(1)A］,当地诊断为非动脉炎性前部缺血性视神经病。3 天前右眼视物模糊。两次发病均不伴头痛及转眼球疼痛。此次发病前有劳累病史。既往高血压、高血脂,鼾症,否糖尿病。神经眼科检查:神清,语利,查体合作。BCVA:右眼 0.3;左眼 0.6。色觉(Ishihara):右眼 3/8 色板;左眼 4/8 色板。双侧瞳孔等大等圆,对光反射灵敏,右眼 RAPD(+)。眼底:右侧视乳头边界模糊,水肿、下方血管线状出血。左视盘界清,色苍白［图 4-1-3(1)B］。Humphrey 视野:见图 4-1-3(2)。颅脑 MRI 示双侧视神经变细,信号无增强,半卵圆区脑白质散在点状脱髓鞘病灶［图 4-1-3(3)］。处理:泼尼松 40mg/d 口服,2 周后减停。期间密切观察血压及血糖变化。2 周后 BCVA:右眼 0.5;左眼 0.6。

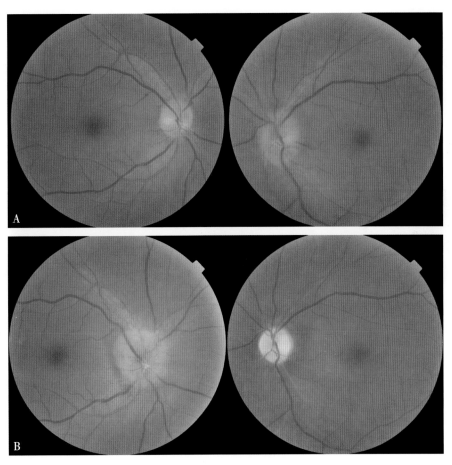

图 4-1-3(1) 双眼先后 NAION 患者左眼发病时眼底示左侧视乳头水肿,右侧高危视盘(A);右眼发病时眼底右侧视乳头水肿,左眼视盘苍白,萎缩(B)

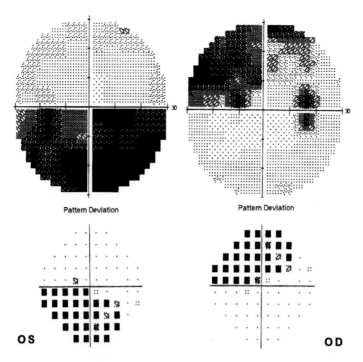

图 4-1-3(2) 双眼先后 NAION 患者 Humphrey 视野检查示右眼
上方水平缺损,左眼下方弓形视野缺损

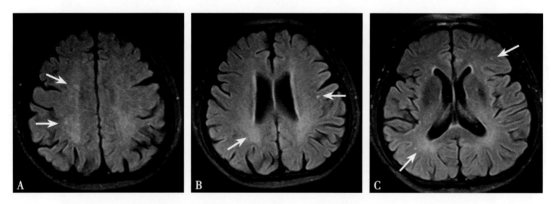

图 4-1-3(3) 双眼先后 NAION 患者颅脑 MRI 轴位 T2flair 示双侧大脑半卵圆区(A)、脑室旁(B、C)多发性
点状缺血性脱髓鞘改变(白箭头)

【病例 4-1-4 】

男性,61 岁,双眼先后视力下降 1 年余。左眼先发病,治疗后视力稳定。1 年后右眼出
现视力下降,视物遮挡。既往高血压、鼾症。BCVA:右眼 0.1,左眼 0.05。眼底 1 年前左眼发
病时:左眼视盘节段性水肿,盘周线状出血;右眼高危视盘(图 4-1-4A)。右眼发病时右侧视
盘水肿,下方出血;左侧视盘苍白萎缩(图 4-1-4B)。颅脑 MRI 未见占位,双侧视神经无强化。
给予活血化瘀、改善微循环治疗后 1 个月随访,右眼视盘出血明显吸收(图 4-1-4C);2 个月后
随访,眼底双侧视盘苍白、萎缩(图 4-1-4D)。

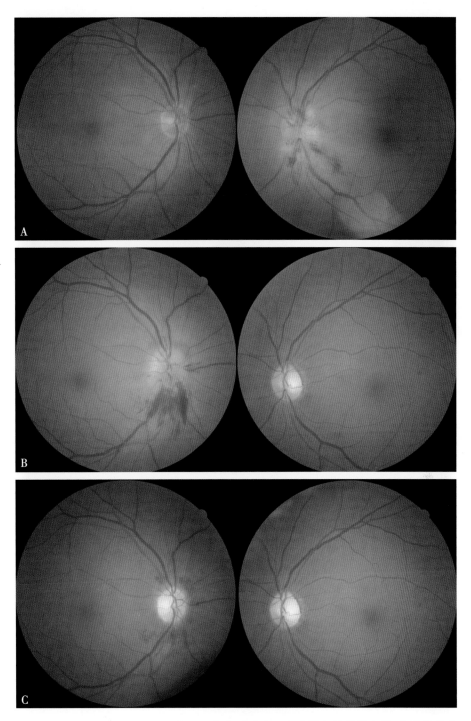

图 4-1-4　双眼先后 NAION 患者左眼发病时眼底示左眼视盘节段性水肿,盘周线状出血;右眼高危视盘(A);1 年后右眼发病时眼底示右侧视盘水肿,下方出血;左侧视盘苍白萎缩(B);治疗 1 个月后眼底右侧视盘出血基本消退(C)

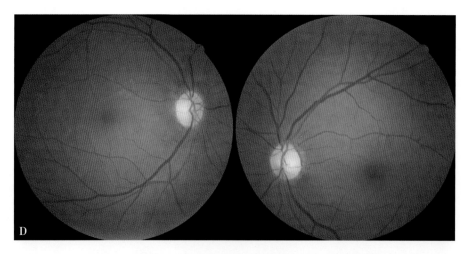

图 4-1-4(续)　2 个月后眼底示双侧视盘苍白、萎缩(D)

【病例 4-1-5】

男性,44 岁,左眼视物遮挡 3 个月,右眼视物遮挡 3 天来诊。3 个月前左眼发病时曾按照"视神经炎"给予大剂量甲泼尼龙冲击治疗。后血压、血糖增高,左眼视力无改善。神经眼科检查:神清,语利,查体合作。BCVA:双眼 0.4。瞳孔等大等圆,对光反射灵敏,RAPD（-）。眼底:右侧视乳头水肿、盘周线状出血;左眼视神经萎缩(图 4-1-5A)。诊断:NAZON。处理:解释,随访。3 周后复诊,双眼视力仍为 0.4,右眼视盘水肿明显减轻,但视盘周围仍有少量渗出(图 4-1-5B)。半年后复查,BCVA:双眼 0.6,眼底双侧视盘边界清,苍白萎缩(图 4-1-5C)。

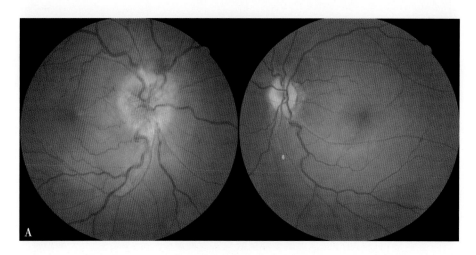

图 4-1-5　双眼先后 NAION 患者右眼发病时眼底示右侧视乳头水肿、盘周线状出血;左眼视神经萎缩(A)

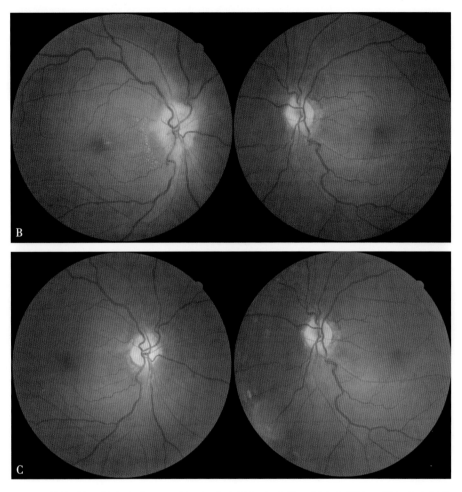

图 4-1-5(续)　按照缺血治疗 3 周后复诊,右眼视盘水肿明显减轻,但视盘周围仍有少量渗出(B);半年后复查,BCVA 双眼 0.6,眼底双侧视盘边界清,苍白萎缩(C)

【病例 4-1-6】

　　男性,38 岁,右眼视力下降 3 天。无眼痛及转眼痛。既往体健,否认高血压、糖尿病、鼾症。神经眼科检查:神清,语利,查体合作。BCVA:右眼 0.8;左眼 0.3。瞳孔等大,对光反射灵敏,左眼 RAPD(+)。眼底:双侧视盘边界欠清、右侧视乳头小、充血;左眼视盘节段性水肿[图 4-1-6(1)A]。Humphrey 视野:双眼向心性缩小[图 4-1-6(2)]。眼高频 B 超:双眼视盘区异常回声,钙化[图 4-1-6(3)]。眼眶 MRI:左侧视乳头水肿、点状强化,左侧视神经无强化[图 4-1-6(4)]。诊断:NAION(左眼);视盘玻璃疣(双眼)。处理:给予泼尼松 40mg/d 口服,2 周后减停。解释,随访。1 个月后随访,BCVA:右眼 0.8;左眼 0.6。左眼视盘水肿消退[图 4-1-6(1)B]。

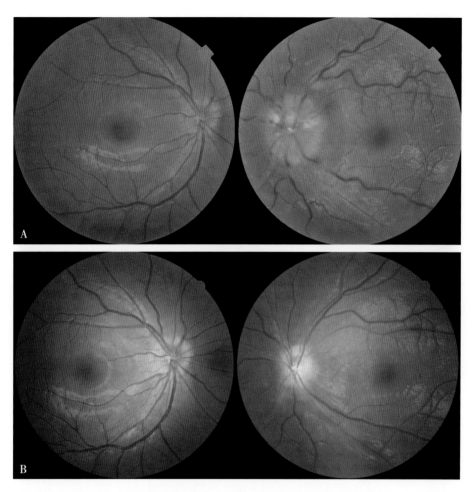

图 4-1-6(1)　NAION 合并视盘玻璃疣患者左眼发病时右侧视盘边界欠清、充血;左侧视盘水肿(A);治疗后 1 个月随访,左眼视盘水肿消退(B)

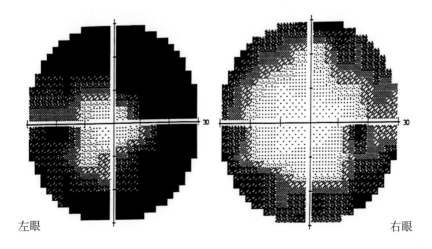

左眼　　　　　　　　　　　　　　右眼

图 4-1-6(2)　NAION 合并视盘玻璃疣患者 Humphrey 视野示双眼向心性缩小

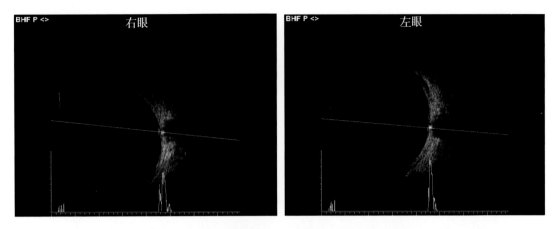

图 4-1-6(3)　NAION 合并视盘玻璃疣患者眼高频 B 超示双眼视盘区异常回声,钙化

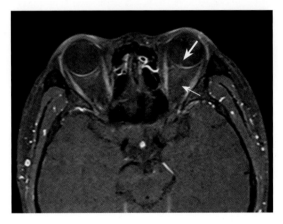

图 4-1-6(4)　NAION 合并视盘玻璃疣患者眼眶
MRI:左侧视乳头水肿、点状强化(粗白箭头),左侧视
神经无强化(细白箭头)

【病例 4-1-7】

男性,43 岁,右眼急性无痛性视力下降 2 周。发病前服用伟哥类壮阳药。神经眼科检查:神清,语利,查体合作。BCVA:右眼 0.2;左眼 1.0。双侧瞳孔等大等圆,对光反射灵敏,右眼 RAPD（+）。眼底:右侧视盘水肿,边界欠清。左眼高危视盘(图 4-1-7A)。处理:观察、随访。随访:1 个月后复查眼底右侧视盘水肿消退(图 4-1-7B)。

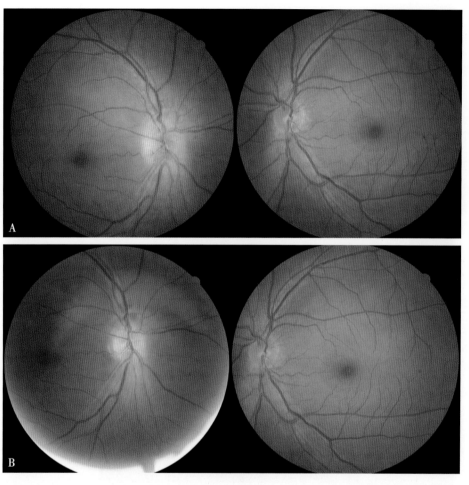

图 4-1-7　药物诱发 NAION 患者眼底示右侧视盘水肿,边界欠清;左眼高危视盘(A);1 个月后复查眼底右侧视盘水肿消退(B)

【病例 4-1-8】

男性,36 岁,右眼下方视物遮挡 2 周。病前大量饮酒及服用感冒药泰诺。否认高血压及糖尿病。BCVA:双眼 1.0。眼底:右侧视盘水肿,上方苍白,下方充血、毛细血管扩张,视盘周围视网膜水肿[图 4-1-8(1) A]。4 周后复查右眼水肿减轻,盘周出血及视网膜水肿消退,视盘上方苍白,下方色红[图 4-1-8(1) B]。Humphrey 视野:右眼下方水平视野缺损[图 4-1-8(2)A]。1 年后左眼下方再次出现视物遮挡,眼底左侧视盘水肿,右侧苍白萎缩[图 4-1-8(1) C]。Humphrey 视野:双眼下方视野缺损[图 4-1-8(2)B]。

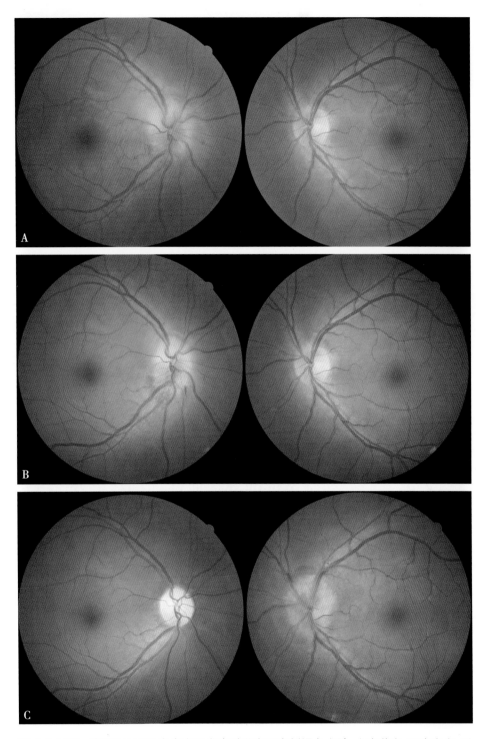

图 4-1-8(1) 青年 NAION 患者右眼发病时眼底示右侧视盘水肿,上方苍白,下方充血、毛
细血管扩张,视盘周围视网膜水肿(A);4 周后复查右眼水肿减轻,盘周出血及视网膜水肿
消退,视盘上方苍白,下方色红(B);1 年后左眼下方再次出现视物遮挡,眼底左侧视盘水肿,
右侧苍白萎缩(C)

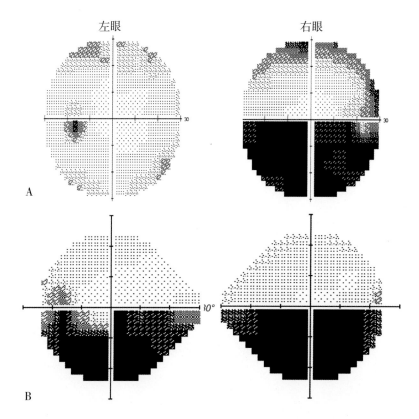

图 4-1-8（2）　青年 NAION 患者右眼发病时 Humphrey 视野示右眼下方水平视
野缺损（A）；1 年后左眼发病时视野示双眼下方视野缺损（B）

第二节　动脉炎性前部缺血性视神经病变

【概述】

动脉炎性前部缺血性视神经病变（arteritic anterior ischemic optic neuropathy，AAION）在西方白种人中最常见的病因是巨细胞动脉炎（GCA），也称为颞动脉炎。GCA 平均发病年龄较 NAION 高龄，大于 70 岁患者常见。GCA 累及睫状后动脉动脉导致的前部视神经缺血只是其诸多系统性损害的表现之一，后部视神经、视网膜、脉络膜、眼肌、脑血管、心血管均可显示不同程度的缺血表现。由于 GCA 的预后极为凶险，因此需要警惕并提高该病的临床辨识度。

【临床特征】

高龄，年龄大于 50 岁的白种人，GCA 是必须的鉴别诊断。患者出现急骤、严重视力丧失，伴头痛、头皮触痛、下颌跛行（长时间咀嚼后，咬肌无力）。如果病前存在视网膜 TIA、复视，强烈提示 GCA 而非 NAION。血沉：超过 95% 的 GCA 患者血沉增高。但增高程度并不表明疾病发展。如果临床表现高度怀疑 GCA，但血沉正常，需进行颞动脉活检确诊。C 反应蛋白（C-reactive protein，CRP）较 ESR 更具敏感性。如果血沉与 CRP 均增高，诊断 GCA 敏感度更高。颞浅动脉活检：是诊断 GCA 的金标准。活检的阳性率与取材侧别、范围、激素的使用有关。但原则上不应等待活检结果而延误激素使用。FFA：对诊断 GCA 意义重大。脉络膜血管片状充盈缺失或延迟，与 NAION 视盘强荧光不同[7]。

国内 GCA 发病少见，部分原因出于颞动脉活检率低。国内常见一些结缔组织病，如系统性红斑狼疮、Takayasu 大动脉炎、结节性多动脉炎、ANCA 相关血管炎以及白塞病等合并血管病变而导致的 AION，我们也将其归为 AAION 的范畴。

【治疗】

GCA 是神经眼科急症，快速完善血液学检查后尽早给予大剂量激素治疗可以挽救视力、防止另眼发病。小剂量阿司匹林可以降低巨细胞动脉炎患者失明和脑卒中风险。巨细胞动脉炎的治疗有赖于长期激素使用。其他类型的 AAION 需要依病因与风湿科专家联合诊治。

【病例 4-2-1】

男性，77 岁，双眼急骤失明 2 天，伴头痛、右侧肩关节疼痛。否认体重减轻，近期明显乏力，关节不适。查体：双眼 NLP，双侧瞳孔扩大，约 7mm，对光反射消失。眼底：双侧视盘水肿、棉绒斑渗出，呈白垩样外观，视网膜脉络膜萎缩、变薄，视网膜血管纤细［图 4-2-1(1) A］。

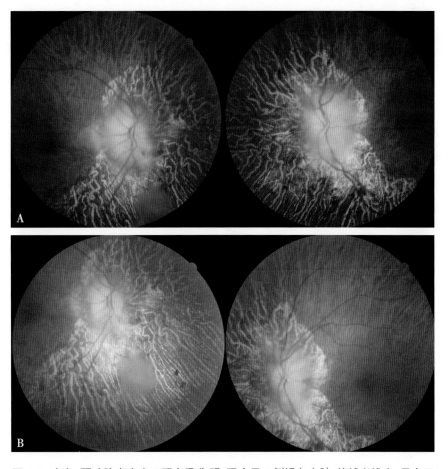

图 4-2-1(1)　颞动脉炎患者双眼急骤失明，眼底示双侧视盘水肿、棉绒斑渗出，呈白垩样外观，视网膜脉络膜萎缩、变薄，视网膜血管纤细（A）；激素冲击治疗后双眼视力仍无光感，眼底示双侧视盘水肿略消退（B）

血沉 105mm/h，CRP 30mg/L。右侧颞浅动脉触痛，呈条索状。眼部血管多普勒超声示：双眼睫状后动脉未见血流信号；双眼视网膜中央动脉、眼动脉血流速度降低［图 4-2-1（2）］。颅脑 MRI 未见明显占位及急性梗死病灶。眼眶 MRI：双侧视神经信号增粗、右侧视神经鞘膜明显强化［图 4-2-1（3）］。脑血管 DSA：双侧颈内动脉及椎动脉未见异常。右侧颞动脉活检示：动脉内膜增厚、管腔狭窄、管壁内可见炎症细胞浸润，可见巨细胞［图 4-2-1（4）］。诊断：颞动脉炎，动脉炎性前部缺血性视神经病变（双眼），视网膜色素变性。给予甲泼尼龙 500mg 冲击治疗 5 天，双眼视力仍无光感，眼底视盘水肿略消退［图 4-2-1（1）B］。

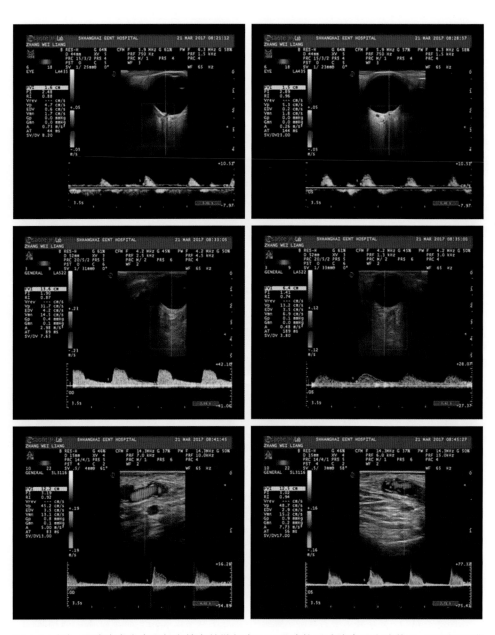

图 4-2-1（2） 颞动脉炎患者眼部血管多普勒超声示双眼睫状后动脉未见血流信号；双眼视网膜中央动脉、眼动脉血流速度降低

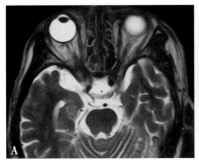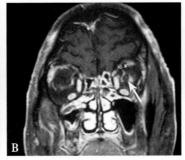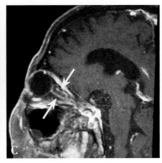

图 4-2-1(3)　颞动脉炎患者眼眶 MRI

A:轴位 T_2 Flair 双侧视神增粗;B:左侧视神经鞘膜强化(白箭头);C:矢状位

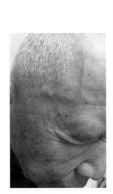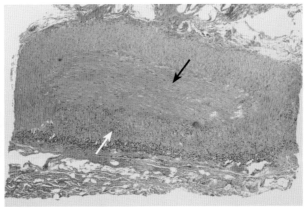

图 4-2-1(4)　颞动脉炎患者右侧颞动脉活检 HE 染色见血管闭塞(黑箭头),内膜增厚,动脉内膜内炎性细胞浸润(白箭头)

【病例 4-2-2】

男性,71 岁,退休工人。右眼视力骤降 5 天,伴头痛。病前 2 周右眼多次短暂性黑矇发作。近半年明显消瘦、乏力,偶有低热。既往左眼视力下降 5 年,病因不详。否认高血压、糖尿病。神经眼科检查:神清,语利,查体合作。BCVA:右眼 NLP;左眼 0.05。右眼 RAPD(+)。眼底:右眼视盘水肿、表面白色渗出物覆盖,呈白垩样;右眼后极部视网膜渗出、黄斑病变;左眼视盘苍白、萎缩、动脉纤细[图 4-2-2(1) A]。血液血检查:WBC:6.85×10^9/L,N:82.5%↑,RBC:3.21×10^{12}/L,Hb:84g/L↓(正常 120~160g/L),ESR:69mm/h(正常 0~15mm/h),CRP:129.5mg/L(正常 0~3mg/L)。ANA(−)、ENA(−)、ANCA(−)。视网膜 OCT:右眼经视盘扫描见视网膜内层肿胀;盘周渗出物;右眼黄斑病变[图 4-2-2(2)]。眼部血管彩色多普勒超声:双眼球后各主要血管血流信号均微弱难寻,右眼为甚[图 4-2-2(3)]。FFA:双眼脉络膜动脉充盈迟缓,右眼视盘中晚期荧光渗漏。颅脑及眼眶 MRI:右侧视乳头水肿、点状强化;眶内段视神经信号未见增强。脑实质内未见占位病灶[图 4-2-2(4)]。初步诊断:前部缺血性视神经病变;巨细胞动脉炎。处理:静脉甲泼尼龙 500mg/d 冲击治疗 5 天;随后泼尼松 50mg/d,晨顿服。风湿免疫科会诊。随访:2 周后复诊,BCVA:右眼 HM;左眼 0.1。眼底右侧视盘水肿、渗出较前消退[图 4-2-2(1)B]。半年后复查:全身消瘦及乏力症状明显改善,BCVA:右眼 CF;左眼 0.1。目前泼尼松 10mg/d,甲氨蝶呤 10mg/ 周。

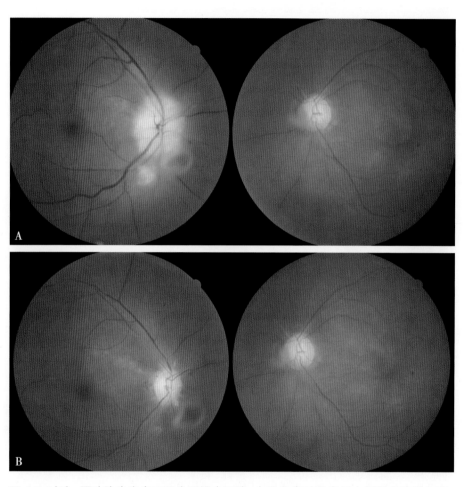

图 4-2-2(1) 颞动脉炎患者双眼先后视力下降,右眼发病时眼底示右侧视盘边界欠清、表面覆盖棉绒斑,盘周及视网膜、黄斑渗出,血管细;左眼视盘苍白,血管细(A);治疗 2 周后右眼视盘水肿消退(B)

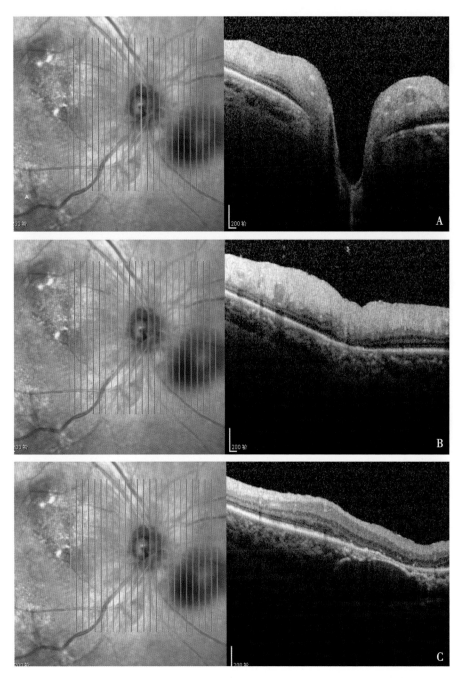

图 4-2-2(2)　颞动脉炎患者经右眼视盘 OCT 扫描

A:视盘水肿、神经纤维层肿胀;B:经视盘扫描见视网膜内层明显肿胀;C:经黄斑扫描见陈旧性黄斑病变

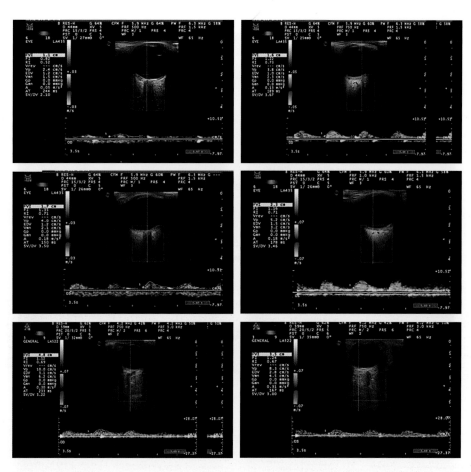

图 4-2-2(3) 颞动脉炎患者眼后各主要血管：睫状后动脉、视网膜中央动脉及眼动脉血流微弱，以右眼严重

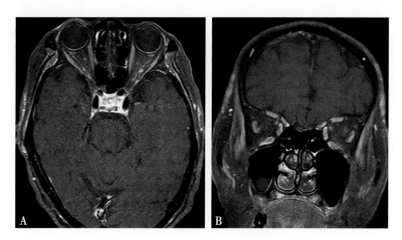

图 4-2-2(4) 颞动脉炎患者眼眶 MRI

A：轴位 T1 增强示右侧视神经眶内段信号未见增强；B：冠状位双侧视神经信号无明显强化

【**病例 4-2-3**】

男性,72 岁,左眼急性无痛性视力下降 2 个月,右眼视力下降 1 周来诊。近期出现双下肢麻木、刺痛、皮肤网状青斑。2 个月前左眼发病时眼底左眼视盘水肿[图 4-2-3(1)A],诊断为"NAION",给予泼尼松 40mg 口服,持续 1 周后减停。既往高血压、脑梗死,鼾症病史。神经眼科检查:神清,语利,查体合作。BCVA:右眼 1.0;左眼 0.2。双侧瞳孔等大等圆,对光反射灵敏,左眼 RAPD(+)。眼底:左眼视盘边界清晰,苍白,血管白鞘形成。右眼视盘水肿,线状出血。黄斑及周边视网膜轻度色素上皮样改变[图 4-2-3(1)B]。Humphrey 视野:右眼下方水平视野缺损;左眼弥漫性视野缺损,以下方为著[图 4-2-3(2)]。血液学检查:血沉 65mm/h(正常 0~15mm/h),血糖正常。ANA、dsDNA、SSA、SSB、肿瘤 C5 检查未见异常。处理:风湿免疫科会诊确诊为结节性多动脉炎。予以大剂量激素冲击治疗,随后口服泼尼松联合甲氨蝶呤。预后:2 周后随访,视力同前,眼底见图 4-2-3(1)C。未出现其他系统血管炎病变。

图 4-2-3(1) 结节性多动脉炎患者双眼先后视力下降,左眼视力下降 1 个月时眼底示左眼视盘边界欠清,色淡,右眼正常(A);右眼发病时眼底示右眼视盘充血、水肿(B);1 个月后眼底右眼视盘水肿消退,左眼视盘苍白(C)

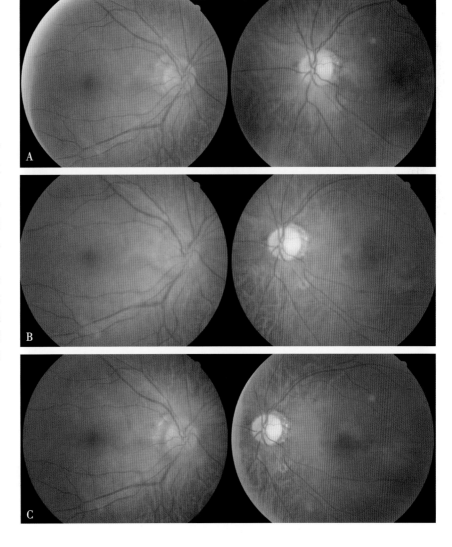

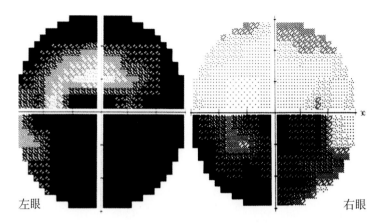

图 4-2-3(2)　结节性多动脉炎患者 Humphrey 视野检查示右眼下半水平视野缺损;左眼弥漫性视野缺损,以下方为著

【病例 4-2-4】

男性,40 岁,右眼突然失明 6 个月,左眼反复视物模糊 3 个月来诊。右眼发病时就诊记录:视力:右眼无光感,左眼 1.0;右视网膜后极部水肿,黄斑樱桃红,伴视盘水肿,左眼底正常[图 4-2-4(1)]。FFA 检查示右眼视网膜动脉充盈明显延迟[图 4-2-4(2)]。诊断为"右视网膜中央动脉阻塞"。治疗后右眼视力仍为无光感,给予阿司匹林抗血小板预防治疗。3 个月后晨起发现左眼视物模糊再次来诊。BCVA:右眼 NLP;左眼 0.01。双侧瞳孔等大等圆,右眼直接对光反射消失,间接对光反射存在;右眼 RAPD(+)。眼底:右侧视盘苍白、萎缩,动脉白鞘形成,视网膜血管纤细;左侧视盘水肿,边界不清[图 4-2-4(3)]。初步诊断:NAION(左眼),陈旧性 CRAO(右眼)。处理:泼尼松 30mg/d 口服,共 2 周,辅助改善血液循环类药物。预后:1 个月后随访,BCVA:右眼 NLP;左眼 0.5。眼底检查左眼视盘水肿明显消退[图 4-2-4(4)]。但 2 个月后,左眼再次出现无痛性视力下降,眼底检查左视盘再次出现水肿[图 4-2-4(5)]。追问病史,患者反复口腔溃疡 5 年,此次伴唇及舌溃疡[图 4-2-4(6)]。修正诊断:白塞病,血管炎。处理:给予甲泼尼龙 1g 静脉冲击治疗后加用环孢素口服。左眼视力恢复至 0.5,眼底左视盘水肿消退。

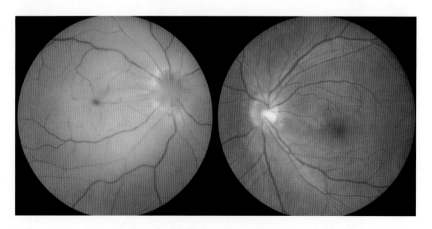

图 4-2-4(1)　白塞病血管炎患者右眼急性视力下降,眼底示右眼视盘水肿、充血,后极部视网膜颜色苍白,黄斑区樱桃红点;左眼视盘形态正常

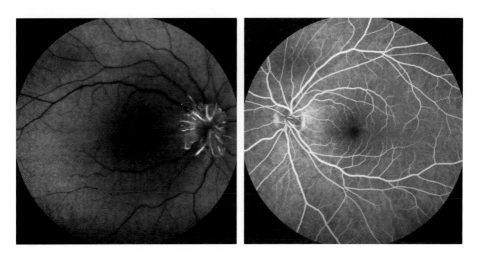

图 4-2-4(2) 白塞病血管炎患者眼底血管荧光造影显示右眼动脉充盈时间明显延迟,左眼正常

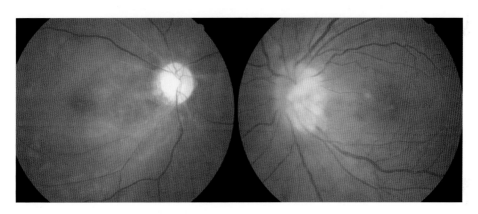

图 4-2-4(3) 白塞病血管炎患者右眼发病后 3 个月,左眼视力下降,眼底示右侧视盘萎缩、苍白、视网膜血管变细、白鞘;左眼视盘水肿

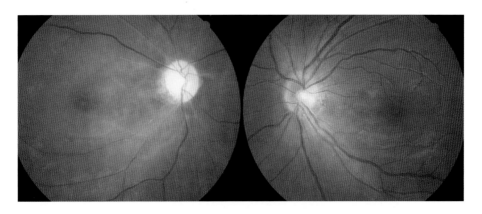

图 4-2-4(4) 白塞病血管炎患者治疗后左眼视盘水肿明显消退

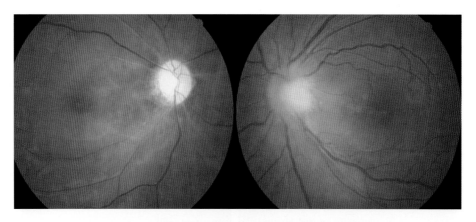

图 4-2-4(5) 白塞病血管炎患者 3 个月后左眼再次出现视盘水肿

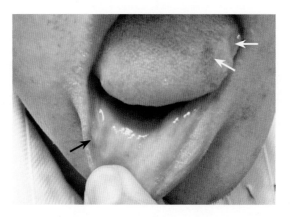

图 4-2-4(6) 白塞病血管炎患者下唇黏膜(黑箭头)
及舌部(白箭头)出现的溃疡

【病例 4-2-5】

女性,23 岁,会计,右眼急性视力下降 4 个月。当地医院按照"视神经炎"予以甲泼尼龙 1g/d 冲击治疗后右眼视力无改善。就诊时记录右侧视盘水肿。既往体健,偶有双眼前一过性黑矇发作。BCVA:右眼 0.05;左眼 0.8。双侧瞳孔等大等圆,约 5mm,对光反射迟钝。右 RAPD(+)。眼底:右眼视盘苍白、萎缩;左眼视盘充血、色红,边界不清[图 4-2-5(1)]。双侧上肢血压测不出。双侧颈动脉听诊区吹风样杂音。血液学检查:血常规、肝功能、肾功能正常。ESR:3mm/h(0~20mm/h)。Humphrey 视野检查:右眼弥漫性视野缺损;左眼基本正常[图 4-2-5(2)]。视网膜 OCT:左眼视网膜内层神经纤维层明显萎缩[图 4-2-5(3)]。FFA:右眼脉络膜充盈时间延迟;左眼晚期荧光渗漏[图 4-2-5(4)]。心脏及主动脉血管 DSA:降主动脉、头臂干、双侧颈总动脉及锁骨下动脉多发管腔中-重度狭窄闭塞[图 4-2-5(5)]。最后诊断:Takayasu 大动脉炎;前部缺血性视神经病变(双眼)。处理:双侧颈内动脉球囊扩张;双侧锁骨下动脉球囊扩张。预后:术后双眼一过性黑矇消失,左眼视力改善。半年后随访,BCVA:右眼 0.1;左眼 1.0。眼底检查示左眼视盘水肿消退[图 4-2-5(6)]。

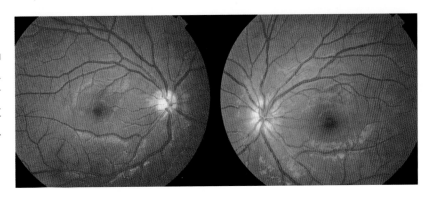

图 4-2-5(1)　Takayasu 大动脉炎患者右眼急性视力下降,眼底示右眼视盘苍白、萎缩;左眼视盘充血、色红,边界不清

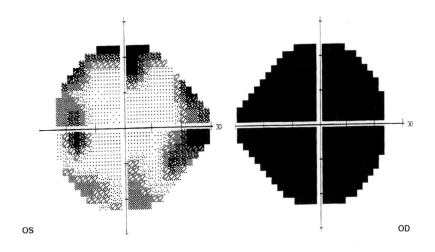

图 4-2-5(2)　Takayasu 大动脉炎患者 Humphrey 视野检查示右眼弥漫性视野缺损;左眼基本正常

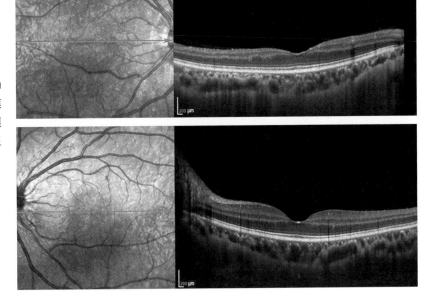

图 4-2-5(3)　Takayasu 大动脉炎患者视网膜 OCT 示左眼视网膜内层神经纤维层明显萎缩

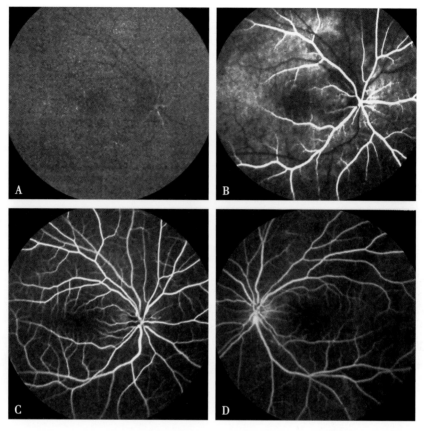

图 4-2-5(4)　Takayasu 大动脉炎患者眼底荧光血管造影：右眼脉络膜充盈时间延迟（A~C）；左眼晚期荧光渗漏（D）

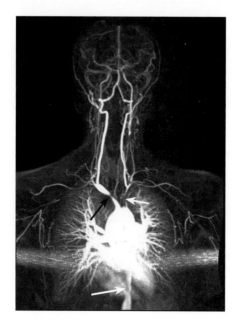

图 4-2-5(5)　Takayasu 大动脉炎患者心脏及主动脉血管 MRA 示降主动脉（长白箭头）、头臂干（黑箭头）、双侧颈总动脉（短白箭头）及锁骨下动脉多发管腔中 - 重度狭窄闭塞

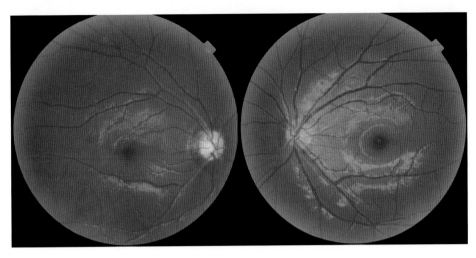

图 4-2-5(6)　Takayasu 大动脉炎患者颈动脉支架植入后眼底示左眼视盘水肿消退

第三节　高血压视乳头病变

【概述】

高血压视乳头病变(hypertension papilledema)的视盘水肿虽然与 AION 发病机制有所不同,但高血压、糖尿病确实为 NAION 的危险因素之一。在血压控制不佳的患者,视盘水肿与前部缺血可同时存在,在本节中一并说明。

【临床特征】

患者多主诉双眼症状,部分患者主诉双眼先后视物模糊。视力及视野较严重水肿的视盘,视功能尚好。眼底检查视网膜棉绒斑比较有特征性。视野多为向心性或生理盲点扩大。双侧视盘水肿患者就诊时均需要测量血压。

【病例 4-3-1】

女性,44 岁,主诉双眼视物模糊半年,否头痛、搏动性耳鸣及体位性黑蒙。无肢体功能障碍。神经眼科检查:神清,语利,查体合作。BCVA:右眼 0.6;左眼 0.8。双侧瞳孔等大等圆,对光反射灵敏,RAPD(−)。眼底:双侧视盘隆起,边界模糊,线状出血,后极部视网膜棉绒斑[图 4-3-1(1)]。测血压 220/130mmHg。Humphrey 视野:左眼生理盲点略扩大,右眼正常[图 4-3-1(2)]。处理:转诊心血管科积极控制血压,后确诊为嗜铬细胞瘤,外科手术治疗。

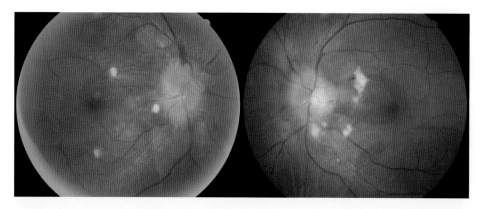

图 4-3-1（1）　高血压患者眼底示双侧视盘边界不清、水肿,右眼盘周线状出血,双眼视网膜棉绒斑

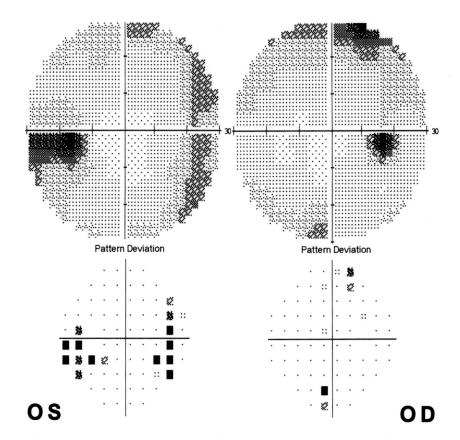

图 4-3-1（2）　高血压患者 Humphrey 视野显示左眼生理盲点扩大,右眼基本正常

【病例 4-3-2】

女性,42 岁,主诉左眼视物模糊 1 个月,右眼视物模糊 1 周。不伴有眼痛及头痛。半年前确诊为高血压病,收缩压最高达 200mmHg。BCVA:右眼 0.5;左眼 0.8。色觉检查(Ishihara):右眼 6/8 色板;左眼 8/8 色板。双侧瞳孔等大等圆,对光反射灵敏,右眼 RAPD(+)。眼底:右眼视盘高度水肿,隆起,充血,盘周出血;左眼视盘边界模糊、色苍白,盘周陈旧性出血,视网膜动脉变细(图 4-3-2A)。测血压:177/95mmHg。处理:联合心血管科积极控制血压,给予改善微循环药物。1 个月后复查,BCVA:右眼 0.9;左眼 0.7。眼底:右盘视盘水肿明显消退(图 4-3-2B)。

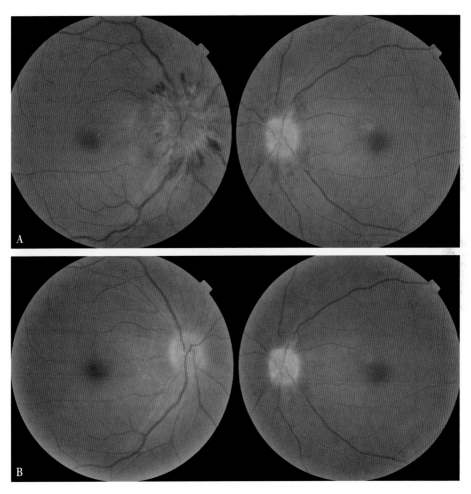

图 4-3-2　高血压患者眼底示右眼视盘高度水肿,隆起,充血,盘周出血;左眼视神经色苍白,周围陈旧性出血,动脉变细(A);积极控制血压后 1 个月复查,眼右侧视盘水肿明显消退(B)

【病例 4-3-3】

男性,35 岁,双眼视物模糊。既往体健,家族中高血压病史。BCVA:右眼 0.8;左眼 1.0。双侧瞳孔等大等圆,对光反射灵敏,RAPD(−)。眼底:双侧视盘边界模糊、出血;右眼黄斑渗出(图 4-3-3)。测血压 180/120mmHg。处理:心血管科积极控制血压,给予改善微循环药物。

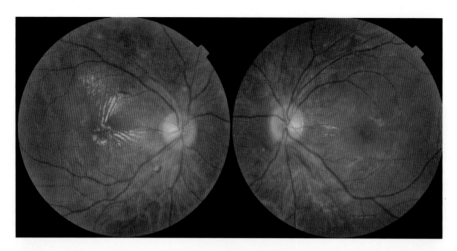

图 4-3-3　高血压患者眼底示右眼视盘边界清,下方血管线状出血,黄斑星芒状渗出;左眼视盘下方出血

【病例 4-3-4】

男性,46 岁,右眼下方遮挡 5 天。否头痛、眼球转动痛。既往体健。BCVA:双眼 1.0。RAPD(−)。眼底:双侧视盘边界欠清、视盘表面毛细血管充血;左眼后极部视网膜少量渗出[图 4-3-4(1)A]。Humphrey 视野:右眼下方弓形视野缺损,左眼正常[图 4-3-4(2)]。测血压 210/120mmHg。处理:积极控制血压,内科排除继发性高血压因素。3 个月后随访时眼底双侧视盘水肿消退[4-3-4(1)B]。

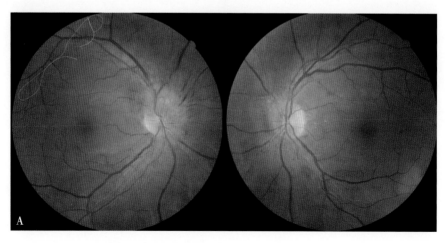

图 4-3-4(1)　高血压患者眼底双侧视盘边界欠清,右眼视盘表面毛细血管充血、盘周少量出血;左眼后极部视网膜少量渗出(A)

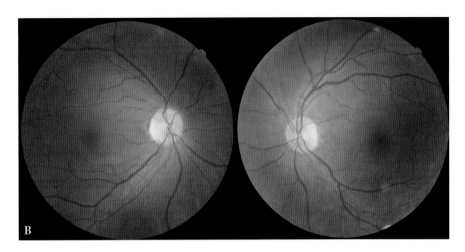

图 4-3-4(1)(续)　3 个月后复诊,双侧视盘水肿消退(B)

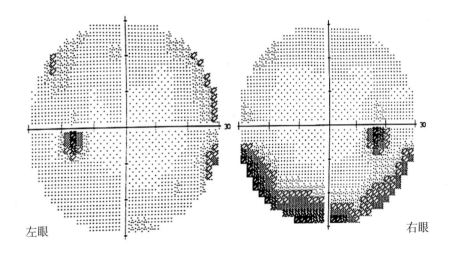

左眼　　　　　　　　　　　右眼

图 4-3-4(2)　高血压患者 Humphrey 视野:右眼下方弓形视野缺损,左眼正常

第四节　糖尿病视乳头病变

【临床特征】

　　糖尿病视乳头病变(diabetic papillopathy)可以发生在老年人,表现为典型的前部缺血病变,也可出现在青年 1 型糖尿病患者。这种一过性或反复的视乳头水肿通常累及双眼,视力损害相对较轻,眼底改变为视盘不同程度水肿、血管扩张迂曲,水肿可以扩展至黄斑。视野多为水平或弓形缺损,与 NAION 类似。该病可自愈。发病机制不明,但确与视盘血供异常和轴浆运输障碍有关。Slagle 等[8]将糖尿病性视乳头病变与前部缺血性视神经病变进行了比较。笔者认为,前者的病变部位更靠近视盘表面的毛细血管而非视神经头部,故视功能保存较好,且可逆。但糖尿病无疑是 NAION 的血管病风险因素之一。

【病例 4-4-1】

女性,58 岁,突发右眼视物模糊 1 个月,左眼类似症状 10 天。1 个月前就诊时病史记录"右眼视乳头水肿、线状出血,左眼轻度水肿"。颅脑 CT 未见占位。按"视神经炎"治疗,无效。病程中无头痛及转眼痛。无耳鸣、一过性黑矇及肢体功能障碍。既往高血压,糖尿病史。BCVA:右眼 0.4;左眼 0.2。双侧瞳孔等大等圆,对光反射灵敏,左眼 RAPD(+)。眼底左眼视盘水肿、隆起、线状出血、静脉迂曲;右眼视盘边界可,上方遗留火焰状出血(图 4-4-1A)。测血压:125/80mmHg。糖化血红蛋白 8%(正常 4.1%~6%)。颅脑 MRI:双侧视神经信号未见异常,双侧半卵圆区缺血脱髓鞘改变。处理:控制血糖,改善微循环。预后:20 天后复诊,BCVA:右眼 0.4;左眼 1.0。左眼视盘水肿消退(图 4-4-1B)。

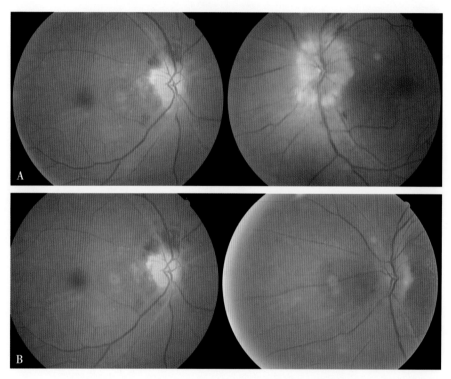

图 4-4-1 糖尿病患者眼底示左眼视盘水肿、隆起、线状出血、静脉迂曲;右眼视盘边界可,上方遗留火焰状出血(A);治疗 20 天后左眼视乳头水肿消退(B)

【病例 4-4-2】

男性,55 岁,左眼反复视物模糊半年。右眼曾因糖尿病视网膜病变行激光治疗。BCVA:右眼 1.2;左眼 1.0。双侧瞳孔等大等圆,对光反射灵敏,左眼 RAPD 可疑阳性。眼底见图 4-4-2。测血压:120/85mmHg。糖化血红蛋白 7.3%(正常 4.1%~6%)。颅脑 MRI:未见占位压迫。处理:控制血糖,改善微循环。

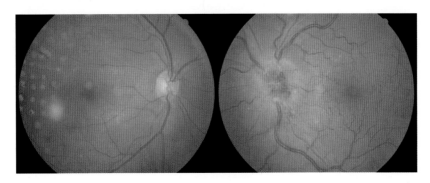

图 4-4-2　糖尿病患者眼底示左侧视盘水肿、隆起,表面新生毛细血管网,后极部微血管瘤

【病例 4-4-3】

男性,45 岁,双眼飘黑影 1 周。近期因体重明显减轻诊断为 1 型糖尿病,注射胰岛素。BCVA:双眼 0.8。双侧瞳孔等大等圆,对光反射灵敏,RAPD(−)。眼底:双侧视盘水肿、盘周及视网膜大片出血、渗出(图 4-4-3A)。空腹血糖:11.2mmol/L。处理:积极控制血糖,辅以改善微循环药物。2 周后复查,眼底出血较前好转(图 4-4-3B)。

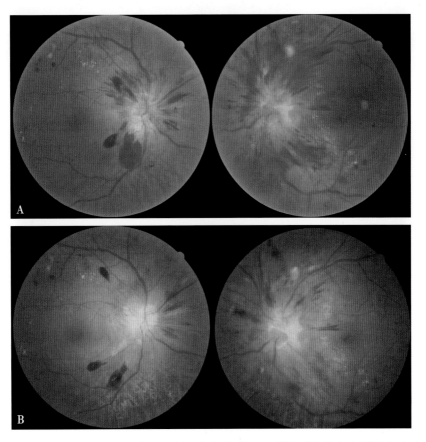

图 4-4-3　糖尿病患者眼底示双侧视盘水肿、盘周及视网膜大片出血、渗出(A);治疗 2 周后好转(B)

【病例 4-4-4】

女性,54 岁,右眼视力下降 2 个月。近期乏力。否认糖尿病史。BCVA:右眼 0.02,左眼 0.7。眼底:右眼视盘水肿、边界欠清、盘周渗出[图 4-4-4(1) A]。Octopus 视野:右眼下方弓形视野缺损[图 4-4-4(2)]。查空腹血糖:14.5mmol/L,糖化血红蛋白 10.9%,尿酮体 ++。对症治疗后右眼视力 0.2,视盘水肿明显消退,残留视神经萎缩[图 4-4-4(1) B]。

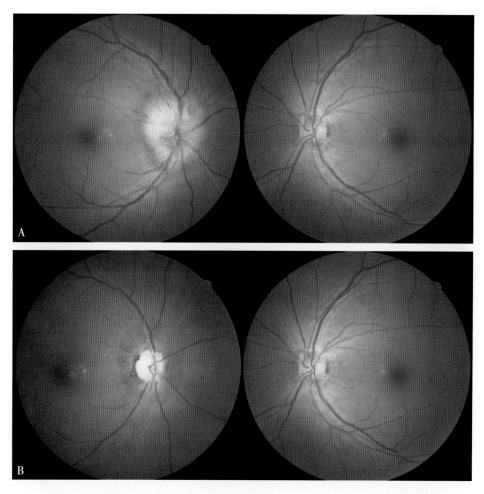

图 4-4-4(1)　糖尿病患者眼底示右侧视盘水肿、边界欠清、盘周渗出(A);对症治疗后视盘水肿明显消退,残留视神经萎缩(B)

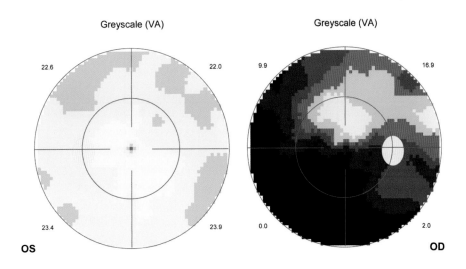

图 4-4-4(2) 糖尿病患者 Octopus 视野示右眼下方弓形视野缺损

【病例 4-4-5】

男性,60岁,双眼视物模糊2周。既往2型糖尿病,服用药物。血糖控制欠佳。BCVA:右眼0.8;左眼0.6。双侧瞳孔等大等圆,对光反射灵敏,左眼RAPD(+)。眼底:双侧视盘水肿、出血、渗出[图4-4-5(1)]。Humphrey视野:左眼下方弓形视野缺损;右眼基本正常[图4-4-5(2)]。测血压:125/80mmHg。糖化血红蛋7.8%(正常4.1%~6%)。颅脑MRI:双侧视神经信号未见异常,双侧半卵圆区缺血脱髓鞘改变。处理:内分泌科积极控制血糖,改善微循环。

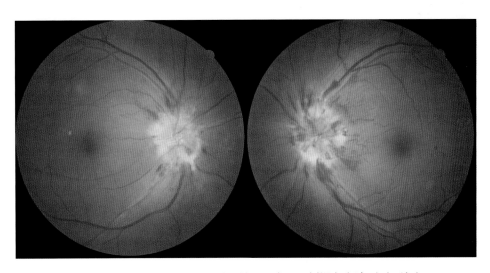

图 4-4-5(1) 糖尿病患者双眼视物模糊,眼底示双侧视盘水肿、出血、渗出

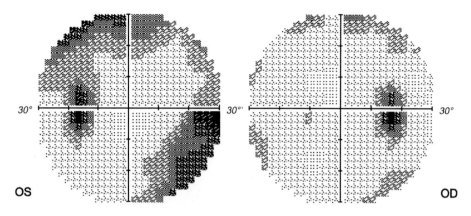

图 4-4-5（2）　糖尿病患者 Humphrey 视野示左眼下方弓形视野缺损；右眼基本正常

参考文献

1. Miller NR, Arnold AC. Current concepts in the diagnosis, pathogenesis and management of nonarteritic anterior ischaemic optic neuropathy. Eye(Lond), 2015, 29(1): 65-79.

2. Johnson LN, Arnold AC. Incidence of nonarteritic and arteritic anterior ischemic optic neuropathy. Population-based study in the state of Missouri and Los Angeles County, California. J Neuroophthalmol, 1994, 14(1): 38-44.

3. Hayreh SS, Zimmerman MB. Non-arteritic anterior ischemic optic neuropathy: role of systemic corticosteroid therapy. Graefes Arch Clin Exp Ophthalmol, 2008, 246(7): 1029-1046.

4. Luneau K, Newman NJ, Biousse V. Ischemic optic neuropathies. Neurologist, 2008, 14(6): 341-354.

5. 田国红. 非动脉炎性前部缺血性视神经病的临床诊疗. 中国眼耳鼻喉科杂志, 2016, 16(5): 372-375.

6. 中华医学会眼科学分会神经眼科学组. 我国非动脉炎性前部缺血性视神经病变诊断和治疗专家共识(2015 年). 中华眼科杂志, 2015, 51(5): 323-326.

7. Waqar S, Salman R, Sleep T. Ophthalmic manifestations of giant cell arteritis. Br J Hosp Med(Lond), 2011, 72(1): 26-30.

8. Slagle WS, Musick AN, Eckermann DR. Diabetic papillopathy and its relation to optic nerve ischemia. Optom Vis Sci, 2009, 86(4): e395-403.

第五章

压迫性视神经病变

【概述】

压迫性视神经病变（compression optic neuropathy）是一类发生于视通路行径过程中肿瘤或其他占位而导致的视神经功能障碍。临床起病隐袭，表现视力进行性下降、色觉障碍及视野缺损。根据压迫部位临床可分为前部压迫性视神经病变，指靠近视盘部位病变导致视盘水肿；后部压迫病变，以视神经萎缩为特征。影像学检查可以很大程度帮助定位、定性诊断。及时确诊视神经压迫可以尽早采取相应的措施，最大限度保留患者的视功能，减少误诊及激素类药物的过度使用[1]。

第一节　眼眶内压迫

【概述】

眼眶内占位性病变由于靠近视神经筛板部位常导致视乳头水肿。这类病变包括海绵状血管瘤、神经鞘瘤、错构瘤、脑膜瘤及恶性程度较高的淋巴瘤、肉瘤、多发性骨髓瘤等。本节重点展示除转移瘤外的一些常见导致视神经压迫的占位。

【临床特征】

前部压迫性患者常伴有视乳头水肿、隆起；后部压迫性者早期视盘形态正常，晚期出现视神经萎缩。临床诊疗过程中前部压迫容易误诊为"视神经炎""缺血性视神经病"；而后部压迫容易漏诊，患者常被冠以"不明原因的视力下降"。视敏度：患者的视力可能在相当长的一段时间内正常，或仅有视野的向心性缩小，弥漫性异常。借助 OCT 检查可以发现眼底视盘萎缩情况，同时可以用来随访病前进展。

甲状腺相关眼病眶内肥厚的肌肉也可成视神经受压。由于海绵窦段颈内动脉靠近眶尖部位，动脉瘤及动脉膨隆可对视神经造成压迫。

计算机断层扫描（CT）和磁共振成像（MRI）对于眼眶和颅内视神经压迫性病变的确诊具有决定性的意义。CT 对于骨质结构的完整性、钙化及金属异物的诊断方面虽然优于MRI，但 MRI 在界定炎症范围、视路内源性损害、鞍旁占位，尤其是视神经管内段微小压迫性病灶方面具有绝对的优势。

【治疗】

手术治疗,术后密切随访视功能。

【病例 5-1-1】

女性,32 岁,左眼视力下降 1 年。当地医院按照"视神经炎"治疗无效。要求再次确诊。否认眼痛及转眼痛。既往体健。BCVA:右眼 1.0;左眼 LP。双侧瞳孔等大等圆,对光反射存在,左眼 RAPD(+)。眼底:左侧视盘边界清,颜色较右侧淡[图 5-1-1(1)]。Humphrey 视野检查:左眼弥漫性缺损;右眼正常。眼眶 MRI:左侧视神经管内段小血管瘤压迫视神经[图 5-1-1(2)]。处理:建议手术治疗。

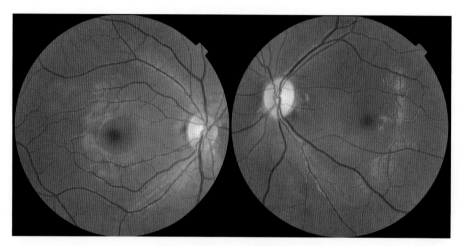

图 5-1-1(1) 眶尖占位患者眼底示左侧视盘边界清,颜色较右侧淡

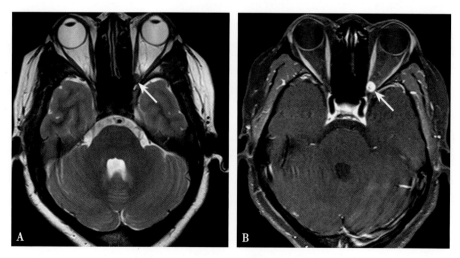

图 5-1-1(2) 眶尖占位患者眼眶 MRI

A:T2WI 左侧眶尖圆形小结节(白箭头);B:增强后结节明显强化,为小血管瘤压迫(白箭头)

【病例 5-1-2】

女性,35 岁,左眼视物不清 2 个月。否认眼痛及转眼痛。BCVA:右眼 1.0;左眼 CF。双侧瞳孔等大等圆,对光反射存在,左眼 RAPD(+)。眼底双侧视盘边界清,颜色红;黄斑及视网膜未见异常[图 5-1-2(1)]。余神经系统未见异常。Humphrey 视野检查:左眼弥漫性缺损;右眼基本正常[图 5-1-2(2)]。眼眶 MRI:左侧眶尖占位、增强扫描后明显强化,压迫左侧视神经[图 5-1-2(3)]。处理:建议经筛窦鼻窥镜手术治疗。术后病理证实为神经纤维瘤。

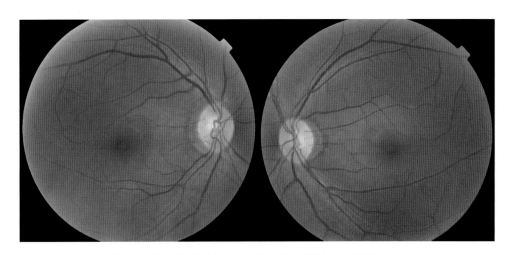

图 5-1-2(1)　眶尖占位患者眼底示双侧视盘边界清,颜色红

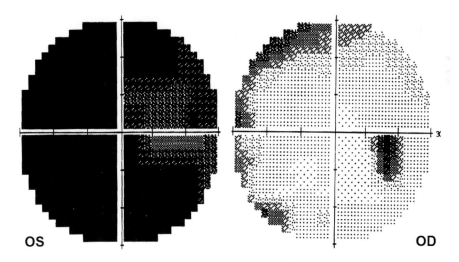

图 5-1-2(2)　眶尖占位患者 Humphrey 视野检查示左眼弥漫性缺损;右眼基本正常

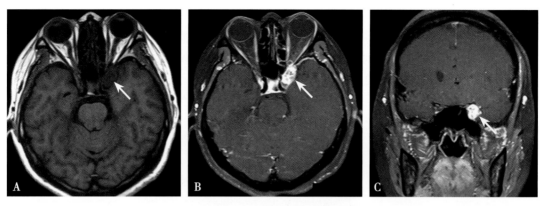

图 5-1-2(3)　眶尖占位患者眼眶 MRI

A:T1WI 示左侧眶尖软组织占位(白箭头);B:增强扫描后明显强化,压迫左侧视神经;C:冠状位

【病例 5-1-3】

女性,50 岁,右眼下方视物遮挡 2 个月。BCVA:右眼 0.2;左眼 1.0。双侧瞳孔等大等圆,对光反射存在,右眼 RAPD(+)。眼底:右侧视盘边界清,颜色较右侧淡[图 5-1-3(1)]。余神经系统未见异常。Octopus 视野检查:右眼下方及颞上视野缺损;左眼正常[图 5-1-3(2)]。视盘及黄斑 OCT 可见右眼 RNFL 与 GCL 明显变薄[图 5-1-3(3)、图 5-1-3(4)]。眼眶 MRI:右侧筛窦囊肿压迫视神经[图 5-1-3(5)]。处理:建议经筛窦鼻窥镜手术治疗。

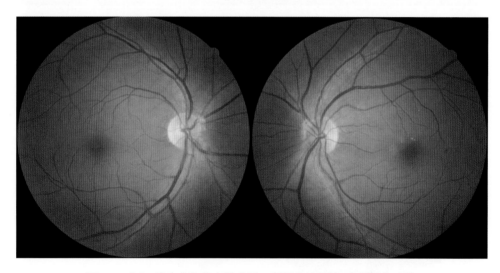

图 5-1-3(1)　筛窦病变患者眼底示双侧视盘边界清,右侧颜色略淡

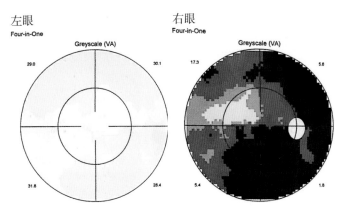

图 5-1-3(2) 筛窦病变患者 Octopus 视野右眼下方及颞上缺损

ONH and RNFL OU Analysis:Optic Disc Cube 200x200   OD ● | ● OS

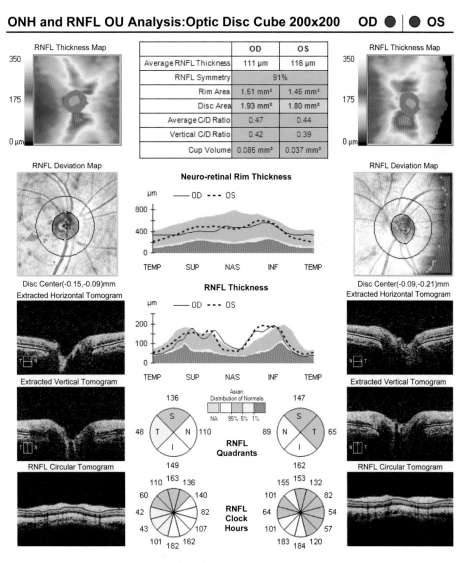

	OD	OS
Average RNFL Thickness	111 μm	116 μm
RNFL Symmetry	91%	
Rim Area	1.51 mm²	1.45 mm²
Disc Area	1.93 mm²	1.80 mm²
Average C/D Ratio	0.47	0.44
Vertical C/D Ratio	0.42	0.39
Cup Volume	0.085 mm³	0.037 mm³

图 5-1-3(3) 筛窦病变患者视盘 OCT 右眼 RNFL 变薄

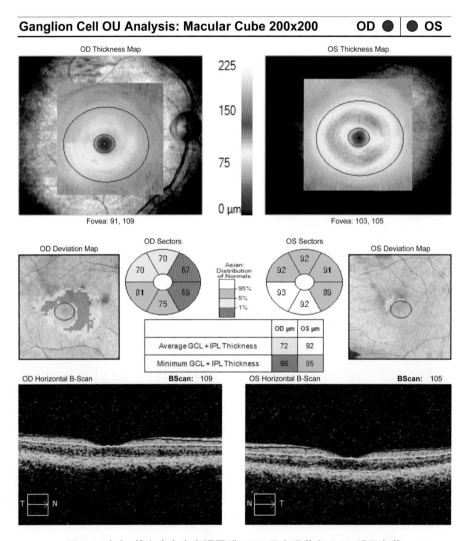

图 5-1-3(4)　筛窦病变患者视网膜 OCT 示右眼黄斑 GCL 明显变薄

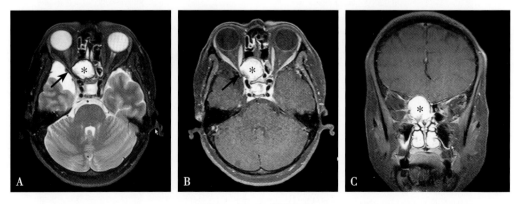

图 5-1-3(5)　眼眶 MRI

A:T2WI 右侧筛窦囊肿(*)压迫视神经(黑箭头);B:T1WI 增强见筛窦囊肿突破内侧眶壁,压迫视神经(黑箭头);C:冠状位 T1WI 增强后囊肿(*)与视神经关系

【病例 5-1-4】

男性,43 岁,双眼视力下降伴眼球突出 10 年。既往甲亢史。BCVA:双眼 0.1。双侧瞳孔等大等圆,对光反射存在,RAPD(-)。眼底:双侧视盘边界清、苍白、萎缩[图 5-1-4(1)]。眼眶 CT:双侧眼外肌弥漫增粗,肌腹明显、眶尖拥挤、压迫视神经[图 5-1-4(2)]。处理:建议眼眶手术减压保护残存视力。

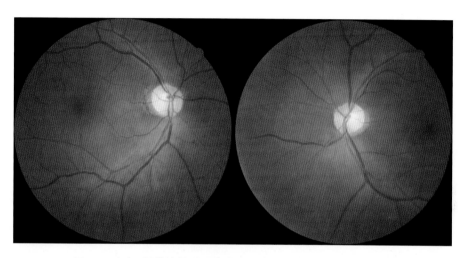

图 5-1-4(1)　甲状腺相关眼病患者眼底示双侧视盘边界清,萎缩

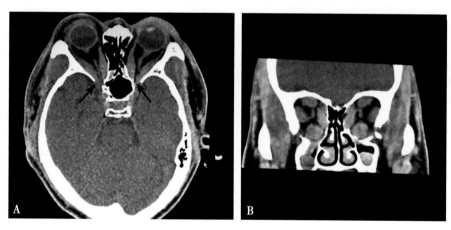

图 5-1-4(2)　甲状腺相关眼病患者眼眶 CT 示双眼眶内肌肉肥大,眶尖部位视神经受压(黑箭头)

【病例 5-1-5】

男童,7 岁,双眼视力下降半年。既往患骨硬化症。BCVA:右眼 NLP;左眼 0.5。双侧瞳孔等大等圆,右眼直接对光反射消失,右眼 RAPD(+)。眼底:双侧视盘边界清晰、色苍白、右眼严重[图 5-1-5(1)A]。VEP:右眼 P100 波形未引出,左眼 P100 波潜伏期略延迟[图 5-1-5(2)]。OCT 示双侧视盘神经纤维层变薄,黄斑 GCL 明显变薄[图 5-1-5(3),图 5-1-5(4)]。眼眶 CT:双侧颅底颅骨骨质广泛增厚、右侧视神经管较左侧明显狭窄、视神经受压[图 5-1-5(5)]。处理:建议定期随访,了解视功能损害进展。3 年后随访,BCVA:右眼无光感,左眼 0.2。眼底与 3 年前比较无明显变化[图 5-1-5(1)B]。

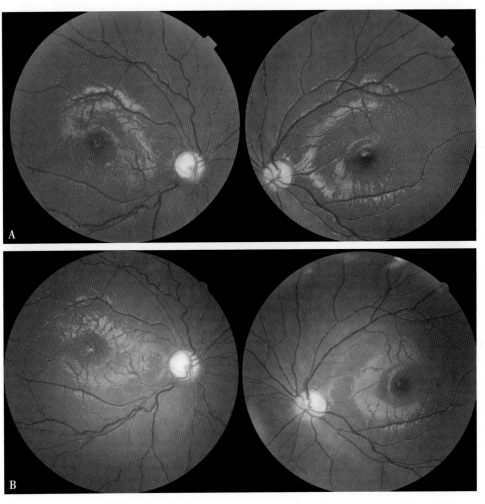

图 5-1-5(1)　骨硬化症患者眼底双侧视盘界清,萎缩(A);3 年后随访,眼底变化不明显(B)

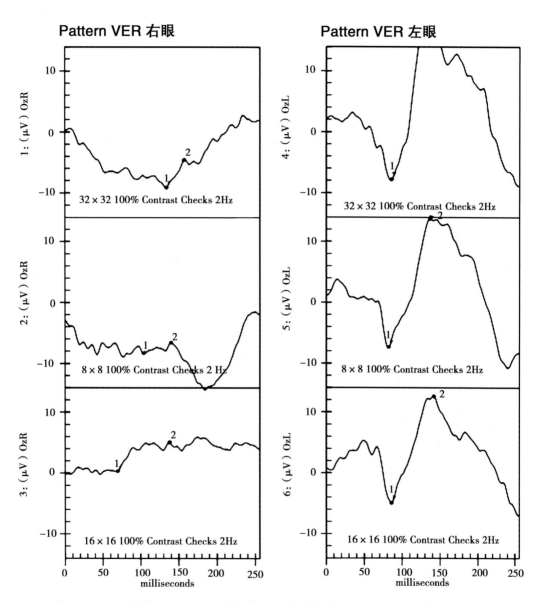

图 5-1-5(2) 骨硬化症患者 VEP 示右眼 P100 波形未引出;左眼 P100 波潜伏期略延迟

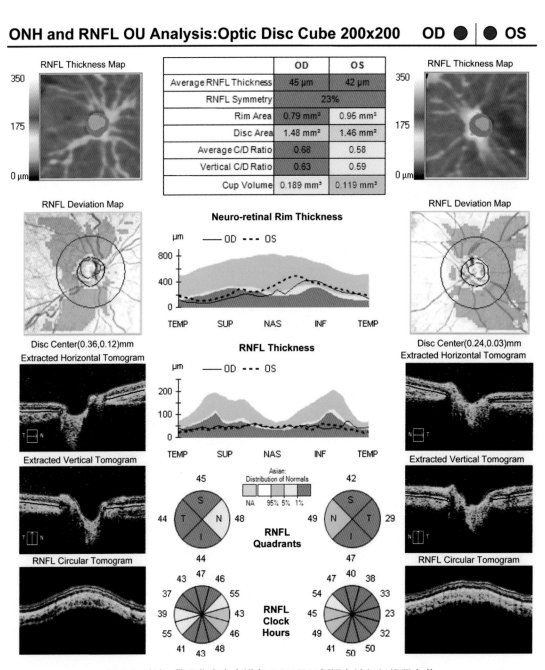

图 5-1-5(3)　骨硬化症患者视盘 OCT 示双侧视盘神经纤维层变薄

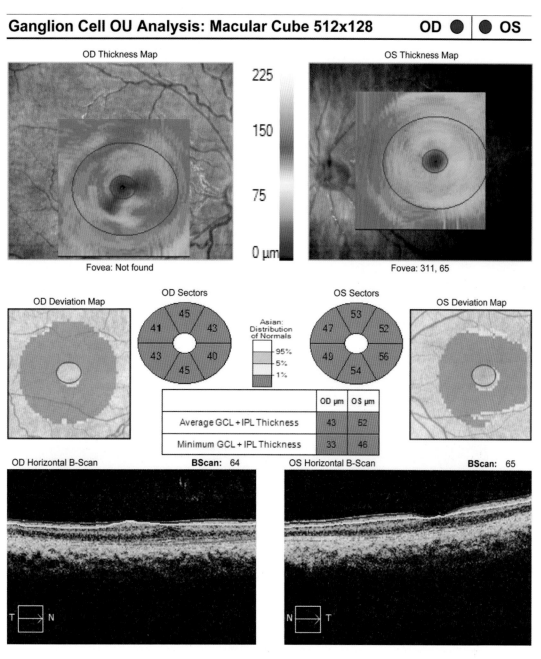

图 5-1-5（4）　骨硬化症患者视网膜 OCT 示双眼黄斑 GCL 弥漫性变薄

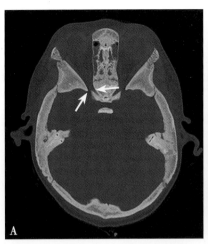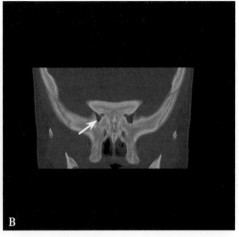

图 5-1-5(5)　骨硬化症患者颅脑 CT

A:轴位扫描见颅骨骨质明显增厚,右侧视神经管狭窄(白箭头之间);(B):冠状位显示双侧视神经管,右侧较左侧狭窄

【病例 5-1-6】

男性,34 岁,左眼视力进行性下降半年。BCVA:右眼 1.0;左眼 0.6。双侧瞳孔等大等圆,对光反射存在,左眼 RAPD(+)。眼底:左眼视盘边界清,颜色苍白、萎缩[图 5-1-6(1)]。余神经系统未见异常。Octopus 视野检查:左眼颞侧视野缺损;右眼正常[图 5-1-6(2)]。眼眶 CT 及 MRI:左侧眼眶内占位,压迫视神经[图 5-1-6(3)]。处理:手术切除后病例显示为纤维瘤。

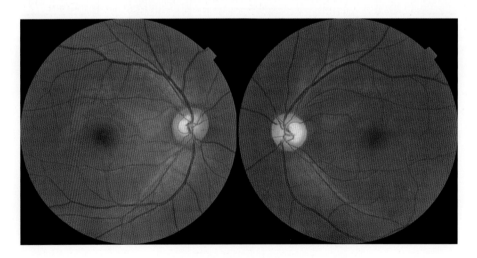

图 5-1-6(1)　眶内占位患者眼底示左眼视盘苍白

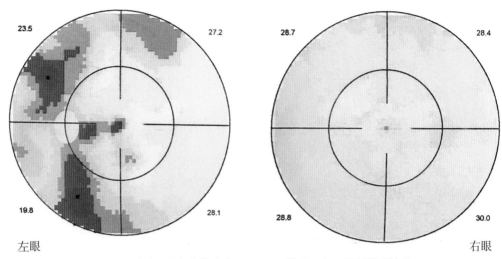

左眼 右眼

图 5-1-6(2) 眶内占位患者 Octopus 视野示左眼颞侧视野缺损

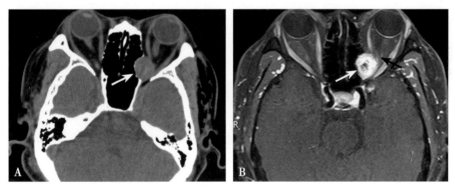

图 5-1-6(3) 眶内占位患者眼眶 CT 及 MRI

A：CT示左侧眶内圆形占位（白箭头），压迫视神经；B：MRI示 T1WI 增强后显示左眶内占位压迫视神经（黑箭头）

【病例 5-1-7】

女性,27 岁,左眼视力下降半年,无眼痛。BCVA:右眼 1.0,左眼前手动。眼底:双侧视盘边界清,左眼视盘苍白[图 5-1-7(1)]。眼眶 MRI:左侧眶尖肌锥内软组织结节,压迫左侧视神经,海绵状血管瘤可能[图 5-1-7(2)]。建议手术评估。

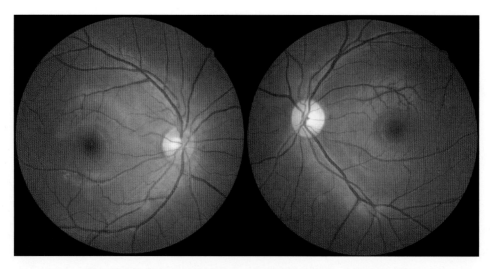

图 5-1-7(1)　眼眶占位患者眼底示双侧视盘边界清,左眼视盘苍白

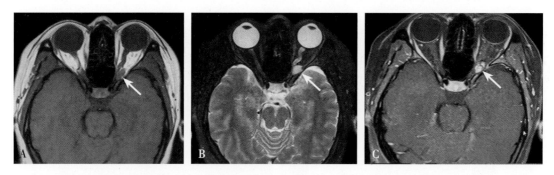

图 5-1-7(2)　眼眶占位患者眼眶 MRI 示左侧眶尖肌锥内软组织结节(白箭头),压迫左侧视神经,海绵状血管瘤可能

【病例 5-1-8】

女性,59 岁,右眼视力下降 1 年。BCVA:右眼 0.15,左眼 0.8。眼底:右眼视神经萎缩[图 5-1-8(1)]。Humphrey 视野:右眼鼻侧视野缺损[图 5-1-8(2)]。眼眶 MRI:右侧颈内动脉海绵窦段扩张,向上压迫视神经[图 5-1-8(3)]。

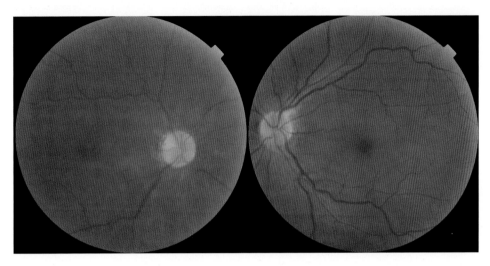

图 5-1-8(1)　颈内动脉海绵窦病变压迫视神经患者眼底示右眼视盘边界清、色苍白

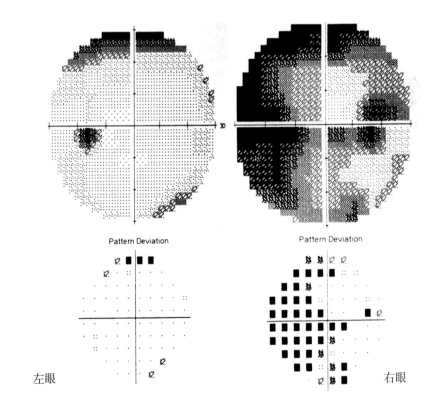

图 5-1-8(2)　颈内动脉海绵窦段病变压迫视神经患者 Humphrey 视野示右眼鼻侧视野缺损

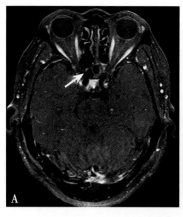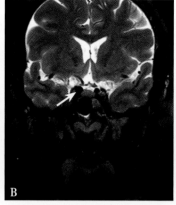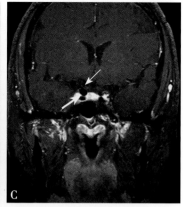

图 5-1-8(3)　颈内动脉海绵窦段病变压迫视神经患者眼眶 MRI

A:轴位 T1WI 右侧颈内动脉海绵窦段扩张(白箭头);B:T2WI 冠状位示扩张的左侧颈内动脉海绵窦段(白箭头);C:冠状位 T1WI 示血管瘤(粗白箭头)与视神经(细白箭头)关系

第二节　鞍 区 压 迫

【概述】

鞍区占位导致视功能障碍最直接的病变为视交叉受累。由于在视交叉部位来自双眼鼻侧视网膜的神经纤维交叉,并进入对侧视束,故该部位损害表现出独特的单眼或双眼的颞侧偏盲(bitemporal hemianopia)[2,3]。鞍区占位临床常见垂体瘤、脑膜瘤、颅咽管瘤及血管瘤。我们将逐一描述。

【临床特征】

患者可主诉单眼或双眼的视力下降;双眼症状可不对称,受损严重眼查体可见 RAPD 阳性。视力损害为慢性进行性加重趋势。由于视交叉部位的压迫距离视盘较远,故肿瘤早期患者眼底可表现为正常或轻度颜色淡。晚期压迫造成逆行性损害视盘表现出明显的萎缩。OCT 中视网膜黄斑神经节细胞层变薄是影像学中视神经受累的证据。视野损害为最具特征性的临床表现:双眼或单眼出现颞侧不跨越垂直中线的偏盲是视交叉损害的核心特征。视交叉上方的压迫性病变首先导致双眼下方的颞侧偏盲,而下方病变导致上方双颞侧偏盲。由于鞍区肿瘤生长的不对称性及视野检查的主观误差,有时双眼颞侧偏盲并非完全对称,可出现跨越垂直中线的损害,常见于临床晚期就诊的患者。垂体瘤患者可伴内分泌异常:月经不调、泌乳及指端肥大等。复视为少见情况,由于肿瘤侵入鞍旁海绵窦内导致支配眼肌的脑神经受累。视交叉海绵状血管瘤破裂出血也可表现为双颞侧偏盲的特征。颈内动脉巨大动脉瘤可造成类似鞍区占位的表现。

【治疗】

手术治疗,术后密切随访视功能。

【病例 5-2-1】

女性,41 岁,左眼视力进行性下降 3 年,自觉左眼外侧视物遮挡,无明显头痛。BCVA:右眼 1.0;左眼 0.8。双侧瞳孔等大等圆,对光反射存在,左眼 RAPD(+)。眼底:左侧视盘边界清晰、颜色较右眼淡[图 5-2-1(1)]。Humphrey 视野:左眼颞侧视野缺损,不越过垂直中线。右眼正常[图 5-2-1(2)]。颅脑 MRI:视交叉占位性病变,压迫左侧视交叉,左侧视神经向上移位[图 5-2-1(3)]。处理:转诊神经外科手术治疗。建议术后随访视野。

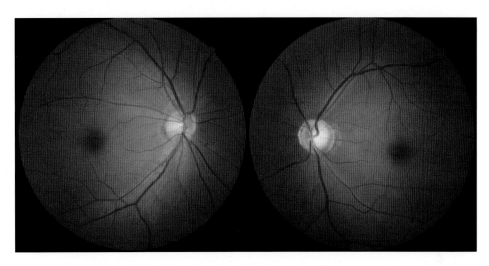

图 5-2-1(1)　视交叉占位患者眼底示左眼视盘边界清晰、颜色较右眼淡

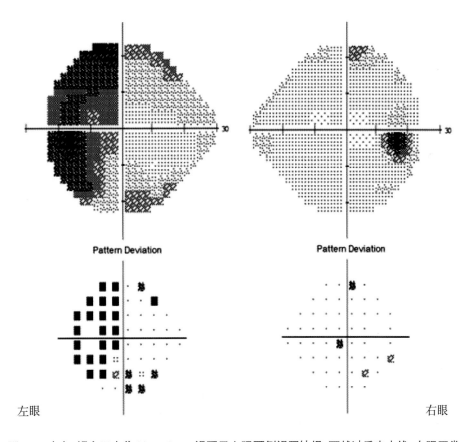

图 5-2-1(2)　视交叉占位 Humphrey 视野示左眼颞侧视野缺损,不越过垂直中线;右眼正常

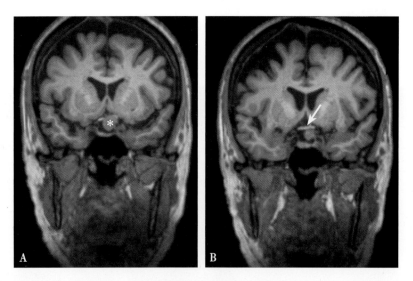

图 5-2-1(3)　视交叉占位患者颅脑 MRI 示视交叉病变,肿块(*)(A)压迫左侧
视交叉(白箭头)(B),左侧视神经向上移位

【病例 5-2-2】

男性,39 岁,右眼外侧视物遮挡 1 年余,进行性加重。无头痛、头晕,无肢体功能障碍,否认内分泌异常。BCVA:右眼 0.8;左眼 1.0。双侧瞳孔等大等圆,对光反射存在,未见 RAPD。眼底:双侧视盘边界清晰,色红;黄斑及周边视网膜正常[图 5-2-2(1)]。Humphrey 视野:右眼颞上方视野缺损,左眼颞侧视野缺损,均不越过垂直中线[图 5-2-2(2)]。颅脑 MRI:蝶鞍扩大,鞍内软组织影,哑铃形向上扩大,边界清楚,明显强化。垂体瘤可能性大 [图 5-2-2(3)]。处理:转诊神经外科手术治疗。建议术后随访视野。

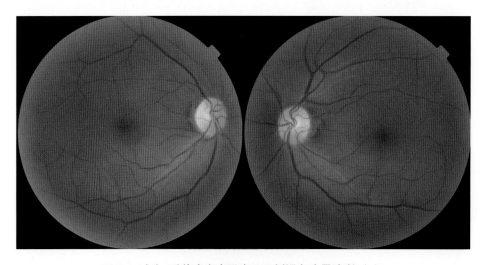

图 5-2-2(1)　垂体瘤患者眼底示双侧视盘边界清晰,色红

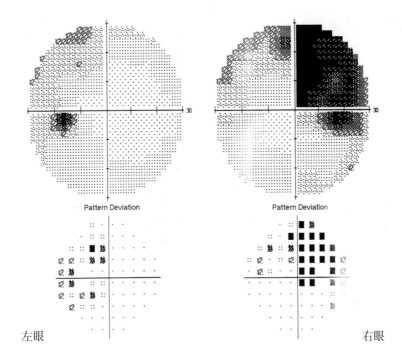

图 5-2-2(2)　垂体瘤患者 Humphrey 视野示双眼颞侧偏盲，不跨越垂直中线

左眼　　　　　　　　　　　　　　　　右眼

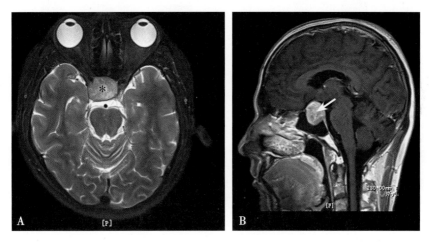

图 5-2-2(3)　垂体瘤患者眼眶 MRI
A：轴位 T2 加权示鞍区肿瘤(＊)；B：矢状位示肿瘤(白箭头)压迫视交叉

【病例 5-2-3】

女性，49 岁，右眼视力下降 3 个月，进行性加重。BCVA：右眼 0.05；左眼 0.8。双侧瞳孔等大等圆，对光反射存在，右眼 RAPD(+)。眼底：右侧视神经边界清，颜色苍白；左眼视乳头边界清，颜色红，黄斑及周边视网膜未见异常[图 5-2-3(1)]。Humphrey 视野：右眼全盲，左眼颞侧视野缺损[图 5-2-3(2)]。眼眶 MRI：鞍区脑膜瘤，压迫视交叉及视神经[图 5-2-3(3)]。处理：转诊神经外科手术治疗。建议术后随访视野。

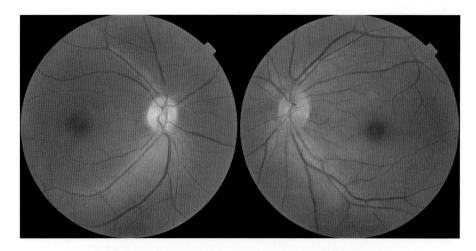

图 5-2-3(1) 鞍区脑膜瘤患者眼底示右侧视盘边界清,颞侧颜色淡

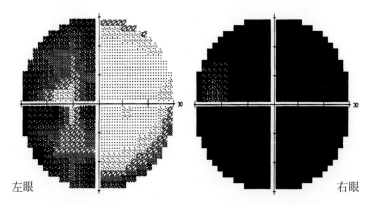

图 5-2-3(2) 鞍区脑膜瘤患者 Humphrey 视野检查示右眼全盲,左眼颞侧偏盲,为交界性暗点样视野改变

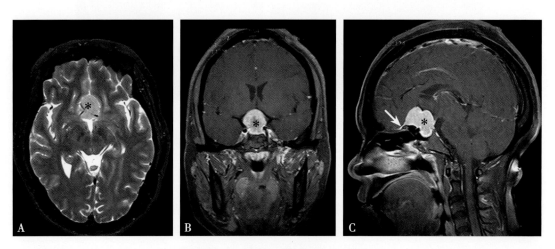

图 5-2-3(3) 鞍区脑膜瘤患者眼眶 MRI

A:轴位 T2 加权鞍区肿瘤(*);B:冠状位 T1 加权增强后肿瘤明显强化;C:矢状位示肿瘤除压迫视交叉外,脑膜增强的鼠尾征(白箭头),为脑膜瘤的影像学特征性改变

【病例 5-2-4】

男性,46岁,左眼视力进行性下降2年。当地医院疑诊"青光眼"来诊。否认头痛及内分泌异常。既往体健。神经眼科检查:神清,语利,查体合作。BCVA:右眼1.0;左眼0.2。双侧瞳孔等大等圆,对光反射存在,左眼 RAPD(+)。眼底:双侧视盘边界清晰,色红[图5-2-4(1)]。C/D:右眼0.6;左眼0.7。Octopus 视野:双眼颞侧偏盲[图5-2-4(2)]。Goldmann 视野:双眼颞侧视野缺损,遵从垂直中线[图5-2-4(3)]。眼眶 MRI:鞍区占位,垂体瘤[图5-2-4(4)]。处理:转诊神经外科手术治疗。

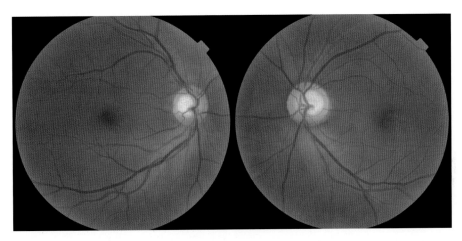

图 5-2-4(1)　垂体瘤患者眼底示双侧视盘边界清,色红

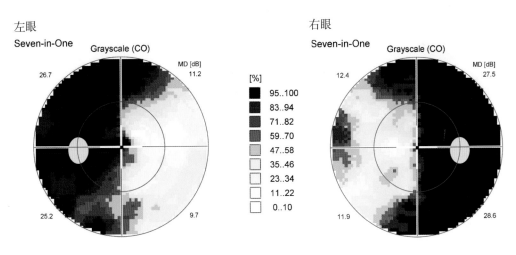

图 5-2-4(2)　垂体瘤患者 Octopus 视野示双眼颞侧偏盲,右眼基本遵从垂直中线

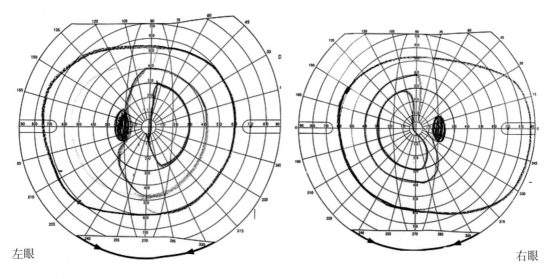

左眼　　　　　　　　　　　　　　　　　　　　　　　　　　右眼

图 5-2-4(3)　垂体瘤患者 Goldmann 视野示双眼颞侧视野缺损,遵从垂直中线

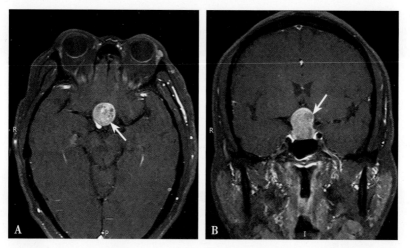

图 5-2-4(4)　垂体瘤患者眼眶 MRI
A:轴位 T1WI 鞍区占位(白箭头),压迫视交叉;B:冠状位显示垂体瘤“雪人征”

【病例 5-2-5】

男性,41 岁,右眼视力进行性下降 4 个月,伴下方视物遮挡范围扩大。当地医院按照“前部缺血性视神经病变”给予活血化瘀治疗,症状持续加重。BCVA:右眼 0.2;左眼 1.0。色觉检查:右眼 2/8 色板;左眼 8/8 色板。双侧瞳孔等大等圆,对光反射存在,右眼 RAPD(+)。眼底:双侧视盘鼻侧边界欠清,右眼视盘颞侧色略淡[图 5-2-5(1)]。Humphrey 视野:右眼视野缺损[图 5-2-5(2),图 5-2-5(3)]。眼眶 MRI:鞍区脑膜瘤压迫右侧视神经[图 5-2-5(4)]。处理:转诊神经外科手术治疗。

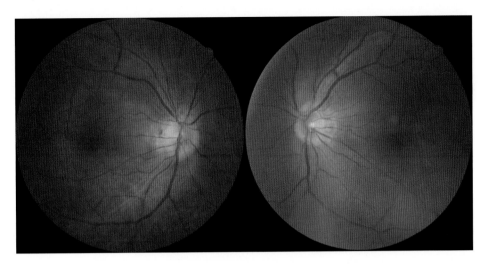

图 5-2-5(1) 鞍区脑膜瘤患者眼底示右眼视盘边界清、萎缩

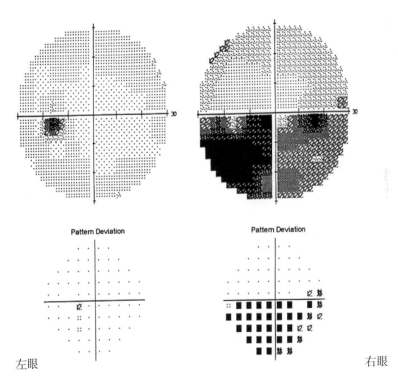

左眼　　　　　　　　　　　　　　　　　　右眼

图 5-2-5(2) 鞍区脑膜瘤患者首诊时 Humphrey 视野检查示右眼下方水平
视野缺损

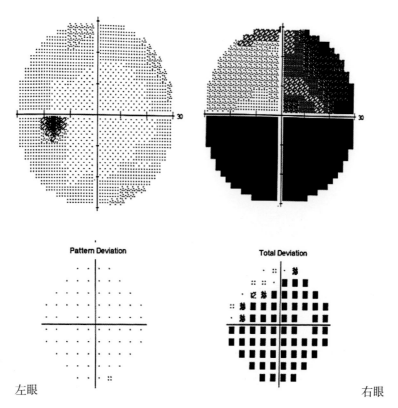

左眼　　　　　　　　　　　　　　　　　　右眼

图 5-2-5(3)　鞍区脑膜瘤患者 3 个月后复查 Humphrey 视野,发现右眼视野缺损加重:除下方水平视野缺损外,颞上象限出现视野缺损

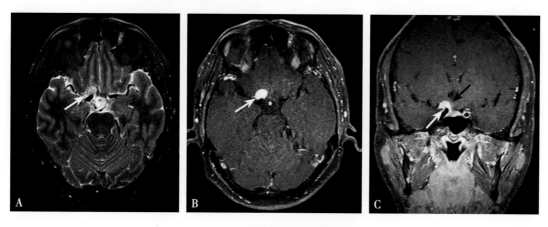

图 5-2-5(4)　鞍区脑膜瘤患者眼眶 MRI

A:轴位 T2WI 左侧前床突小结节病灶(白箭头);B:T1WI 轴位增强后见小结节强化,为脑膜瘤(白箭头);C:冠状位示脑膜瘤向上生长,压迫右侧视神经近视交叉处(黑箭头)

【病例 5-2-6】

女性,56 岁,双眼视物遮挡 1 个月来诊。BCVA:双眼 1.0。双侧瞳孔等大等圆,对光反射存在,RAPD(−)。眼底:双侧视盘边界清晰、色红、视网膜及黄斑未见异常[图 5-2-6(1)A]。余神经系统未见异常。Humphrey 视野:双眼颞侧偏盲[图 5-2-6(2)]。眼眶 MRI:视交叉内异混杂常信号影,为出血[图 5-2-6(3)]。处理:建议手术治疗,但患者拟随访。随访:1 年后患者突发剧烈头痛、意识障碍。颅脑 CT 示肿瘤破裂出血,出血破入脑室造成脑积水[图 5-2-6(4)]。转神经外科手术,术后病理诊断为:视交叉海绵状血管瘤。术后半年,眼底:双侧视盘苍白、萎缩[图 5-2-6(1)B]。

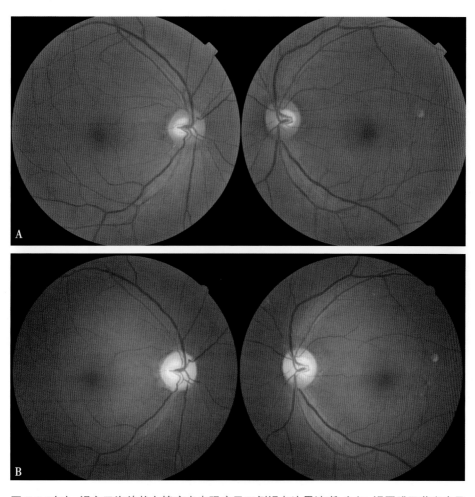

图 5-2-6(1) 视交叉海绵状血管瘤患者眼底示双侧视盘边界清晰、色红、视网膜及黄斑未见异常(A);后肿瘤破裂出血,术后半年,眼底示双侧视盘苍白、萎缩(B)

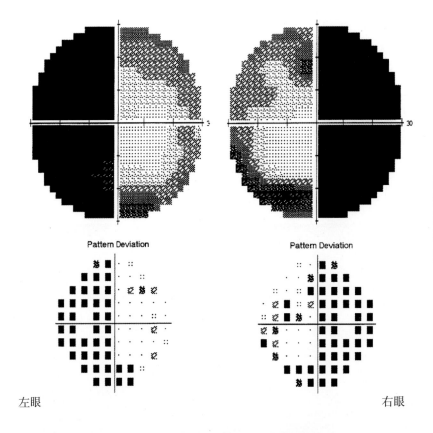

图 5-2-6(2) 视交叉海绵状血管瘤患者 Humphrey 视野双眼颞侧偏盲,完全遵从垂直中线

左眼   右眼

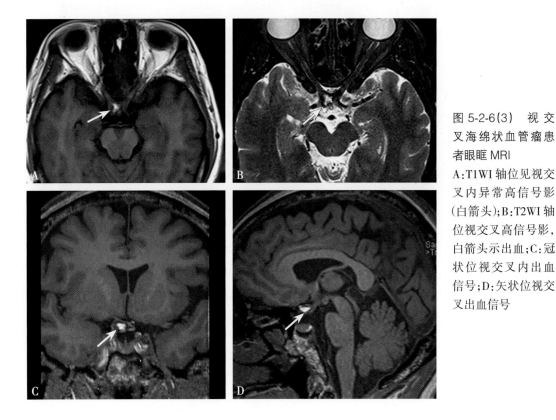

图 5-2-6(3) 视交叉海绵状血管瘤患者眼眶 MRI
A:T1WI 轴位见视交叉内异常高信号影(白箭头);B:T2WI 轴位视交叉高信号影,白箭头示出血;C:冠状位视交叉内出血信号;D:矢状位视交叉出血信号

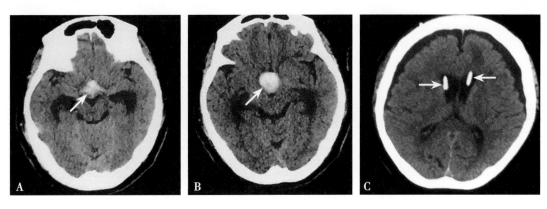

图 5-2-6(4)　视交叉海绵状血管瘤患者肿瘤破裂出血,颅脑 CT
A:鞍区视交叉高信号、出血(白箭头);B:鞍区血肿;C:放置脑室引流管后

【病例 5-2-7】

女童,10 岁,左眼视力下降半年。BCVA:右眼 1.0;左眼 0.2。眼底:双侧视盘边界欠清,左眼视盘苍白[图 5-2-7(1)]。Humphrey 视野:双眼颞侧偏盲,遵从垂直中线[图 5-2-7(2)]。颅脑 MRI:颅咽管瘤压迫,脑室扩大,压迫视神经[图 5-2-7(3)]。转诊神经外科手术治疗。建议术后随访视野。

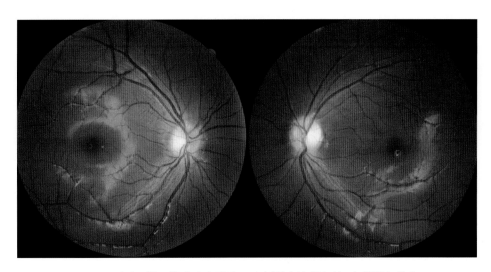

图 5-2-7(1)　颅咽管瘤患者眼底示双侧视盘边界欠清,左眼视盘苍白

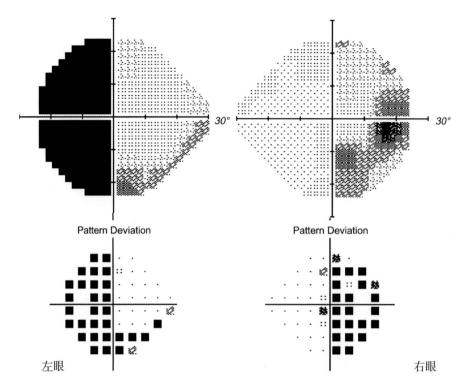

图 5-2-7（2）　颅咽管瘤患者 Humphrey 视野检查：双眼颞侧偏盲；遵从垂直中线

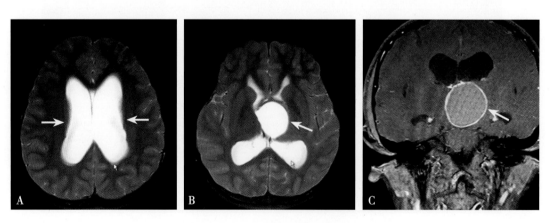

图 5-2-7（3）　颅咽管瘤患者颅脑 MRI
A：T2WI 双侧脑室扩大（白箭头）；B：肿瘤压迫第三脑室（白箭头）；C：增强后肿瘤囊壁环形强化（白箭头）

【病例 5-2-8】

女性,12 岁,右眼视力进行性下降半年。按"青光眼"治疗。BCVA:右眼 0.1,左眼 1.0。眼底:右眼视盘边界清晰,C/D 约 0.8,颞侧苍白[图 5-2-8(1)]。Octopus 视野:右眼上方水平视野缺损,左眼正常[图 5-2-8(2)]。颅脑 CTA 示右侧颈内动脉海绵窦段巨大动脉瘤[图 5-2-8(3)]。建议尽早介入治疗。

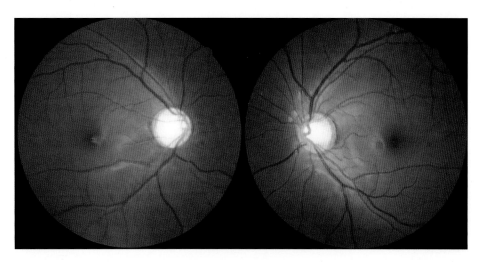

图 5-2-8(1)　颈内动脉巨大动脉瘤患者眼底示右眼视盘边界清晰,C/D 约 0.8,颞侧苍白

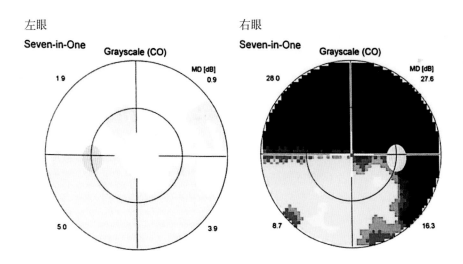

图 5-2-8(2)　颈内动脉巨大动脉瘤患者 Octopus 视野示右眼上方水平视野缺损,左眼正常

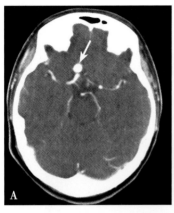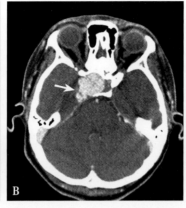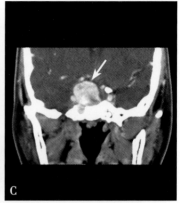

图 5-2-8(3) 颈内动脉巨大动脉瘤患者颅脑 CTA

A:动脉瘤(箭头)靠近颅底 Willis 环;B:颈内动脉巨大动脉瘤,压迫右侧海绵窦及眶尖;C:冠状位

第三节 视交叉后压迫

【临床特征】

视交叉后压迫主要由视束、视放射及视皮质部位病变导致。

视束损害:视力检查可表现出单眼或双眼的视力下降;双眼视力可不对称。束性神经纤维缺失(band atrophy)或领结样萎缩(bow-tie atrophy)是视交叉、视束损害眼底另一个较具特征性的改变[4,5]。视野同向性偏盲为视交叉后损害的特征。

视放射损害:原则上眼底视盘外观正常,不表现出现苍白、萎缩。除非出生后早期的严重损害,视神经可以出现出逆向跨神经节损害。由于视放射多涉及颞叶与顶叶的病变,患者可以不表现肢体瘫痪及麻木的运动感觉障碍,以象限盲首诊眼科。患者可伴有高级皮质损害的表现:人格改变、情感异常、颞叶癫痫发作、记忆力损害、失语(aphasia)、失认(agnosia)等。

枕叶病变:儿童中常见为产伤、脑缺氧;青壮年中外伤、脑瘤多见;老年人中最常见为反复脑卒中。由于皮质盲患者双侧视盘表现与正常无异,且瞳孔对光反射及眼球运动正常,容易误诊为"心因性视力下降",注意完善影像学检查,有针对性地查找颅内视觉通路及皮质中枢有无可以解释视野缺损的病灶。

【病例 5-3-1】

女性,57 岁,右眼视物遮挡 1 个月。BCVA:右眼 0.8;左眼 1.0。双侧瞳孔等大等圆,对光反射存在,右眼 RAPD(+)。眼底:右眼视盘边界清晰,颞侧和鼻侧色淡,呈轻度领结样萎缩[图 5-3-1(1)]。余神经系统未见异常。Octopus 视野:双眼同向性视野缺损,右眼为颞侧偏盲;左眼为右下方象限缺损[图 5-3-1(2)]。眼眶 MRI:左侧视束异常信号,影响视交叉及左侧视神经,海绵状血管瘤可能性大[图 5-3-1(3)]。处理:建议手术治疗。

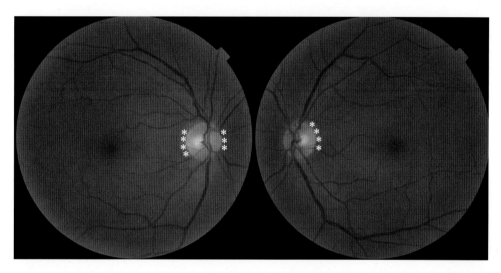

图 5-3-1(1)　视束病变患者眼底示右眼视盘边界清,颞侧和鼻侧色淡,呈轻度领结样萎缩(*);左眼颞侧轻度色淡

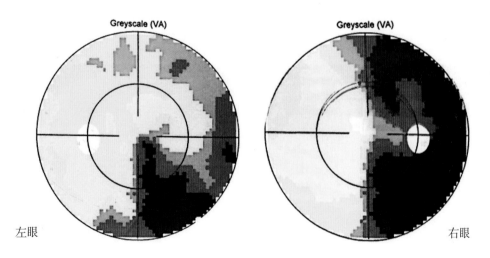

图 5-3-1(2)　视束病变患者 Octopus 视野双眼同向性视野缺损:右眼为颞侧偏盲;左眼为右下方象限缺损

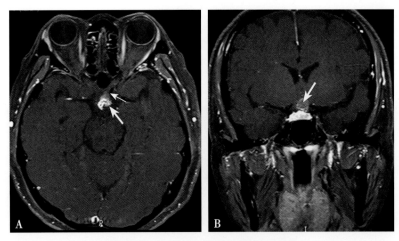

图 5-3-1(3)　视束病变患者眼眶 MRI
A：T1WI 增强后左侧视束异常信号（粗白箭头），累及左侧视神经（细白箭头）；
B：冠状位显示肿瘤（白箭头）与视交叉的关系

【病例 5-3-2】

男性，28 岁，双眼视物遮挡 2 周。BCVA：右眼 1.0，左眼 0.9。左眼 RAPD（+）。眼底：双侧视盘边界清，右眼颞侧苍白；左眼颞侧及鼻侧领结样萎缩［图 5-3-2(1)］。Humphrey 视野：双眼左侧同向性偏盲［图 5-3-2(2)］。眼眶 MRI 示右侧视束（细白箭头）周围出血性病灶（粗白箭头），在 T1、T2 及增强后信号不同［图 5-3-2(3)］。初步诊断：视束海绵状血管瘤。建议神经外科评估。

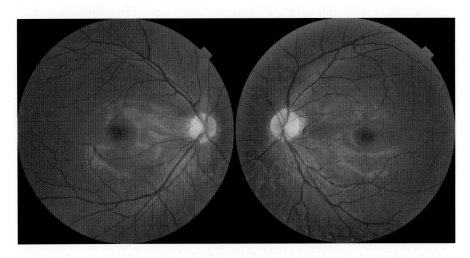

图 5-3-2(1)　视束病变患者眼底示双侧视盘边界清，右眼颞侧苍白；左眼颞侧及鼻侧领结样萎缩

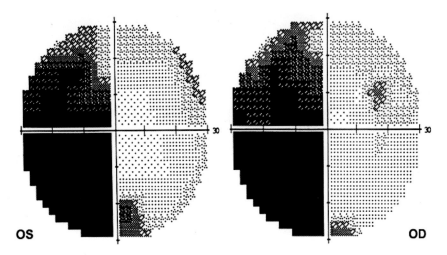

图 5-3-2(2)　视束病变患者 Humphrey 视野示双眼左侧同向性偏盲,遵从垂直中线

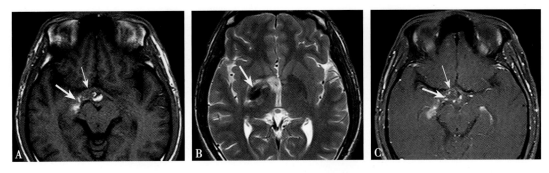

图 5-3-2(3)　视束病变患者眼眶 MRI

A:右侧视束(细白箭头)周围出血性病灶(粗白箭头),B:T2WI 加权呈低信号;C:增强后异常信号,考虑海绵状血管瘤

【病例 5-3-3】

男性,18 岁,体检时发现视野缺损。自幼头部外伤史。双眼 BCVA:双眼 1.0。眼底双侧视盘界清,双眼杯盘比约 0.8［图 5-3-3(1)］。Humphrey 视野:双眼右侧视野缺损［图 5-3-3(2)］。颅脑 MRI 示左侧枕叶软化灶［图 5-3-3(3)］。诊断:枕叶软化灶。建议随访。

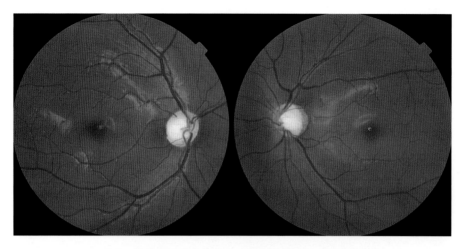

图 5-3-3(1)　枕叶病变患者眼底示双侧视盘界清,双眼杯盘比约 0.8

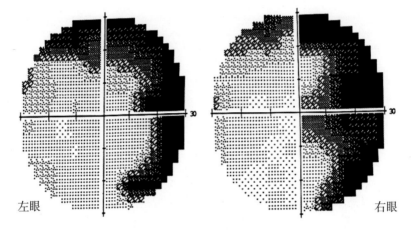

图 5-3-3(2)　枕叶病变患者 Humphrey 视野示双眼右侧同向性视野缺损

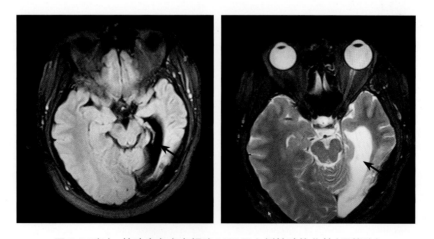

图 5-3-3(3)　枕叶病变患者颅脑 MRI 示左侧枕叶软化灶(黑箭头)

【病例 5-3-4】

男性,34岁,头痛,双眼视力下降。脑膜瘤术后。BCVA:双眼1.0。眼底双侧视盘边界清晰,视网膜正常[图 5-3-4(1)]。Humphrey 视野示左侧同向性偏盲[图 5-3-4(2)]。OCT 示视网膜神经节细胞呈同向性变薄[图 5-3-4(3)]。颅脑 MRI 示大脑右侧脑膜瘤[图 5-3-4(4)]。

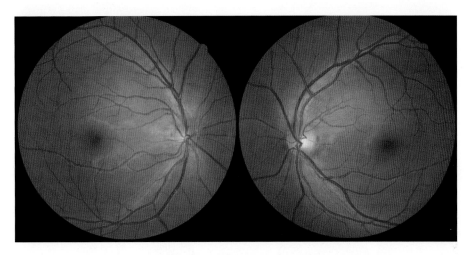

图 5-3-4(1)　脑部肿瘤患者眼底双侧视盘边界清晰,视网膜正常

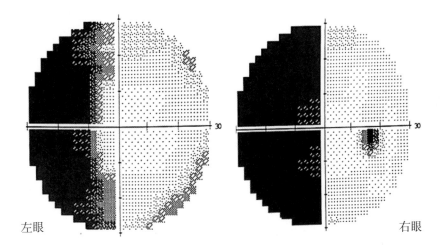

左眼　　　　　　　　　　　　　　　　　　　　右眼

图 5-3-4(2)　脑部肿瘤患者 Humphrey 视野示左侧同向性偏盲,遵从垂直中线

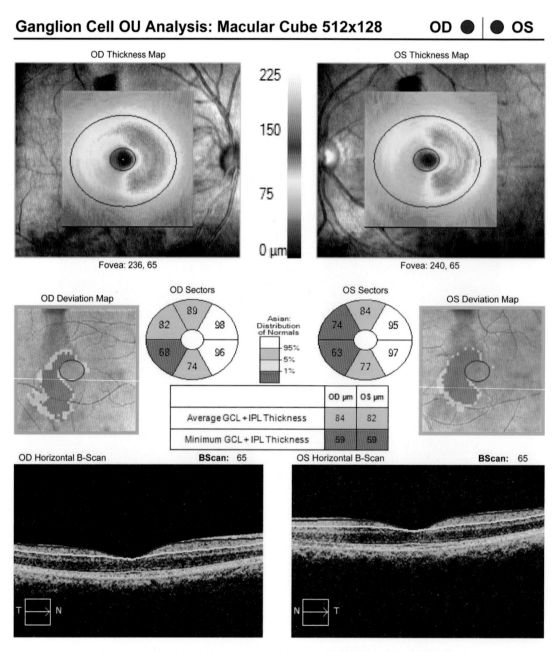

图 5-3-4(3) 脑部肿瘤患者 OCT 视网膜神经节细胞呈同向性变薄趋势

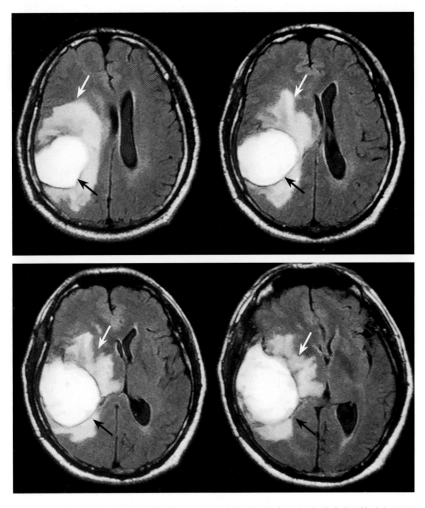

图 5-3-4(4)　脑部肿瘤患者颅脑 MRI 示右侧大脑顶叶巨大脑膜瘤(黑箭头),周围脑组织水肿(白箭头)

【病例 5-3-5】

男性,43 岁,发现左眼视力下降。BCVA:双眼 1.0。眼底:双侧视盘边界清晰,视网膜正常[图 5-3-5(1)]。Humphrey 视野:双眼同向性右下方四分之一象限盲[图 5-3-5(2)]。颅脑 MRI:左侧枕叶病变。术后证实为海绵状血管瘤[图 5-3-5(3)]。

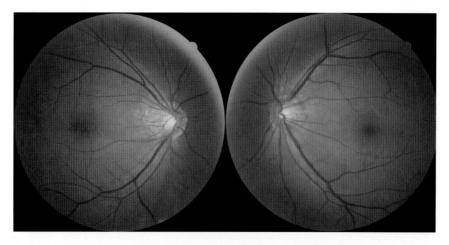

图 5-3-5(1) 枕叶病变患者眼底示双侧视盘边界清晰,视网膜正常

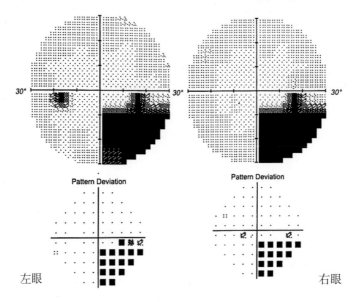

图 5-3-5(2) 枕叶病变患者 Humphrey 视野示双眼同向性右下方四分之一象限盲

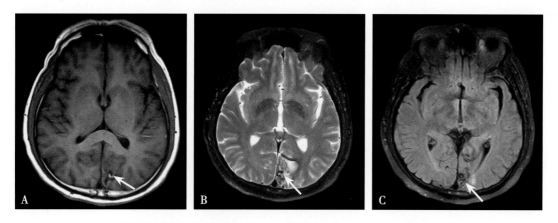

图 5-3-5(3) 枕叶病变患者颅脑 MRI 示左侧枕叶病变。术后证实为海绵状血管瘤

【病例 5-3-6】

男性,45 岁,双眼视野缺损 1 月余。既往高血压。BCVA:双眼 1.0。眼底:双侧视盘边界清晰,色正常;右眼颞下方盘周线状出血[图 5-3-6(1)]。Humphrey 视野[图 5-3-6(2)]及 Goldmann 视野[图 5-3-6(3)]见左侧同向性上方象限性视野缺损。颅脑 MRI:右侧颞叶脑梗死[图 5-3-6(4)]。

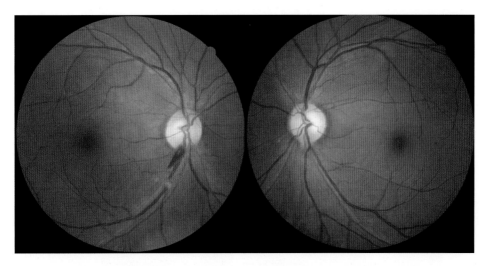

图 5-3-6(1)　脑梗死患者眼底示双侧视盘边界清晰,色正常;右眼颞下方盘周线状出血

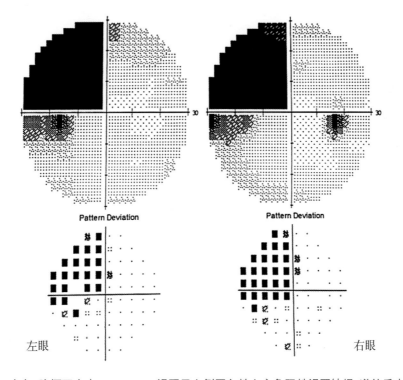

图 5-3-6(2)　脑梗死患者 Humphrey 视野示左侧同向性上方象限性视野缺损,遵从垂直中线

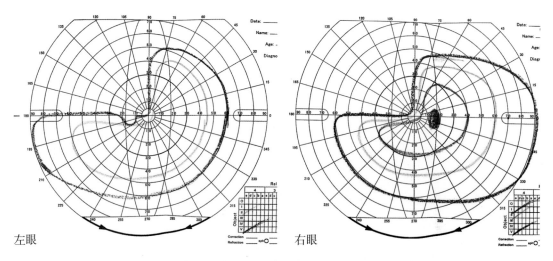

左眼　　　　　　　　　　　　　　　　　　右眼

图 5-3-6(3)　脑梗死患者 Goldmann 视野示左侧同向性上方象限盲

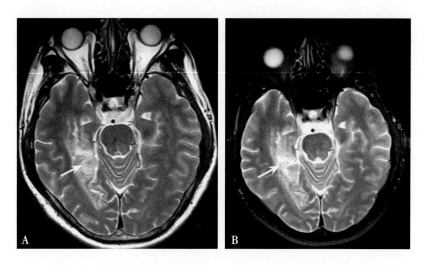

图 5-3-6(4)　脑梗死患者头颅 MRI 示右侧颞叶脑梗死(白箭头)

【病例 5-3-7】

女性,39 岁,腹腔镜术后心搏骤停,复苏后双眼视力下降。视力粗测:双眼手动。眼底双侧视盘边界清晰,视网膜正常[图 5-3-7(1)]。颅脑 MRI:大脑双侧半卵圆区及双侧枕叶缺血性改变[图 5-3-7(2)],为缺血缺氧性脑病导致的皮质盲。

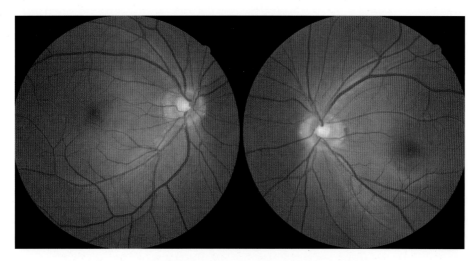

图 5-3-7(1)　皮质盲患者眼底示双侧视盘边界清晰,视网膜正常

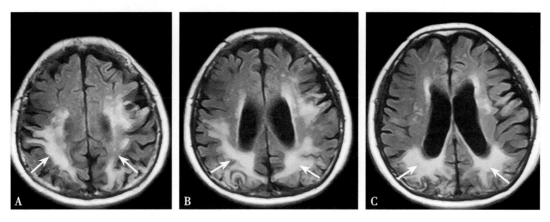

图 5-3-7(2)　皮质盲患者颅脑 MRI 示大脑双侧半卵圆区及双侧枕叶缺血性改变(白箭头),为缺血缺氧性脑病导致的皮质盲

【病例5-3-8】

女童,9岁,青霉素过敏性休克心肺复苏后双眼视力下降。双眼视力眼前CF。眼底双侧视盘边界清晰,色正常[图5-3-8(1)]。颅脑MRI T2WI:双侧基底节、壳核及枕叶皮质异常信号;DWI:双侧枕叶缺血坏死性改变[图5-3-8(2)]。诊断:皮质盲,缺血缺氧性脑病。

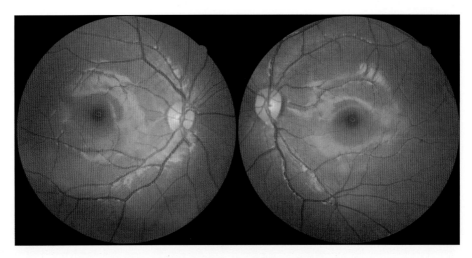

图5-3-8(1)　皮质盲患者眼底示双侧视盘边界清晰,色正常

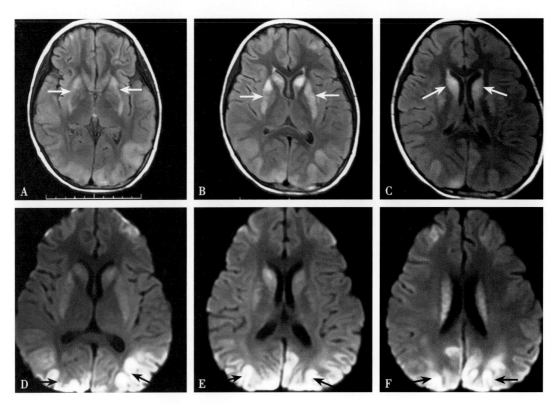

图5-3-8(2)　皮质盲患者头颅磁共振T2WI示双侧基底节(A)、壳核(B)、豆状核(C)信号增高(白箭头);DWI(D,E,F)示双侧枕叶皮质异常信号(黑箭头),为缺血坏死病灶

参考文献

1. 田国红,孙兴怀.压迫性视神经病的诊断要点.中国眼耳鼻喉科杂志,2015,15(1):65-70.

2. Foroozan R.Chiasmal syndromes. Curr Opin Ophthalmol,2003,14(6):325-331.

3. Ling JD,Chao D,Al Zubidi N,et al. Big red flags in neuro-ophthalmology. Can J Ophthalmol,2013,48(1):3-7.

4. Newman SA,Miller NR. Optic tract syndrome. Neuro-ophthalmologic considerations. Arch Ophthalmol,1983, 101(8):1241-1250.

5. Glisson CC. Visual loss due to optic chiasm and retrochiasmal visual pathway lesions. Continuum(Minneap Minn),2014,20(4 euro-ophthalmology):907-921.

第六章

颅内压增高综合征

颅内压增高综合征（intracranial hypertension syndrome）导致视乳头水肿是由于脑蛛网膜下腔与视神经鞘膜下间隙相通所致。压力增高通过脑脊液传导至视乳头筛板后，使得筛板及筛板前视神经组织受压、水肿及缺血。颅内压增高导致的视乳头水肿多为双侧，且双眼程度基本对称。"papilledema"这个术语在国外特指由于颅内压增高导致的视乳头水肿；而通常炎症、缺血、浸润性及其他病因引起的视乳头水肿则称为"disc edema"或"swollen optic nerve"。在阅读国外文献及交流中希望大家予以区分。引起颅内压增高的原因可分为特发性及继发性，虽然视乳头水肿的外观对鉴别病因并无帮助，但疾病治疗首先应明确病因。下面将特发性颅内压增高与继发性颅内压增高进行分述。

第一节　特发性颅内压增高

【概述】

特发性颅内压增高（idiopathic intracranial hypertension, IIH），也称大脑假瘤（pseudotumor cerebri），良性颅内压增高等。为不明原因导致的脑脊液分泌-吸收失衡引起。患者多为育龄、较肥胖女性，近期体重有急剧增加。长期服用维生素A、四环素及环孢素类药物、多囊卵巢及男性打鼾均为易患因素。

【诊断标准】

2013年IIH修订诊断标准需符合：①视乳头水肿；②除脑神经外，其他神经系统无异常；③脑实质正常，无水肿、占位或结构异常；脑膜无强化；典型患者（女性、肥胖）MRI无异常脑膜强化（平扫或增强）；其他患者，MRI无异常脑膜强化（平扫或增强），MRV无殊；如无法行MRI检查，可查增强CT；④脑脊液成分正常；⑤腰穿颅内压增高：成人大于250mmH$_2$O；儿童大于280mmH$_2$O（如为非肥胖儿童，非镇静下测压，则大于250mmH$_2$O）[1]。

【临床特征】

视乳头水肿：IIH导致的视乳头水肿多为双侧对称性，但不除外由于视盘解剖结构差异出现的双侧不对称性表现。IIH病程的不同时期视乳头水肿的表现及程度有很大差异[2]。

早期：视盘边界模糊、视乳头抬高、表面充血、色红。由于该阶段疾病的临床表现尚不充分，诊断困难,需要结合很多辅助检查明确各种导致视盘水肿的病因。**中度:**视盘周边360°边界均不清、视盘扩大、表面血管部分被遮蔽、视盘周围同心圆样视网膜皱褶。**重度:**视乳头整体隆起、血管消失、伴有大量出血、渗出、静脉迂曲。棉绒斑的出现表明缺血。黄斑渗出时可有视物变形。**慢性期:**视盘呈"香槟酒瓶塞"样环形隆起,表面出血减少,覆盖白色轴浆渗出与胶质增生。由于慢性缺氧缺血视盘表面可以出现新生毛细血管以及静脉侧支循环。**晚期:**视盘隆起消退,继发性萎缩,颜色苍白,表面血管变细,白鞘形成。视网膜仍可见陈旧性渗出。

IIH 早期中心视野检查可完全正常或仅显示生理盲点扩大。随着疾病的进展视野表现为向心性缩小。严重视乳头水肿患者而视野表现为周边损害时,需要考虑视乳头病变;而轻度的视乳头水肿对应中心视力降低则需要考虑视神经病变。慢性期及晚期患者,由于合并缺血因素,视野损害可以出现鼻侧或弓形视野损害。晚期则仅残留中心视力。

颅脑 MRI 及增强是最有效的鉴别诊断手段。可明确颅内的占位、炎症及静脉血栓。磁共振动脉成像(MRA)及静脉成像(MRV)有助于更详细地了解血管系统疾病。IIH 影像学较具特征的征象均为脑脊液压力增高的间接表现:空蝶鞍、视神经鞘膜增宽、侧脑室前角裂隙样改变。

【治疗】

非药物治疗:采取减轻体重、治疗鼾症、停用可疑的药物等。药物:碳酸酐酶抑制剂类药物,如乙酰唑胺(acetazolamide,diamox),醋甲唑胺(methazolamide,尼目克司),使用前注意询问患者磺胺及其他药物过敏史。

手术有视神经鞘开窗术和脑室 - 腹腔分流术[3]。

【病例 6-1-1】

女性,23 岁,间断性双眼短暂视物黑朦 1 个月,多在低头及弯曲体位时出现,持续数秒,可完全缓解。伴双耳搏动性耳鸣。既往偏头痛病史,近期疼痛多为后颈部及肩部。否认避孕药、维生素 A 及其他药物长期服用史。近期体重增加 10kg,目前为 85kg(身高 165cm)。神经眼科检查:神清,语利,查体合作。BCVA:右眼 0.8;左眼 1.0。双侧瞳孔等大等圆,对光反射灵敏,未见 RAPD。眼底:双侧视盘水肿、边界不清、隆起;双侧黄斑及后极部视网膜未见明显渗出[图 6-1-1(1)]。Humphrey 视野:双眼视野基本正常[图 6-1-1(2)]。颅脑 MRI:未见明显占

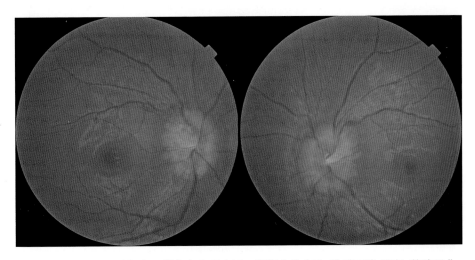

图 6-1-1(1)　特发性颅内压增高患者眼底示双侧视乳头水肿、边界不清、隆起、静脉迂曲

位,可见空蝶鞍,双侧视神经鞘蛛网膜下腔增粗。腰穿测脑脊液压力大于330mmH$_2$O(正常80~180mmH$_2$O),脑脊液细胞学及生化正常。诊断:特发性颅内压增高。处理:醋甲唑胺25mg,2次/天,逐渐加量至50mg,2次/天。积极减轻体重。预后:1个月后复诊,双眼一过性黑蒙消失,药物使用初期出现肢体末端刺痛感,能耐受。双侧视盘水肿明显减轻。3个月后复诊,BCVA:双眼1.0。眼底:双侧视盘水肿消退、鼻侧边界略模糊[图6-1-1(3)]。

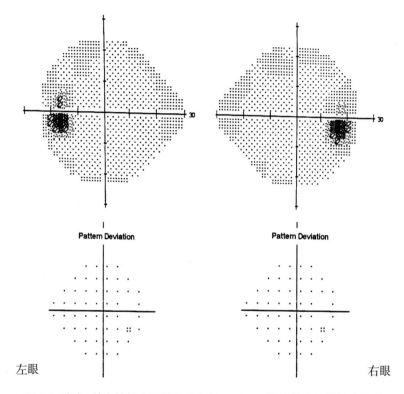

图6-1-1(2)　特发性颅内压增高患者Humphrey视野检查双眼基本正常

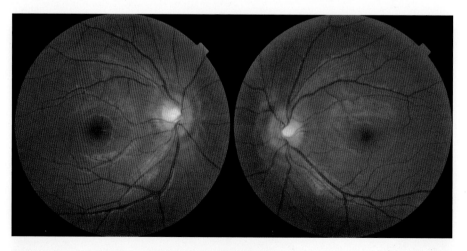

图6-1-1(3)　特发性颅内压增高患者经过醋甲唑胺治疗3个月后复诊双侧视乳头水肿较前明显减轻

【病例 6-1-2】

女性,29 岁,视物模糊 1 个月,伴间断性体位性黑矇 1 年。否认搏动性耳鸣。偶感头痛,多为后枕部。2 年前因妇科疾患服用雌激素类药物。目前长期服用维生素 E 及"中药",近年体重无显著变化,目前约 55kg。BCVA:双眼 1.0。双侧瞳孔等大等圆,对光反射灵敏,RAPD(−)。眼底:双侧视盘水肿、隆起、盘周少量线状出血[图 6-1-2(1)]。Humphrey 视野:双眼生理

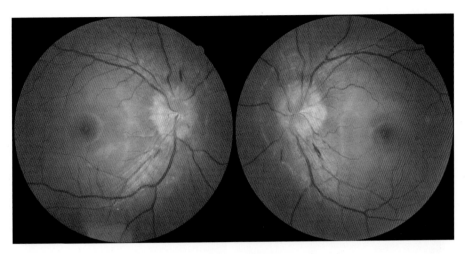

图 6-1-2(1) 特发性颅内压增高患者眼底示双侧视乳头边界欠清、水肿、盘周少量线状出血

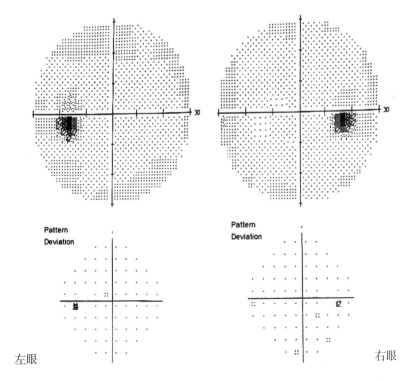

图 6-1-2(2) 特发性颅内压增高患者 Humphrey 视野示双眼生理盲点略扩大

盲点略扩大[图 6-1-2(2)]。颅脑及眼眶 MRI:双侧脑室未见扩大,颅内未见占位压迫,仅见空蝶鞍及双侧视神经鞘膜下间隙增宽[图 6-1-2(3)]。腰穿:测脑脊液压力 360mmH$_2$O(正常 80~180mmH$_2$O),脑脊液细胞学及生化正常。诊断:特发性颅内压增高。处理:醋甲唑胺 25mg,2 次/天,逐渐递增至 50mg,2 次/天。停用目前口服药物。随访:1 个月后复诊,双眼视乳头水肿明显消退[图 6-1-2(4)]。半年后随访,双眼视力稳定,眼底视乳头水肿消退[图 6-1-2(5)]。

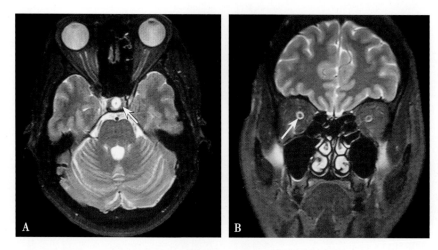

图 6-1-2(3) 特发性颅内压增高患者眼眶 MRI

A:T2WI 双侧视神经信号未见异常,仅见空蝶鞍(白箭头);B:冠状位双侧视神经鞘膜下间隙增宽(白箭头)

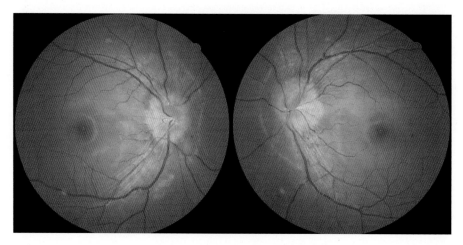

图 6-1-2(4) 特发性颅内压增高患者治疗 1 个月后随访眼底视乳头水肿较前好转、出血吸收

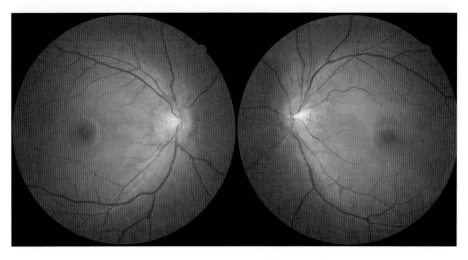

图 6-1-2(5)　特发性颅内压增高患者治疗半年后随访眼底双侧视乳头水肿消退

【病例 6-1-3】

女,49 岁,双眼视物模糊 1 个月,偶有一过性视物模糊,否认头痛及耳鸣。既往因卵巢囊肿使用过激素类药物。BCVA:双眼 1.0。眼底:双侧视乳头边界不清、视盘表面大血管遮蔽[图 6-1-3(1)]。视野:生理盲点略扩大[图 6-1-3(2)]。腰穿脑脊液压力 300mmH₂O。脑脊液细胞学正常。颅脑 MRI 仅见空蝶鞍。醋甲唑胺治疗后 1 个月,双侧视乳头水肿明显消退[图 6-1-3(3)]。

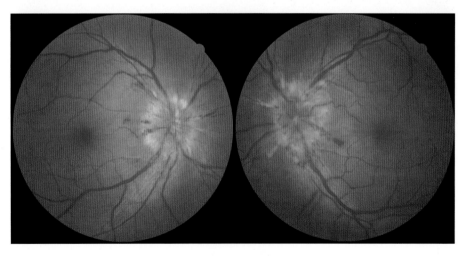

图 6-1-3(1)　特发性颅内压增高患者眼底示双侧视乳头边界不清、视盘表面大血管遮蔽

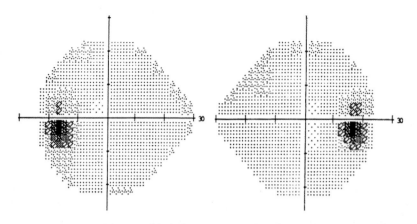

图 6-1-3（2）　特发性颅内压增高患者 Humphrey 视野检查示双眼生理盲点略扩大

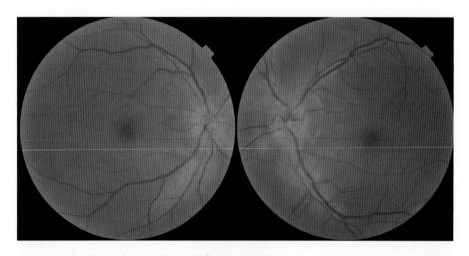

图 6-1-3（3）　特发性颅内压增高患者醋甲唑胺治疗后 1 个月，双侧视乳头水肿明显消退

【病例 6-1-4】

女性，19 岁，双眼视物模糊伴间歇性视物重影 3 个月，偶有头痛及耳鸣。既往青春期早熟，曾服用激素类药物。近期体重略增加约 2.5kg。BCVA：右眼 1.0；左眼 0.7。双侧瞳孔等大等圆，对光反射灵敏，RAPD（–）。眼底：双侧视盘鼻侧隆起、边界欠清、周边晕环；黄斑及视网膜未见异常［图 6-1-4（1）］。余神经系统查体无特殊。Humphrey 视野：双眼生理盲点扩大［图 6-1-4（2）］。颅脑 MRI：颞叶蛛网膜囊肿及空蝶鞍，双侧视神经信号未见异常［图 6-1-4（3）］。腰穿测脑脊液压力 300mmH$_2$O（正常 80~180mmH$_2$O），脑脊液细胞学及生化正常。诊断：特发性颅内压增高；蛛网膜囊肿。处理：醋甲唑胺 25mg，2 次 / 天，逐渐加量至 50mg，2 次 / 天。控制体重。预后：3 个月后复诊，双眼视力改善、复视消失。BCVA：双眼 1.0。双侧视乳头水肿较前好转［图 6-1-4（4）］。复查腰穿测脑脊液压力 220mmH$_2$O。半年后眼底双侧视乳头水肿消退［图 6-1-4（5）］。

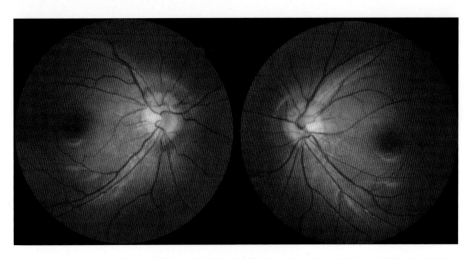

图 6-1-4(1) 特发性颅内压增高合并蛛网膜囊肿患者眼底示双侧视盘鼻侧隆起、边界欠清、周边晕环

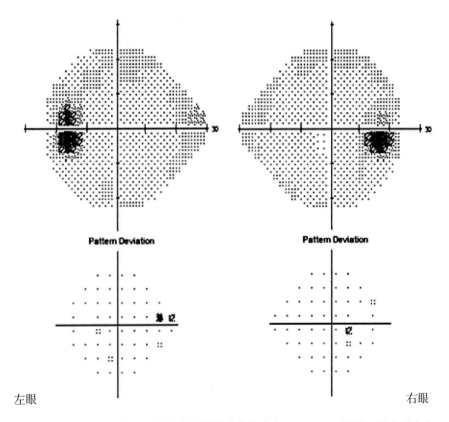

左眼 右眼

图 6-1-4(2) 特发性颅内压增高合并蛛网膜囊肿患者 Humphrey 视野双眼生理盲点略扩大

229

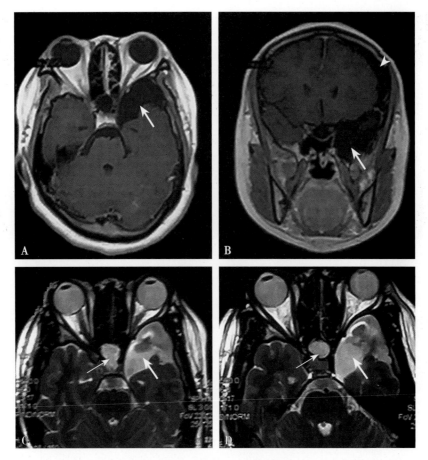

图 6-1-4(3)　特发性颅内压增高合并蛛网膜囊肿患者颅脑 MRI

A:T1WI 双侧视神经信号未见异常；左侧颞叶蛛网膜囊肿(白箭头)；B:冠状位颞叶蛛网膜囊肿(白箭头)及硬脑膜下积液(白箭头)；C:T2WI 空蝶鞍(细白箭头)及颞叶蛛网膜囊肿(白箭头)；D:空蝶鞍及颞叶蛛网膜囊肿

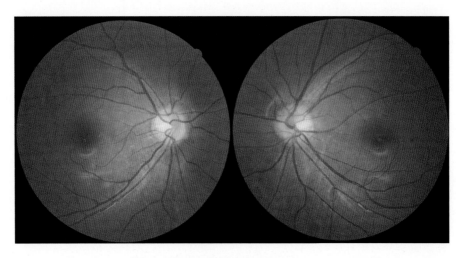

图 6-1-4(4)　特发性颅内压增高合并蛛网膜囊肿患者药物治疗 3 个月后双侧视乳头水肿较前减轻

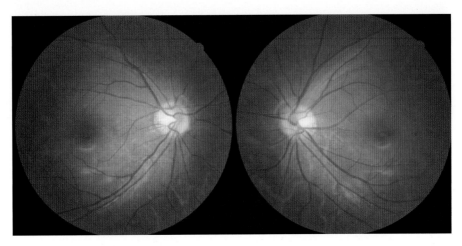

图 6-1-4(5) 特发性颅内压增高合并蛛网膜囊肿患者药物治疗半年后双侧视乳头水肿消退

【病例 6-1-5】

女性,30 岁,双眼视物模糊 3 个月,逐渐加重,伴耳鸣及一过性视物黑矇。既往贫血。否认特殊药物长期服用史。近期体重无明显变化。神经眼科检查:神清,语利,查体合作。BCVA:右眼 0.7;左眼 1.0。双侧瞳孔等大等圆,对光反射灵敏,RAPD(-)。眼底:双侧视盘边界欠清、隆起、周边晕环、视盘表面血管遮蔽、颜色苍白[图 6-1-5(1)]。余神经系统查体无特殊。Humphrey 视野:双眼视野向心性缩小[图 6-1-5(2)]。Goldmann 视野:双眼生理盲点扩大,周边视野略缩小[图 6-1-5(3)]。颅脑 MRI:未见明显占位压迫,可见空蝶鞍,双侧视神经鞘蛛网膜下腔增粗[图 6-1-5(4)]。腰穿测脑脊液压力大于 400mmH$_2$O(正常 80~180mmH$_2$O),脑脊液细胞学及生化正常。诊断:特发性颅内压增高;轻度贫血。处理:醋甲唑胺 25mg,2 次 / 天,逐渐加量至 50mg,2 次 / 天。纠正贫血。预后:5 个月后复诊,双眼视力改善,一过性黑矇消失。双侧视乳头水肿消退[图 6-1-5(5)]。

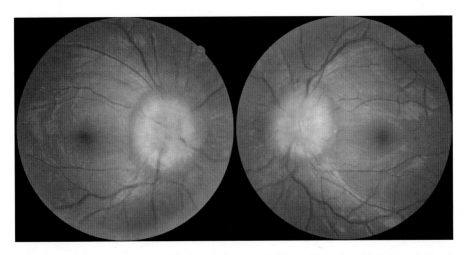

图 6-1-5(1) 特发性颅内压增高合并贫血患者,女性,30 岁,双眼视物模糊 3 个月,逐渐加重,伴耳鸣及一过性视物黑矇。既往贫血。眼底示双侧视乳头水肿、隆起、盘周完整晕环、视盘表面血管遮蔽、颜色苍白

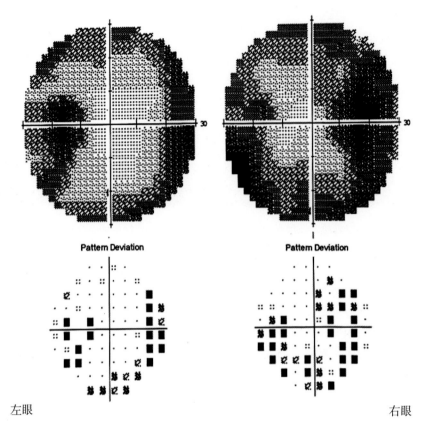

图 6-1-5(2) 特发性颅内压增高合并贫血患者 Humphrey 视野检查示双眼视野向心性缩小

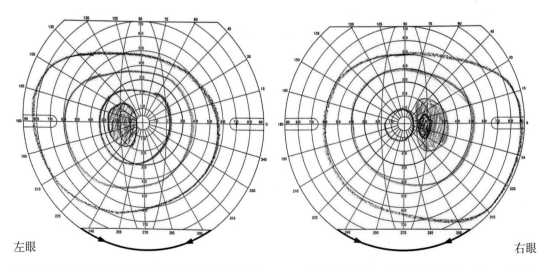

图 6-1-5(3) 特发性颅内压增高合并贫血患者 Goldmann 视野检查示双眼生理盲点扩大及视野向心性缩小

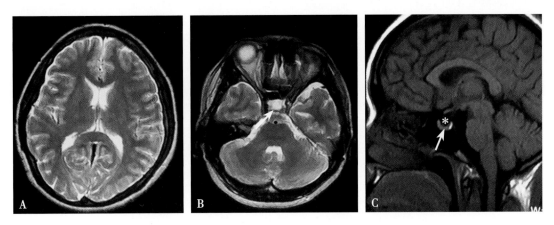

图 6-1-5(4)　特发性颅内压增高合并贫血患者颅脑 MRI

A:T2WI 双侧脑室无扩大,颅内未见占位;B:双侧视神经信号未见异常,仅见空蝶鞍(白箭头);C:冠状位空蝶鞍(*)

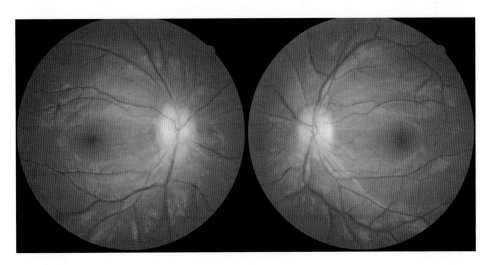

图 6-1-5(5)　特发性颅内压增高患者纠正贫血及醋甲唑胺治疗 5 个月后随访双侧视乳头水肿明显消退

【病例 6-1-6】

女性,30 岁,双眼一过性黑矇。近期服用避孕药。眼底:双侧视乳头边界不清,隆起、视盘表面大血管遮蔽(图 6-1-6)。视乳头周围完整的晕环,左眼颞侧视网膜皱褶。腰穿脑脊液压力 400mmH₂O。诊断:特发性颅内压增高。处理:停用激素,给予醋甲唑胺口服。

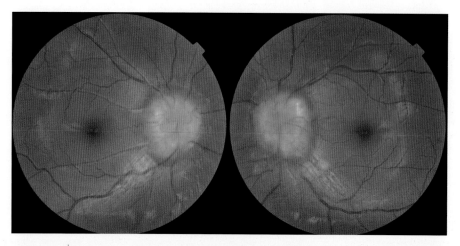

图 6-1-6 特发性颅内压增高患者服用避孕药眼底示双侧视乳头边界不清,隆起、视盘表面大血管遮蔽、视乳头周围完整的晕环,左眼颞侧视网膜皱褶

【病例 6-1-7】

女性,33 岁,双眼一过性黑矇伴头痛。近期体重增加明显。BCVA:双眼 1.0。眼底:双侧视乳头高度水肿、隆起、表面大血管遮蔽、周围完整晕环[图 6-1-7(1)]。Humphrey 视野:双眼均正常[图 6-1-7(2)]。颅脑 MRI 未见异常。腰穿脑脊液压力大于 330mmH₂O。诊断:特发性颅内压增高。处理:建议减轻体重,给予醋甲唑胺口服治疗。

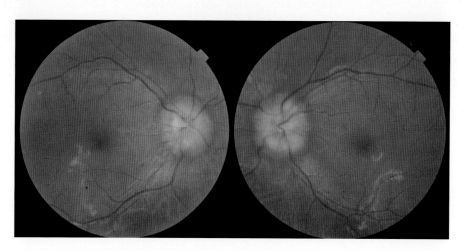

图 6-1-7(1) 特发性颅内压增高患者眼底示双侧视乳头高度水肿、隆起、表面大血管遮蔽、周围完整晕环

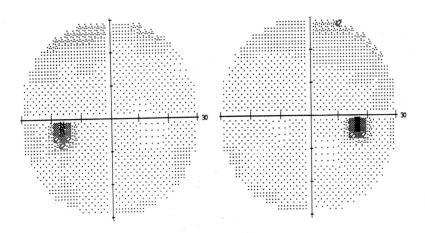

图 6-1-7(2) 特发性颅内压增高患者 Humphrey 视野检查双眼均正常

【病例 6-1-8】

女性,25 岁,双眼视物模糊,伴耳鸣,头痛。BCVA:双眼 0.8。眼底:双侧视乳头水肿、隆起、周围完整晕环(图 6-1-8)。颅脑 MRI 未见异常。腰穿脑脊液压力大于 330mmH$_2$O。诊断:特发性颅内压增高。

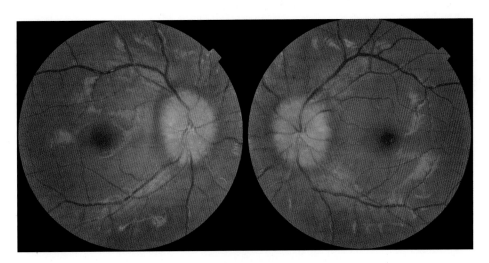

图 6-1-8 特发性颅内压增高患者眼底示双侧视乳头水肿、隆起、周围完整晕环

【病例 6-1-9】

男性,47 岁,双眼一过性黑矇伴视物模糊、耳鸣。既往鼾症。眼底双侧视乳头边界不清,水肿、隆起(图 6-1-9)。视盘表面毛细血管充血,右眼新生血管。视盘周围晕环。颅脑 MRI 未见颅内占位,仅提示空蝶鞍。腰穿脑脊液压力 350mmH$_2$O。诊断:特发性颅内压增高;鼾症。处理:建议减轻体重,治疗鼾症。

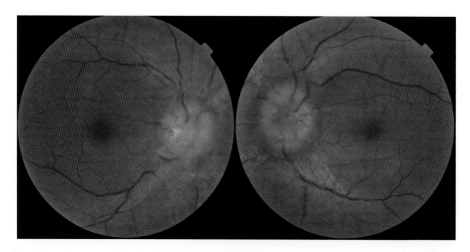

图 6-1-9　特发性颅内压增高并鼾症患者眼底示双侧视乳头边界不清,水肿、隆起

【病例 6-1-10】

女性,40 岁,双眼视物模糊伴一过性黑矇 2 年,伴头痛及耳鸣。既往多囊卵巢,服用激素类药物治疗。近期体重无明显增加。BCVA:右眼 0.8;左眼 1.0。双侧瞳孔等大等圆,对光反射灵敏,右眼 RAPD(+)。眼底:右侧视盘边界不清、色苍白、血管变细;左眼视盘水肿、隆起、视盘表面血管遮蔽、周围晕环[图 6-1-10(1)]。Humphrey 视野:右眼下方弓形视野缺损;左眼生理盲点略扩大[图 6-1-10(2)]。颅脑 MRI:未见明显占位压迫,可见空蝶鞍,双侧视神经鞘蛛网膜下腔增粗。腰穿测脑脊液压力大于 330mmH$_2$O。诊断:特发性颅内压增高;多囊卵巢。处理:醋甲唑胺 25mg,2 次 / 天,逐渐加量至 50mg,2 次 / 天。停用性激素类药物。

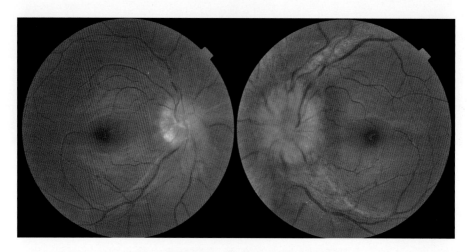

图 6-1-10(1)　特发性颅内压增高晚期患者眼底右侧视盘边界不清、色苍白、血管变细;
左眼视盘水肿、隆起、视盘表面血管遮蔽、周围晕环

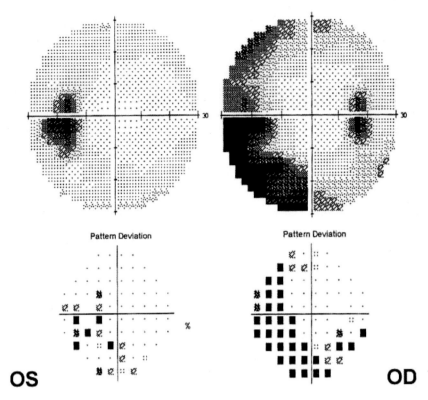

图 6-1-10(2)　特发性颅内压增高晚期患者 Humphrey 视野示右眼下方弓形视野缺损；左眼生理盲点略扩大

【病例 6-1-11】

男性，47 岁，双眼视力下降 3 年，逐渐加重。当地医院按照"葡萄膜炎"给予激素治疗，效果不佳。患者间断性耳鸣 1 年，偶有体位性黑矇。既往严重睡眠呼吸暂停，未治疗。体重约 80kg（身高 170cm）。BCVA：右眼 0.7；左眼 1.0。双侧瞳孔等大等圆，对光反射灵敏，右眼 RAPD（+）。眼底：双侧视盘边界欠清、右眼视盘可见眼睫状引流血管，左眼盘周可见视网膜环形皱褶［图 6-1-11（1）］。Humphrey 视野：右眼下方及颞侧视野缺损；左眼颞下方视野缺损［6-1-11（2）］。视盘 OCT：双侧视盘隆起，神经纤维层水肿［图 6-1-11（3）］。颅脑 MRI：未见明显占位压迫，可见空蝶鞍，双侧视神经鞘蛛网膜下腔增粗。腰穿测脑脊液压力大于 330mmH$_2$O，脑脊液细胞学及生化正常。诊断：特发性颅内压增高；睡眠呼吸暂停综合征。处理：积极治疗睡眠呼吸暂停综合征；醋甲唑胺 25mg，2 次 / 天，逐渐加量至 50mg，2 次 / 天。

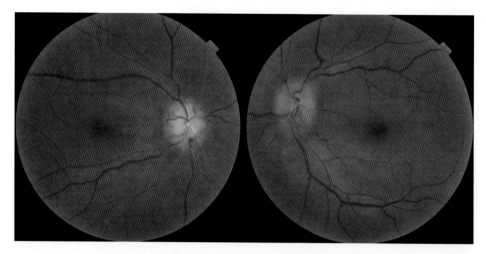

图 6-1-11(1)　特发性颅内压增高合并睡眠呼吸暂停患者眼底双侧视盘边界欠清、右眼视盘色苍白、可见眼睫状引流血管；左眼盘周可见视网膜环形皱褶

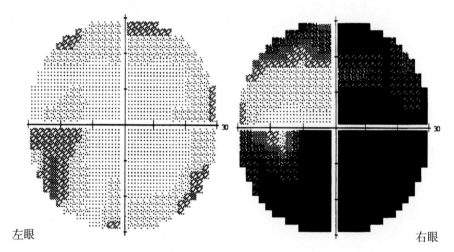

图 6-1-11(2)　特发性颅内压增高合并睡眠呼吸暂停患者 Humphrey 视野示右眼下方及颞侧视野缺损；左眼颞下方视野缺损

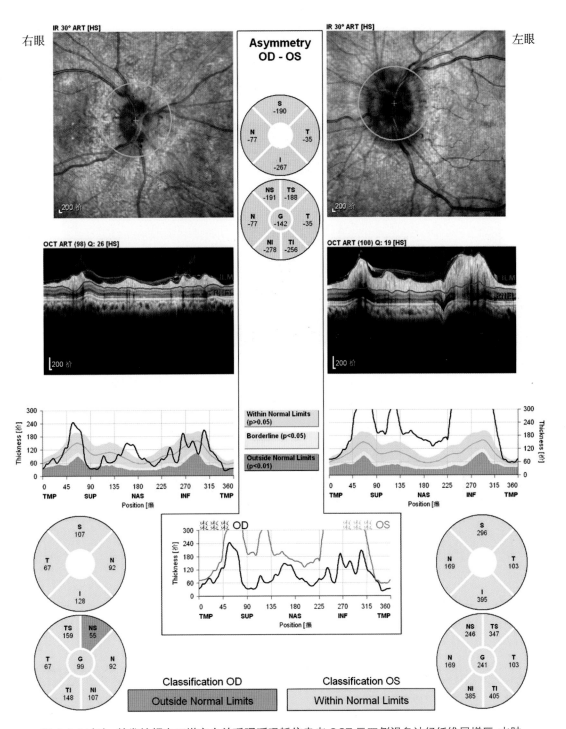

图 6-1-11(3) 特发性颅内压增高合并睡眠呼吸暂停患者 OCT 示双侧视盘神经纤维层增厚、水肿

【病例 6-1-12】

男性,51 岁,双眼视力下降 8 个月。有一过性黑矇及耳鸣数年。严重睡眠呼吸暂停综合征。BCVA:右眼 0.2,左眼 0.3。眼底:双侧视乳头边界欠清、苍白、胶质增生,伴视盘睫状引流血管[图 6-1-12(1)]。Humphrey 视野:双眼严重视野缩小[图 6-1-12(2)]。颅脑 MRI 未见明显占位,仅提示空蝶鞍及双侧视神经鞘膜下积液。腰穿脑脊液压力大于 330mmH$_2$O。诊断:特发性颅内压增高(晚期);视神经萎缩。处理:积极治疗睡眠呼吸暂停综合征。

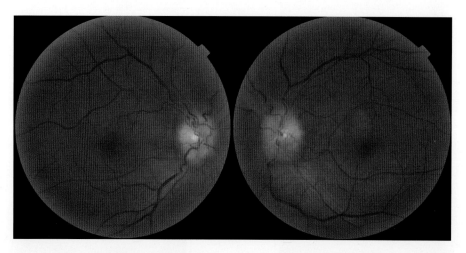

图 6-1-12(1)　特发性颅内压增高晚期患者眼底示双侧视乳头边界欠清、苍白、胶质增生,伴视盘睫状引流血管

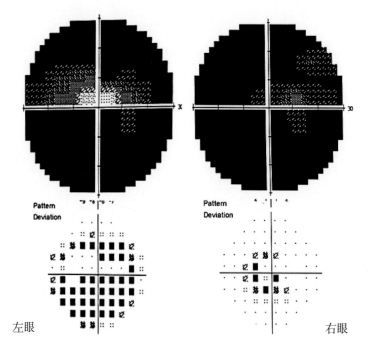

图 6-1-12(2)　特发性颅内压增高晚期患者 Humphrey 视野双眼向心性缩小,左眼仅存中心 5° 视野

【病例 6-1-13】

女性,28 岁,双眼视力进行性下降 2 年。病初伴体位性一过性黑矇、搏动性耳鸣及头痛。当地医院按照"妊娠高血压"积极控制血压后视力仍无改善。既往体健,否外伤。体重无明显增加。BCVA:右眼 0.6;左眼 0.5。双侧瞳孔等大等圆,对光反射灵敏,RAPD(−)。眼底:双侧视乳头边界模糊、视神经萎缩、苍白、表面胶质增生、血管变细[图 6-1-13(1)]。Humphrey 视野:双眼向心性缩小[图 6-1-13(2)]。视网膜 OCT:黄斑 GCC-cube 扫描见双侧黄斑 GCC 明显变薄[图 6-1-13(3)]。颅脑 MRI:无颅内占位压迫,可见空蝶鞍,双侧视神经鞘膜下间隙增宽[图 6-1-13(4)]。腰穿测脑脊液压力 300mmH$_2$O,脑脊液细胞学及生化正常。诊断:特发性颅内压增高(晚期);视神经萎缩。处理:醋甲唑胺 25mg,2 次/天,逐渐加量至 50mg,2 次/天。建议行脑室-腹腔分流或视神经鞘膜开窗术。

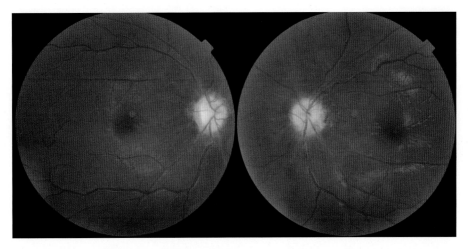

图 6-1-13(1)　特发性颅内压增高晚期患者眼底示双侧视乳头边界不清、萎缩、视乳头表面胶质增生、血管变细

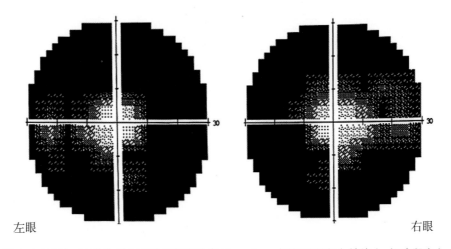

左眼　　　　　　　　　　　　　　右眼

图 6-1-13(2)　特发性颅内压增高晚期患者 Humphrey 视野双眼向心性缩小,仅残留中心 10° 视野

241

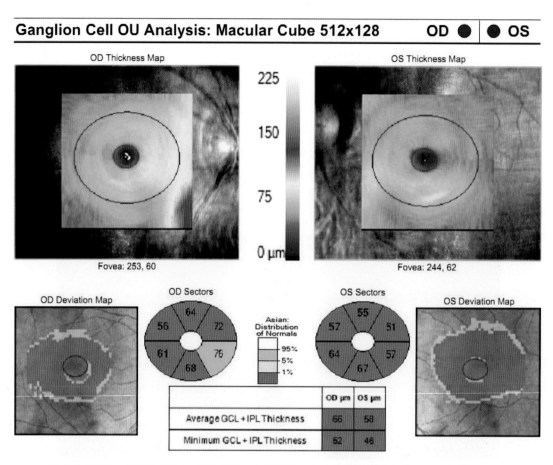

图 6-1-13(3) 特发性颅内压增高晚期患者视网膜 OCT：黄斑神经节细胞 cube 扫描见双侧黄斑 GCL 明显变薄

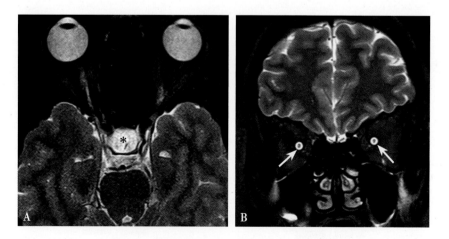

图 6-1-13(4) 特发性颅内压增高晚期患者颅脑 MRI 示双侧视神经鞘膜下积液，空蝶鞍

【病例 6-1-14】

女性,48 岁。双眼视力下降伴耳鸣。既往卵巢囊肿服用激素类药物治疗。眼底:双侧视乳头边界不清,萎缩,视乳头表面胶质增生,血管变细[图 6-1-14(1)]。颅脑 MRI 可见空蝶鞍(白箭头)及视神经鞘膜增宽(白箭头)[图 6-1-14(2)]。患者为颅内压增高晚期视神经萎缩。

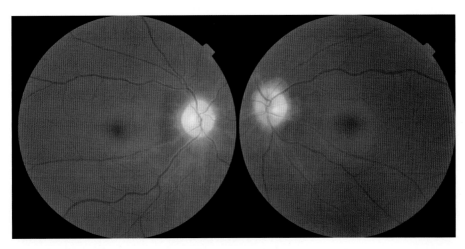

图 6-1-14(1) 特发性颅内压增高晚期患者眼底示双侧视乳头边界不清,萎缩,视盘表面胶质增生,血管变细

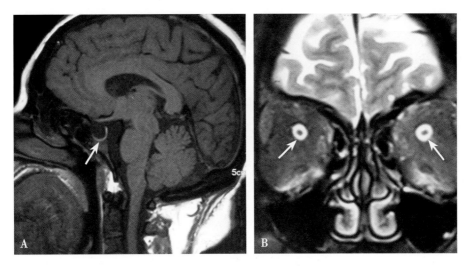

图 6-1-14(2) 特发性颅内压增高晚期患者颅脑 MRI 可见空蝶鞍(白箭头)及视神经鞘膜增宽(白箭头)。患者为颅内压增高慢性期视神经萎缩

第二节　继发性颅内压增高

【概述】

相对于 IIH 的特发性,继发性颅内压增高指由各种明确的致病因素引起的颅内压增高。常见病因为颅内占位、感染、梗阻性脑积水、脑卒中后及脑静脉系统疾病。与 IIH 较为良性病程相比,继发性颅内压为神经系统急症,处理不及时有生命风险,首诊眼科的患者应尽快查明病因、及时转诊、积极治疗。

【诊断标准】

正常腰穿脑脊液压力设定为 80~180mmH$_2$O,高于此范围应属于颅内压增高,依据患者病情程度不同而分级。

【临床特征】

视乳头水肿形态与 IIH 相同,但发展更为迅速、凶险。早期头痛较为突出。急性感染、脑病更易引起视盘周围出血。慢性期患者多为肿瘤长期慢性压迫或造成梗阻性脑积水、脑静脉回流障碍导致。不同病因患者在不同时期就诊时眼底表现不同。在下述病例中详述。

【治疗】

首先尽快明确病因,进行对因治疗:如手术解除肿瘤占位和积极控制感染等。甘露醇等脱水降颅压药物及各种脑室分流措施依据患者具体病情均可供选择。

【病例 6-2-1】

女性,27 岁,双眼一过性黑矇、视物重影 1 个月,伴头痛。既往体健,否认外伤史,近期体重无明显变化。BCVA:右眼 0.9;左眼 1.0。眼底:双侧视乳头高度水肿、边界模糊、隆起、出血[图 6-2-1(1)]。颅脑 MRI:右侧额颞部肿瘤占位[图 6-2-1(2)]。术后病理证实为非典型脑膜瘤。术后 1 个月复查,双眼视乳头水肿较前明显减轻[图 6-2-1(3)]。

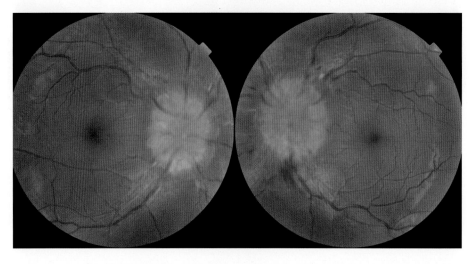

图 6-2-1(1)　颅内肿瘤患者眼底示双侧视乳头高度水肿、边界模糊、隆起、左眼视盘下方出血

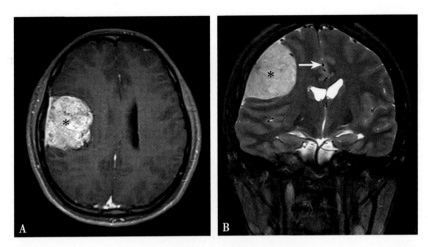

图 6-2-1(2)　颅内肿瘤患者颅脑 MRI

A:T1WI 增强后见右侧额颞叶占位(*);B:冠状位中线结构向左侧偏移(白箭头)

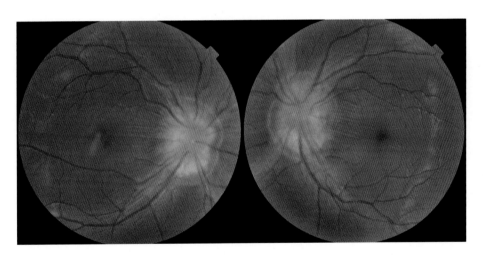

图 6-2-1(3)　颅内肿瘤患者术后复查双眼视乳头水肿明显消退,残留盘周环状痕迹和视网膜皱褶

【病例 6-2-2】

男性,21 岁,双眼视物成双 3 个月,伴耳鸣。BCVA:双眼 1.0。眼底:双侧视乳头水肿、边界不清、盘周出血[图 6-2-2(1)]。颅脑 MRI:桥小脑角肿瘤占位[图 6-2-2(2)],导致脑脊液循环受阻,出现颅内压增高。

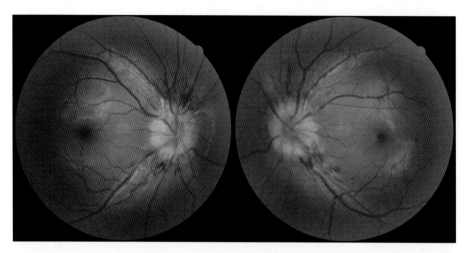

图 6-2-2(1) 桥小脑占位患者眼底示双侧视乳头水肿、边界不清、盘周出血

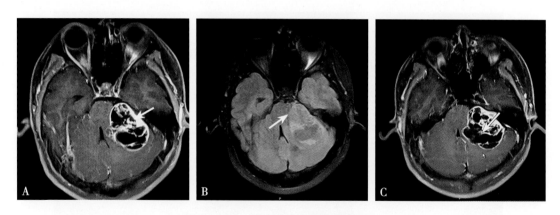

图 6-2-2(2) 桥小脑占位患者颅脑 MRI

A:T1WI 增强后见左侧桥小脑角占位(白箭头);B:T2Flair 左侧小脑组织肿胀,脑桥受压移位(白箭头);C:肿瘤内出血、液化(白箭头)

【病例 6-2-3】

女性,27 岁,双眼视力下降伴左侧听力下降,走路不稳。病初伴体位性一过性黑矇。BCVA:双眼 1.0。眼底:双侧视乳头水肿、隆起,呈"香槟酒瓶塞"状。视盘表面大血管遮蔽,可见新生毛细血管;双侧视网膜放射状皱褶、累及黄斑[图 6-2-3(1)]。Humphrey 视野:双眼生理盲点扩大,右眼严重[图 6-2-3(2)]。颅脑 MRI:脑干听神经瘤、脑积水[图 6-2-3(3)]。诊断:听神经瘤;梗阻性脑积水;颅内压增高。手术行肿瘤切除同时放置脑室 - 腹腔分流管。术后 3 个月眼底:视乳头水肿明显消退[图 6-2-3(4)]。

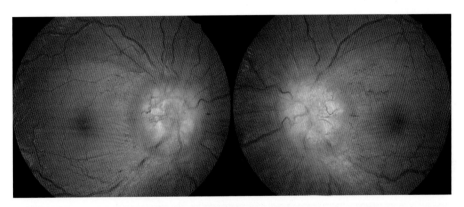

图 6-2-3(1) 脑干肿瘤患者眼底示双侧视乳头水肿、隆起,呈"香槟酒瓶塞"状,视盘表面大血管遮蔽,可见新生毛细血管;双侧视网膜放射状皱褶,累及黄斑

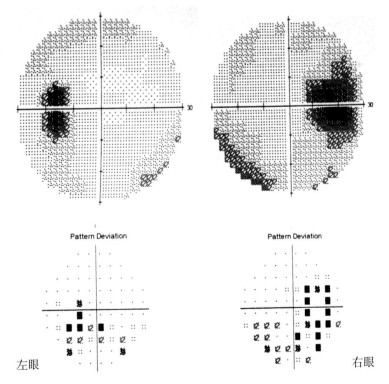

图 6-2-3(2) 脑干肿瘤患者 Humphrey 视野示双眼生理盲点扩大,右眼严重

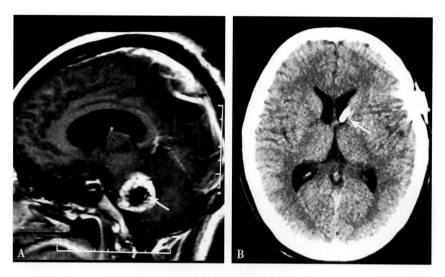

图 6-2-3(3)　脑干肿瘤患者颅脑 MRI

A:矢状位示脑干背侧肿瘤(白箭头)压迫第四脑室,造成梗阻性脑积水;B:脑室 - 腹腔分流管位于左侧侧脑室(白箭头),分流后双侧侧脑室较前缩小

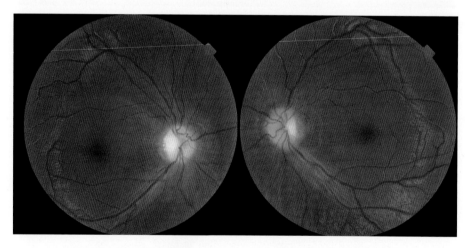

图 6-2-3(4)　脑干肿瘤患者术后 3 个月双侧视乳头水肿明显消退

【病例 6-2-4】

　　男性,21 岁,双眼视物模糊 5 个月,右眼严重。偶伴有头晕及心悸感。既往体健,否认外伤史。BCVA:右眼 HM;左眼 0.6。右眼 RAPD(+)。眼底:双侧视乳头高度水肿,隆起,视盘表面毛细血管扩张,水肿累及黄斑及视网膜[图 6-2-4(1)]。Octopus 视野:右眼弥漫性缺损;左眼下方水平视野缺损[图 6-2-4(2)]。Goldmann 周边视野:右眼残存颞侧视岛;左眼周边视野明显缩小[图 6-2-4(3)]。颅脑 MRI:双侧视神经增粗、空蝶鞍、侧脑室后角明显扩大、第四脑室上方占位,阻塞中脑导水管[图 6-2-4(4)]。诊断:室管膜瘤;梗阻性脑积水;颅内压增高。处理:转神经外科手术治疗。

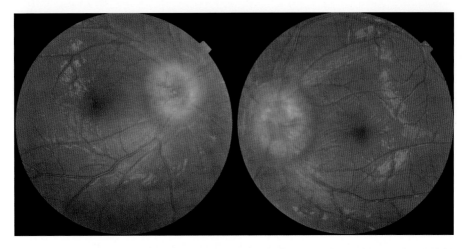

图 6-2-4(1) 第四脑室肿瘤患者眼底双侧视乳头高度水肿,隆起,视盘表面毛细血管扩张;水肿累及黄斑及视网膜

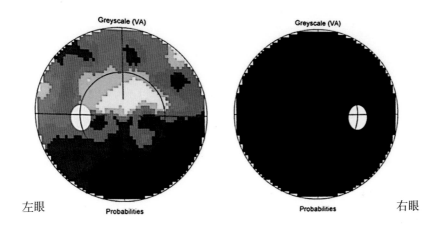

图 6-2-4(2) 第四脑室肿瘤患者 Octopus 视野示右眼弥漫性缺损;左眼下方水平视野缺损

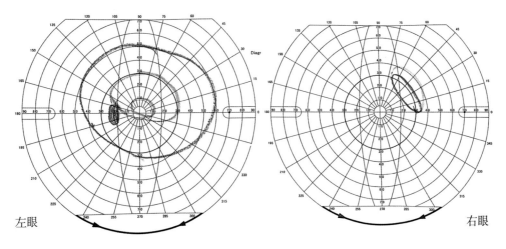

图 6-2-4(3) 第四脑室肿瘤患者 Goldmann 视野示右眼残存颞侧视岛;左眼周边视野明显缩小

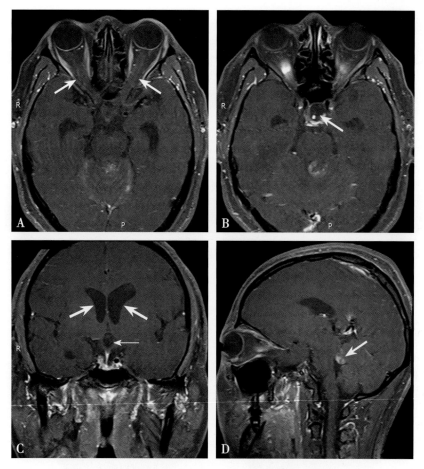

图 6-2-4(4) 第四脑室肿瘤患者颅脑 MRI

A：T1WI 增强后双侧视神经（白箭头）增粗、信号未见异常；B：轴位可见空蝶鞍（白箭头）；C：冠状位双侧侧脑室明显扩大（粗箭头），第三脑室扩大（细箭头）；D：矢状位第四脑室上方占位（白箭头），阻塞中脑导水管

【病例 6-2-5】

女性，31 岁，双眼视力进行性下降 1 个月。既往双下肢反复静脉血栓 1 年，诊断脑静脉窦血栓 4 个月，予以抗凝治疗。反复口腔溃疡十余年。BCVA：右眼 HM；左眼 0.05。眼底：双侧视乳头高度隆起、水肿、黄斑星芒样渗出［图 6-2-5(1)］。Humphrey 视野：双眼向心性缩小［图 6-2-5(2)］。颅脑 MRI，颅脑 MRV 示上矢状窦血栓形成［图 6-2-5(3)］。诊断：脑静脉窦血栓形成；颅内压增高。处理：甲泼尼龙静脉冲击治疗，醋甲唑胺及肝素治疗。1 个月后随访，眼底视乳头水肿略消退［图 6-2-5(4)］。

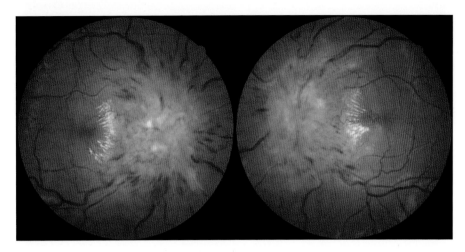

图 6-2-5(1) 脑静脉窦血栓形成患者眼底示双侧视乳头高度隆起、表面渗出、血管遮蔽；双侧黄斑星芒样渗出

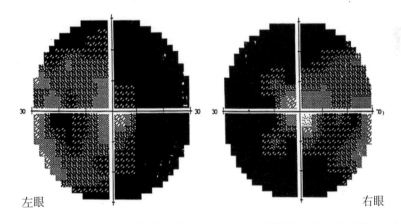

左眼   右眼

图 6-2-5(2) 脑静脉窦血栓形成患者 Humphrey 视野示双眼向心性缩小

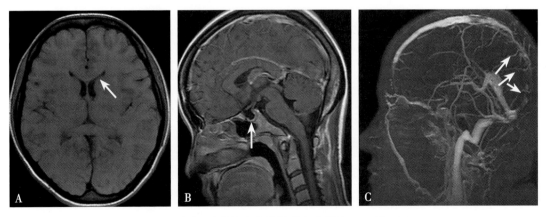

图 6-2-5(3) 脑静脉窦血栓形成患者颅脑 MRI 及 MRV

A：双侧侧脑室无扩大（白箭头）；B：矢状位可见空蝶鞍（白箭头）；C：MRV 示上矢状造影剂未填充，血栓形成（白箭头）

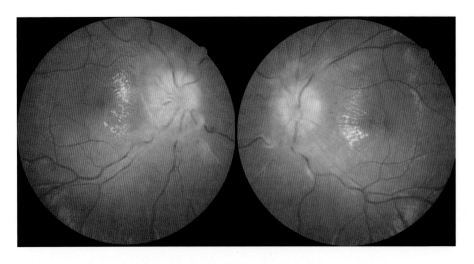

图 6-2-5(4) 脑静脉窦血栓形成患者治疗后双侧视乳头水肿较前减轻

【病例 6-2-6】

男性,58 岁,双眼视力进行性下降 7~8 年,右眼显著。20 年前有头部外伤史。BCVA: 右眼 0.1;左眼 0.5。眼底:双眼视乳头边界欠清、右眼视盘颜色苍白、左眼视盘表面充血;双眼视网膜静脉迂曲[图 6-2-6(1)]。Octopus 视野:右眼弥漫性缺损;左眼向心性视野缺损[图 6-2-6(2)]。Goldmann 周边视野:右眼仅存颞下方视野;左眼周边视野缺损[图 6-2-6(3)]。眼眶 MRI:双侧视神经信号未见异常,空蝶鞍。上矢状窦偏右侧可见占位性病灶,明显强化,脑膜瘤可能性大[图 6-2-6(4)]。处理:转神经外科行手术治疗,解除上矢状窦压迫,降低颅内压。

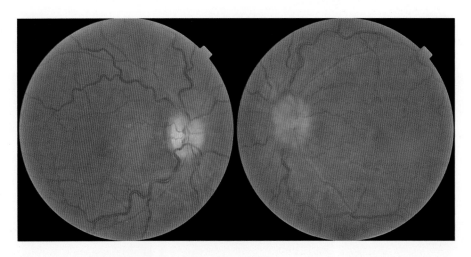

图 6-2-6(1) 脑膜瘤患者眼底示双眼视乳头边界欠清、右眼视盘颜色苍白、左眼视盘表面充血;双眼视网膜静脉迂曲

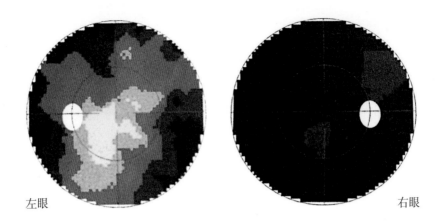

左眼　　　　　　　　　　　　　　　　　右眼

图 6-2-6(2)　脑膜瘤患者 Octopus 视野示右眼弥漫性缺损；左眼向心性视野缺损

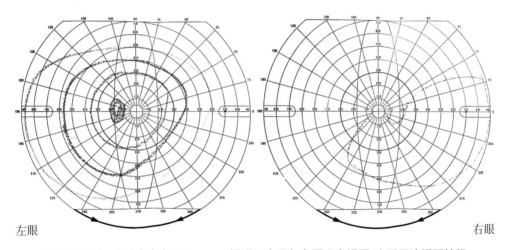

左眼　　　　　　　　　　　　　　　　　右眼

图 6-2-6(3)　脑膜瘤患者 Goldmann 视野示右眼仅存颞下方视野；左眼周边视野缺损

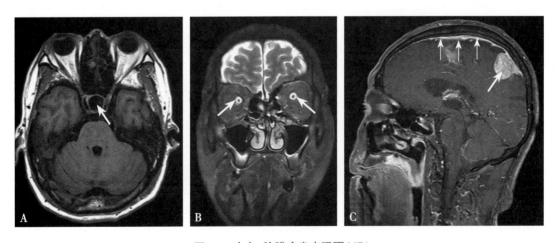

图 6-2-6(4)　脑膜瘤患者眼眶 MRI

A：轴位 T1 加权见空蝶鞍（箭头），双侧视神经形态正常；B：冠状位 T2 见双侧视神经鞘膜增宽（箭头），视神经信号正常；C：矢状位 T1 增强见上矢状窦后部肿瘤（粗箭头），偏右侧，矢状窦（细箭头）强化

【病例 6-2-7】

男性,62 岁,双眼视力下降 1 个月,伴头痛、耳鸣。3 个月前诊断出胃癌,已行化疗 3 个疗程。否认高血压病史。BCVA:右眼 NLP;左眼 CF。眼底:眼底双侧视乳头水肿、隆起,盘周出血伴视网膜渗出[图 6-2-7(1)]。颅脑 MRI:示双侧视神经信号正常,脑膜强化,未见明显颅内占位[图 6-2-7(2)]。腰穿:脑脊液压力 290mmH$_2$O。脑脊液白细胞 10×10^6 个。脑脊液蛋白 474mg/L(正常 150~450mg/L)增高。脑脊液病理学提示:异性细胞,可疑腺细胞来源。诊断:脑膜癌病;颅内压增高;胃癌。处理:积极治疗原发病,建议椎管内注射化疗药物。

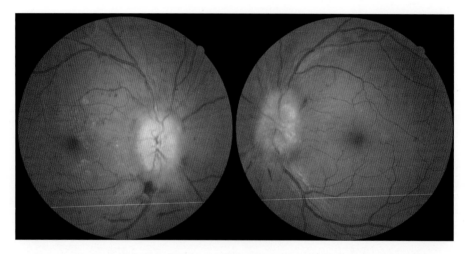

图 6-2-7(1)　脑膜癌病患者眼底示双侧视乳头水肿、边界不清、盘周出血伴渗出

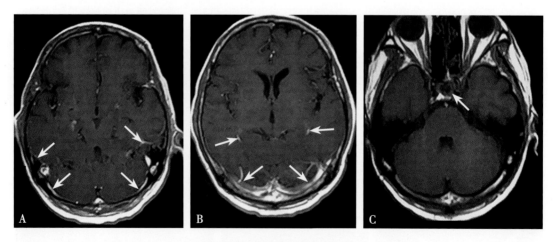

图 6-2-7(2)　脑膜癌病患者颅脑 MRI

A 和 B:T1WI 未见明显颅内占位,增强后见广泛软脑膜强化(白箭头);C:双侧视神经信号正常,空蝶鞍(白箭头)

【病例 6-2-8】

男性,38 岁,双眼视力进行性下降 3 年,近半年明显加重。4 年前因颅脑外伤致蛛网膜下腔出血、癫痫发作。BCVA:右眼 HM;左眼 0.03。眼底:双侧视盘边界不清,色苍白,视神经萎缩,眼底静脉高度迂曲[图 6-2-8(1)]。Humphrey 视野:双眼弥漫性缺损[图 6-2-8(2)]。颅脑 CT:左侧颞叶脑沟回见高信号影,为脑血管畸形伴蛛网膜下腔出血[图 6-2-8(3)]。腰穿测脑脊液压力 315mmH$_2$O(正常 80~180mmH$_2$O),脑脊液细胞学及生化正常。诊断:蛛网膜下腔出血;颅内压增高。建议尽快手术行脑室 - 腹腔分流术,保护残存视力。

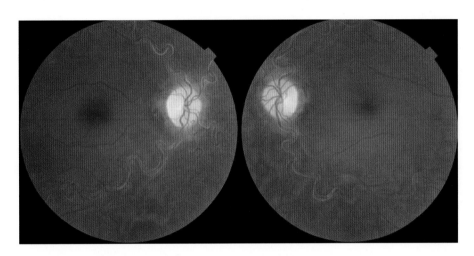

图 6-2-8(1)　蛛网膜下腔出血继发颅内压增高患者眼底示双侧视盘边界不清,色苍白,视神经萎缩,视网膜静脉高度迂曲

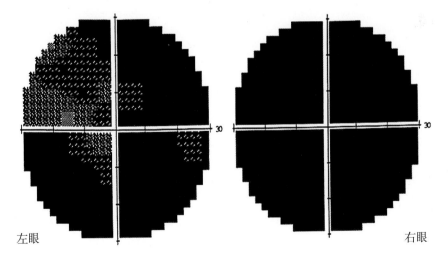

左眼　　　　　　　　　　　　　　　　右眼

图 6-2-8(2)　蛛网膜下腔出血继发颅内压增高患者 Humphrey 视野示双眼严重弥漫性缺损

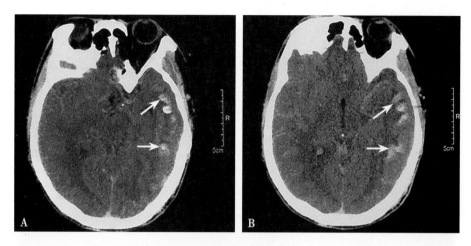

图 6-2-8(3) 蛛网膜下腔出血继发颅内压增高患者颅脑 CT 示左侧颞叶脑沟回见高信号影,为蛛网膜下腔出血(白箭头)

【病例 6-2-9】

男性,35 岁,急性静脉窦血栓治疗后。眼底双侧视乳头边界欠清,色苍白。黄斑渗出,视网膜下大片出血[图 6-2-9(1)]。3 个月后随访眼底视神经萎缩,胶质增生,视网膜下出血基本吸收[图 6-2-9(2)]。

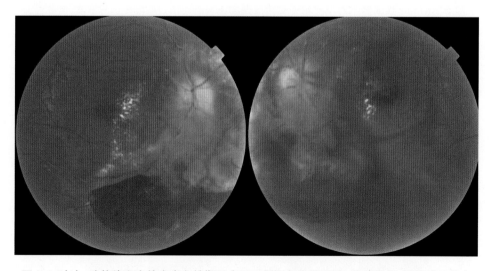

图 6-2-9(1) 脑静脉窦血栓患者急性期眼底示双侧视盘边界不清,黄斑渗出、视网膜下出血

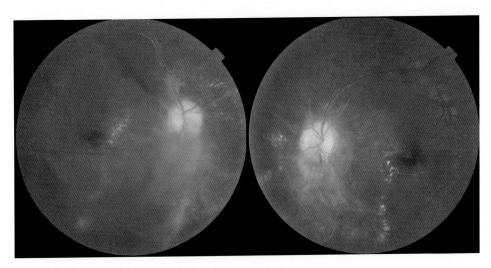

图 6-2-9(2) 脑静脉窦血栓患者慢性期眼底示双侧视盘苍白、萎缩、胶质增生,视网膜下出血基本吸收

【病例 6-2-10】

男童,6岁,脑积水,双眼视力下降。BCVA:可疑光感。眼底:双侧视乳头边界不清、苍白、视网膜陈旧性渗出[图 6-2-10(1)]。颅脑 MRI:双侧脑室对称性扩大,皮质缺血[图 6-2-10(2)]。外科行脑室分流术。术后复查,眼底见图 6-2-10(3)。复查颅脑 MRI 脑积水较前明显好转[图 6-2-10(4)]。

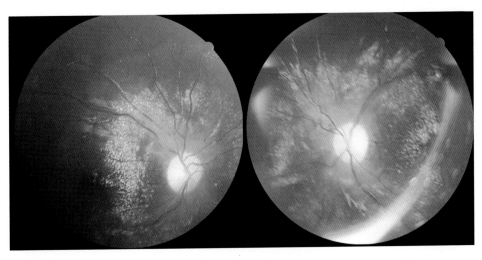

图 6-2-10(1) 脑积水患儿眼底双侧视盘苍白、萎缩、胶质增生,黄斑及视网膜陈旧性渗出

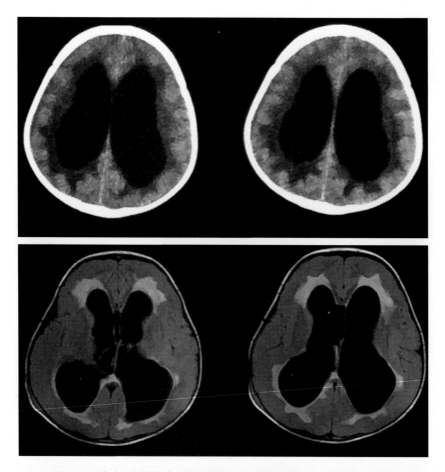

图 6-2-10(2)　脑积水患儿颅脑 MRI 示双侧脑室扩大,皮质缺血改变

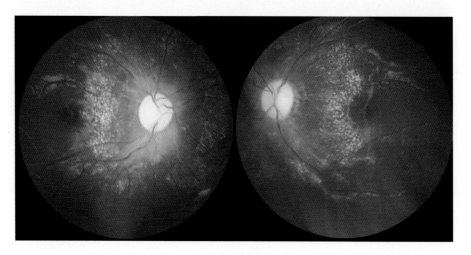

图 6-2-10(3)　脑积水患儿手术后眼底双侧视盘苍白、萎缩、渗出较前略好转

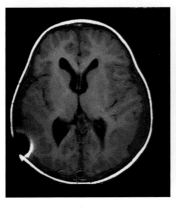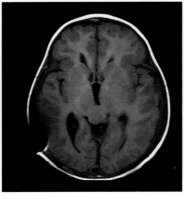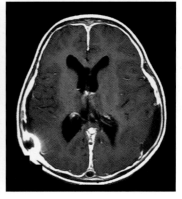

图 6-2-10(4)　脑积水患儿术后颅脑 MRI 示双侧脑室恢复至正常大小,右侧顶叶放置引流管

【病例 6-2-11】

女性,42 岁,双眼一过性黑矇 2 个月,近期双眼下方视物遮挡。否认头痛及近期体重增加。BCVA:右眼 0.5,左眼 0.7。眼底双侧视盘边界不清、水肿、隆起;视盘表面毛细血管充血、大血管遮蔽;左眼视网膜皱褶[图 6-2-11(1)]。Octopus 视野:双眼下方水平视野缺损[6-2-11(2)]。颅脑 MRI:左侧颞部肿瘤占位,周边神经水肿,左侧脑室及脑干受压移位[6-2-11(3)]。诊断:脑膜瘤,颅内压增高,脑疝。处理:建议手术治疗。

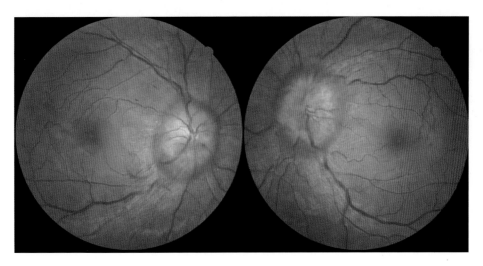

图 6-2-11(1)　脑膜瘤导致颅内压增高患者眼底示双侧视盘边界不清、水肿、隆起;视盘表面毛细血管充血、大血管遮蔽;左眼视网膜皱褶

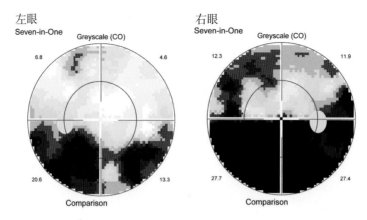

图 6-2-11(2)　脑膜瘤导致颅内压增高患者 Octopus 视野示双眼下方水平视野缺损,为视盘缺血改变

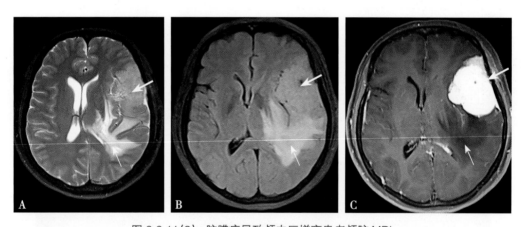

图 6-2-11(3)　脑膜瘤导致颅内压增高患者颅脑 MRI
A:T2 加权见左侧颞叶肿瘤占位(粗白箭头),周边脑组织水肿(细白箭头),左侧脑室受压;B:Flair 加权见肿瘤(粗白箭头)与周围水肿(细白箭头);C:T1 加权增强见肿瘤明显强化(粗白箭头)

【点评】

　　上述病例我们列举了继发性颅内压增高的一些常见病因。可以看出患者首诊眼科多因为出现一过性视物模糊、复视,晚期为视力下降。眼底表现各异:早期视盘边界模糊、盘周出血;慢性期出血逐渐消退,但黄斑、视网膜残留渗出;晚期为继发性视神经萎缩,患者视力下降、管状视野。不同病因、不同时期的眼部表现有差异,需要结合病史、病情演变情况及辅助检查加以综合分析。

参考文献

1. Friedman DI,Liu GT,Digre KB. Revised diagnostic criteria for the pseudotumor cerebri syndrome in adults and children. Neurology,2013,81(13):1159-1165.
2. 田国红. 特发性颅内压增高的诊疗流程. 中国眼耳鼻喉科杂志,2015,15(6):445-448.
3. Chan JW. Current concepts and strategies in the diagnosis and management of idiopathic intracranial hypertension in adults. J Neurol,2017:1-12.

第七章

遗传性视神经病变

遗传性视神经病变(hereditary optic neuropathy,HON)是儿童及青少年中导致视力障碍的主要眼疾之一。不同年龄、性别的患者由于遗传疾病的背景各异,因此,临床因急、慢性视力下降或"视神经萎缩"来诊要求进一步检查的患者中 HON 的疾病分类不尽相同。临床常见 Leber 遗传性视神经病(Leber hereditary optic neuropathy,LHON)及国外报道较多的常染色体显性遗传性视神经病(autosomal dominant hereditary optic atrophy,ADOA),以及伴发神经系统其他损害的叠加综合征[1]。

第一节 Leber 遗传性视神经病变

【概述】

LHON 是临床常见的线粒体单基因突变导致的视神经病变。该病的遗传学特征为母系遗传、男性患者发病率高、女性亦可发病且可将致病基因遗传给下一代。患者多为青少年男性;急性或亚急性起病;无痛性视力下降伴中心视野缺损;线粒体 DNA 检测可发现90% 以上患者为 11778G>A、14484T>C 或 3460G>A 三个原发位点之一突变[2]。该病急性期眼底表现及视野较有特征性,可帮助临床尽早确诊,对预后及患者婚育提供有效的遗传学咨询。

【临床特征】

患者多为 15~35 岁的青少年,男性多见。LHON 起病为急性或亚急性;视力下降但不伴有转眼痛;可双眼同时发生或先后受累。

眼底表现为该病最具特征性的临床表现之一。急性期视乳头充血、色红,毛细血管扩张迂曲;视盘边界貌似模糊。如不仔细鉴别容易诊断为视神经炎行激素冲击治疗。Smith 等[3]结合病理改变将典型 LHON 视乳头特征总结为 3 点:①视乳头周围毛细血管扩张样微血管病变(telangiectatic microangiopathy);②视盘周围神经纤维层肿胀(假性水肿,pseudoedema);③荧光素血管造影视盘无渗漏。上述"经典"LHON 视乳头表现可以很大程度帮助我们从家族史和基因诊断角度快速确诊。亚急性期视盘充血逐渐消退，盘缘颞侧颜色变淡，出现神经萎缩征象。尤其是视乳头黄斑束不论在检眼镜下观察，还是使用 OCT 技术均可见视盘颞侧的神经纤维层明显变薄。慢性期视盘呈现颞侧苍白征象，双眼发病患者多表现双侧对称性视神经萎缩。低龄发病患儿和亚急性发病患者因为无法提供具体发病时间，在慢性期前来就诊多被诊断为"视神经萎缩"。双眼不同病程患者来诊时，先发病眼视盘充血消退出现颞侧萎缩，而急性期眼表现为视盘水肿，易误诊为 Foster-Kennedy 综合征。

视野损害：中心暗点、旁中心暗点和连生理盲点的中心暗点是 LHON 常见视野缺损类型。通常未受累眼也会表现出轻微的中心暗点。部分患者视力好转后视野检查可见明显改善。

OCT 检查可以从视盘周围神经纤维层厚度（RNFL）和黄斑节细胞复合体厚度（GCL）两个角度对患者进行评估。急性期由于视盘充血、毛细血管扩张，视乳头周围 RNFL 增厚。亚急性和慢性期 LHON 患者视盘周围 RNFL 表现出颞侧变薄的趋势，为视乳头黄斑束损害导致。黄斑 GCL 在急性期即可表现出明显变薄，说明该遗传疾病存在慢性潜在性损害而表现为急性发作的特质[4]。

其他异常症状：虽然大多数 LHON 患者仅有视力受损，但部分可同时伴有其他神经系统损害：运动障碍、肌张力异常、共济失调、癫痫、听力障碍、肌病等。临床称为 Leber 叠加综合征（Leber plus disease）。

【诊断】

mtDNA 检查扩展了人们对 LHON 及其他线粒体疾病的认识。三个 mtDNA 点突变，也称为原发突变可以导致 90% 以上的 LHON。其中 11778 位点、14484 位点和 3460 位点突变分别占 69%、14% 和 13%。临床尚发现有 3700、11696、13513 等突变。一些患者为大量饮酒、服用抗结核药物后诱发。

【治疗】

目前尚没有有效的药物能够治疗 LHON，大剂量激素对急性期患者预后没有帮助。目前临床仍旧使用辅酶 Q_{10}，自由基清除剂艾地苯醌作为针对线粒体功能障碍的能量替代治疗。基因治疗技术有望在将来成为突破性的治疗手段[4]。

【病例 7-1-1】

男性，23 岁，双眼无痛性视力下降 10 天。外院按照"视神经炎"给予大剂量甲泼尼龙冲击治疗，视力无改善。家中母亲"视力不佳"。神经眼科检查：神清，语利，查体合作。BCVA：双眼 0.04。双侧瞳孔等大等圆，对光反射存在，RAPD（-）。眼底：双侧视乳头充血、颜色鲜红、视盘边界模糊。视盘周围毛细血管扩张、迂曲［图 7-1-1（1）］。Humphrey 视野：双眼中心视野缺损［图 7-1-1（2）］。眼底荧光血管造影：双眼视盘及视网膜血管未见荧光渗漏［图 7-1-1（3）］。颅脑及眼眶 MRI：颅内未见明显占位，双侧视神经信号未见异常。外周血线粒体 DNA（mtDAN）检查：11778（G>A）突变阳性。处理：泼尼松快速减退，口服辅酶 Q_{10} 及艾地苯醌片。避免过度烟酒。随访：6 个月后 BCVA：双眼 0.05。眼底双侧视盘苍白、萎缩。

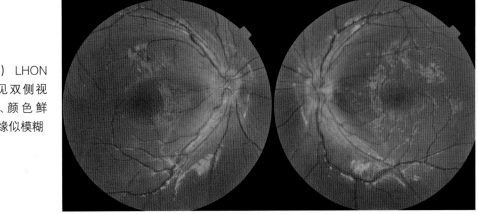

图 7-1-1(1) LHON 患者眼底见双侧视乳头充血、颜色鲜红、视盘边缘似模糊

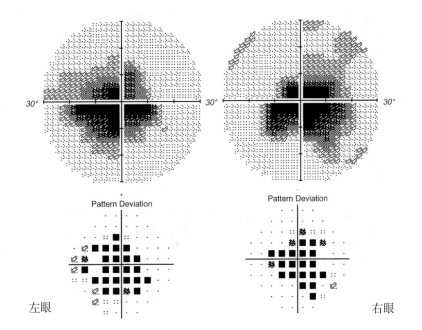

图 7-1-1(2) LHON 患者 Humphrey 视野示双眼中心视野缺损

左眼　　　　　　　　右眼

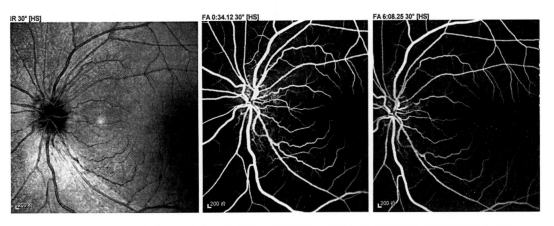

图 7-1-1(3) LHON 患者眼底荧光血管造影左眼早期及晚期均无荧光素渗漏,即假性视乳头水肿

【病例 7-1-2】

男童,15 岁,右眼视物不清 20 天,左眼视力下降 10 天来诊。无眼痛及眼球转动痛。外院诊断为"视神经炎"给予甲泼尼龙冲击治疗 3 天,视力无改善。家中母亲及舅舅"视力不佳"。神经眼科检查:神清,语利,查体合作。BCVA:双眼 0.04。双侧瞳孔等大等圆,对光反射存在,RAPD(−)。眼底表现见图 7-1-2(1)A。Humphrey 视野:双眼中心视野缺损[图 7-1-2(2)A]。视盘 OCT:左眼颞侧神经纤维层变薄,右眼 RNFL 临界范围[图 7-1-2(3)]。颅脑及眼眶 MRI:颅内未见明显占位,双侧视神经信号未见异常。外周血线粒体 DNA(mtDAN)检查:14484(T>C)突变阳性。处理:辅酶 Q$_{10}$ 及艾地苯醌片口服。注意用眼卫生,避免烟酒。随访:6 个月后 BCVA:双眼 0.8。眼底检查见图 7-1-2(1)B。视野平均缺损度明显减少[图 7-1-2(2)B]。

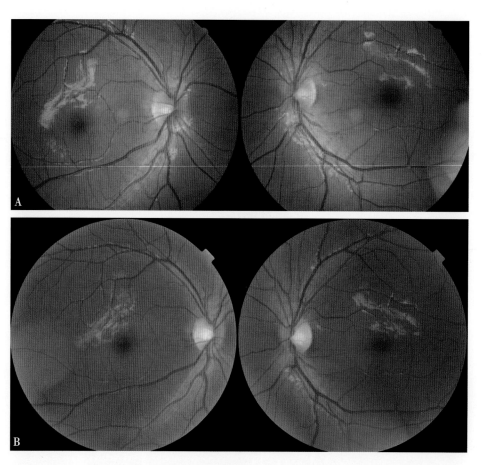

图 7-1-2(1)　LHON 患者急性期眼底示双侧视乳头充血、颜色鲜红、鼻侧边缘模糊(A);5 个月后复查眼底示双侧视盘颜色变淡,颞侧明显(B)

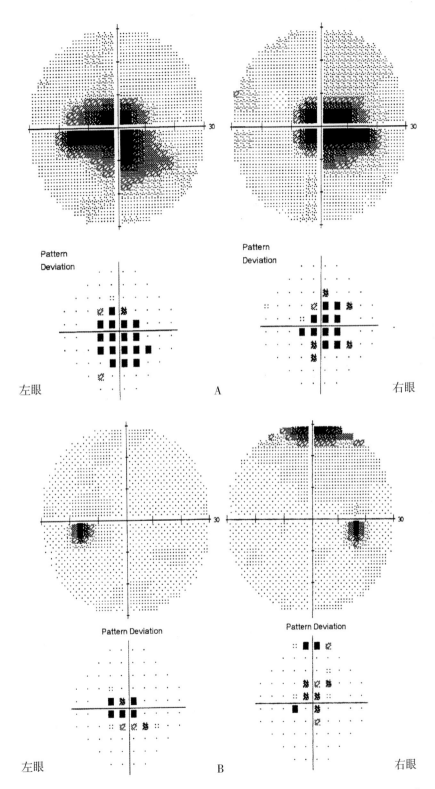

图 7-1-2(2)　LHON 患者急性期 Humphrey 视野检查示双眼中心视野缺损（A）;半年后中心暗点明显缩小（B）

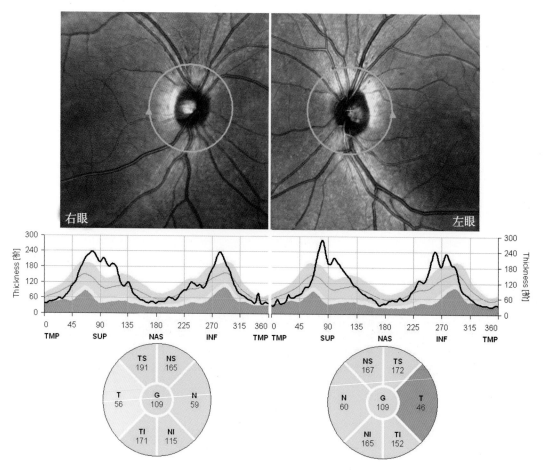

图 7-1-2(3)　LHON 患者 OCT 检查示双眼视盘颞侧神经纤维层显著变薄

【病例 7-1-3】

男童,6 岁,双眼先后视力下降 1 个月。右眼先发病,视力下降严重。家中母亲及大姨之子"视力不佳"。BCVA:右眼 0.04;左眼 0.5。双侧瞳孔等大等圆,对光反射存在,右眼 RAPD(+)。眼底:双侧视盘边界模糊,充血,颜色鲜红,左眼显著[图 7-1-3(1)A]。Humphrey 视野:右眼连生理盲点暗点;左眼颞侧视野缺损[图 7-1-3(2)]。颅脑及眼眶 MRI:颅内未见明显占位,双侧视神经信号强化,右侧明显[图 7-1-3(3)]。外周血线粒体 DNA(mtDAN)检查:14484(T>C)突变阳性。处理:甲泼尼龙 120mg/d 静脉冲击治疗 5 天,后逐渐减量。双眼视力无改善。故快速停用激素,给予辅酶 Q_{10} 及艾地苯醌口服。随访 1 年后 BCVA:右眼 0.05;左眼 0.02。眼底双侧视盘萎缩、苍白[图 7-1-3(1)B]。

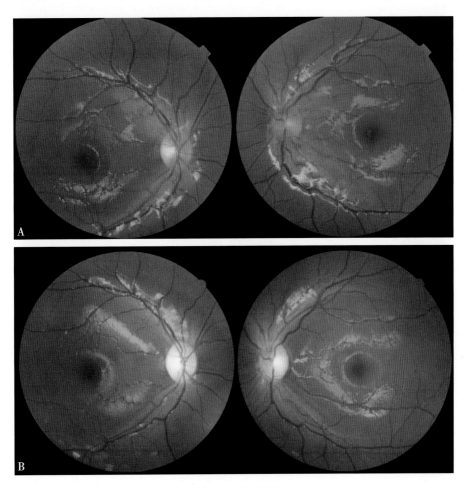

图 7-1-3(1) LHON 患者眼底示双侧视乳头边界模糊,充血,颜色鲜红,左眼著。盘周血管迂曲,静脉充血(A);1 年后复诊双侧视乳头边界不清、色苍白(B)

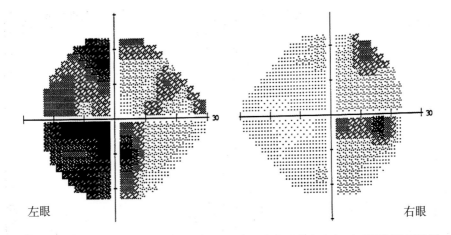

图 7-1-3(2) LHON 患者 Humphrey 视野示右眼连生理盲点暗点;左眼颞侧视野缺损

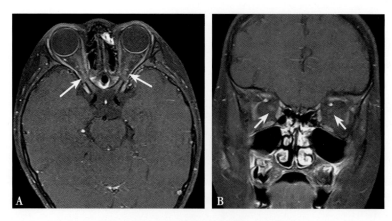

图 7-1-3(3)　LHON 患者眼眶 MRI 增强

A:轴位双侧视神经眶内段、管内段强化(白箭头);B:冠状位双侧视神经信号增高,右眼显著

【病例 7-1-4】

男性,24 岁,右眼视物不清半年,左眼出现类似症状 2 周来诊。外院给予甲泼尼龙冲击治疗,视力无改善。病程中无眼痛及转眼痛。舅舅 30 岁左右出现"视力下降"。BCVA:双眼0.05。色觉(Ishihara):双眼 0/8 色板。双侧瞳孔等大等圆,对光反射存在,左眼 RAPD 可疑阳性。眼底:右眼视盘苍白、萎缩;左眼视盘边界欠清、鼻侧充血[图 7-1-4(1)]。Humphrey 视野:双眼连生理盲点暗点[图 7-1-4(2)]。颅脑 MRI:未见明显占位压迫。外周血 mtDNA 检查:11778(G>A)突变阳性。

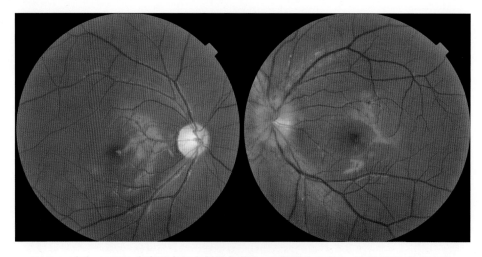

图 7-1-4(1)　LHON 患者眼底示右侧视盘苍白,左侧视乳头充血、边界不清,貌似水肿

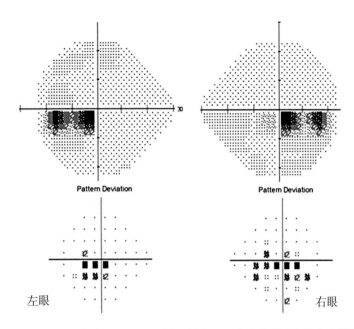

图 7-1-4(2) LHON 患者 Humphrey 视野检查示双眼连生理盲点的中心视野缺损

【病例 7-1-5】

男性,33 岁,右眼视力不佳半年余。否认外伤及药物中毒史。外院诊断"视神经萎缩"。家中母亲及一兄视力不佳。BCVA:右眼 0.2;左眼 0.9。色觉(Ishihara):双眼 0/8 色板。双侧瞳孔等大等圆,对光反射存在,右眼 RAPD(+)。眼底:双侧视盘苍白、萎缩[图 7-1-5(1)]。Octopus 视野:双眼中心暗点,右眼缺损严重[图 7-1-5(2)]。颅脑及眼眶 MRI:颅内未见明显占位,双侧视神经信号未见异常。外周血线粒体 DNA(mtDAN)检查:3460(G>A)突变阳性。处理:解释、辅酶 Q₁₀ 及艾地苯醌片口服。避免过度烟酒。随访:1 年后患者双眼视力稳定。

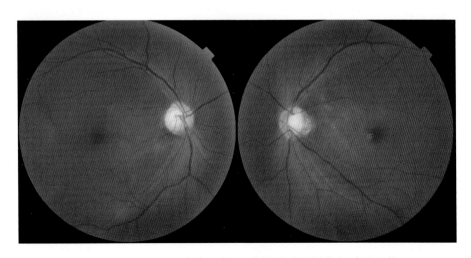

图 7-1-5(1) LHON 患者眼底示双侧视乳头颞侧苍白,右眼显著

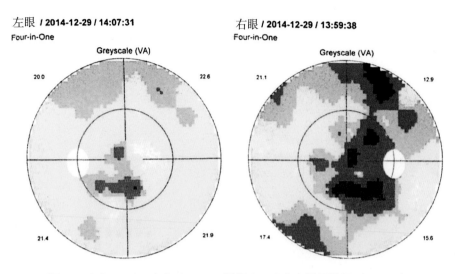

图 7-1-5(2)　LHON 患者 Octopus 视野示双眼中心视野缺损,右眼严重

【病例 7-1-6】

男性,16 岁,双眼先后视力下降 2 年,右眼先发,病程 2 年,左眼近期视力下降。查体 BCVA:右眼 0.01,左眼 0.05。眼底:右眼视盘颞侧苍白,左眼视盘充血、色红[图 7-1-6(1)]。 Octopus 视野示右眼中心视野缺损[图 7-1-6(2)]。患者为病例 7-1-5 外甥,mtDNA 检查 3460 位点突变。

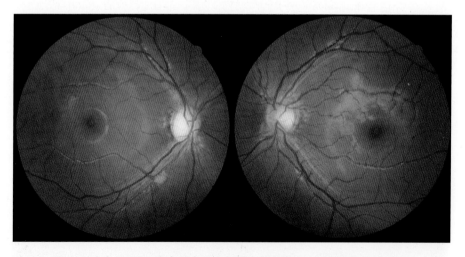

图 7-1-6(1)　LHON 患者眼底示右侧视盘颞侧苍白,左眼视盘充血、色红

左眼 / 2016-07-11 / 09:13:21
Seven-in-One
Greyscale (CO)

右眼 / 2016-07-11 / 09:24:40
Seven-in-One
Greyscale (CO)

图 7-1-6(2) LHON 患者 Octopus 视野示右眼中心视野缺损

【病例 7-1-7】

男性,17 岁,双眼视力下降 20 天。否认眼痛及转眼痛。否认家族类似患者。神经眼科检查:神清,语利,查体合作。BCVA:右眼 0.1;左眼 0.05。双侧瞳孔等大等圆,对光反射存在,RAPD(−)。眼底:双侧视乳头充血、颜色红,貌似水肿[图 7-1-7(1)A]。外周血线粒体 DNA(mtDAN)检查:3700 突变阳性。处理:辅酶 Q_{10} 及艾地苯醌片口服。避免过度烟酒。随访:4 个月后复查眼底:双侧视乳头充血消退,视盘苍白、萎缩[图 7-1-7(1)B]。Humphrey 视野双眼累及中心的颞上方视野缺损[图 7-1-7(2)]。Goldmann 视野显示为双眼连生理盲点的中心暗点[图 7-1-7(3)]。

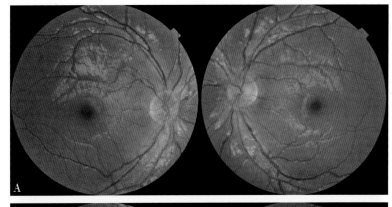

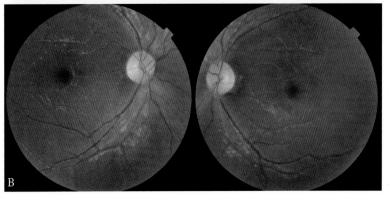

图 7-1-7(1) LHON 患者急性期眼底示双侧视乳头充血、颜色红,貌似水肿(A);4 个月后复查眼底示双侧视乳头充血消退,视盘苍白、萎缩(B)

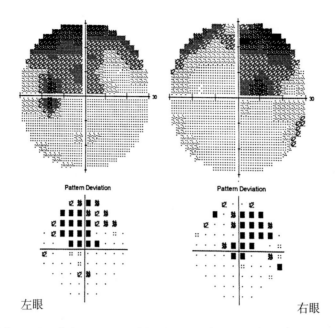

图 7-1-7(2) LHON 患者 Humphrey 视野检查双眼累及中心的颞上方视野缺损,为旁中心注视

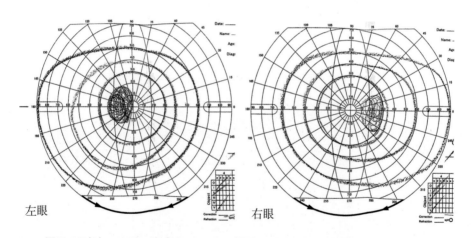

图 7-1-7(3) LHON 患者 Goldmann 视野显示为双眼连生理盲点的中心暗点

【病例 7-1-8】

男性,46 岁,双眼先后视力下降,左眼病程近 3 个月,右眼发病 1 个月。无眼痛及转眼痛。既往大量饮酒。家族中否认类似患者。BCVA:右眼 0.02;左眼 0.01。双侧瞳孔等大等圆,对光反射存在,RAPD(-)。眼底:双侧视盘边界模糊、充血,右眼毛细血管扩张,左眼视盘颜色略淡[图 7-1-8(1)]。Humphrey 视野:左眼连生理盲点的中心暗点,右眼中心视野受损[图 7-1-8(2)]。眼底荧光血管造影:双眼视盘及视网膜未见荧光渗漏[图 7-1-8(3)]。视盘 OCT:双眼神经纤维层肿胀,黄斑 GCC 明显变薄[图 7-1-8(4)]。颅脑及眼眶 MRI:颅内未见明显占位,双侧视神经信号未见异常。外周血线粒体 DNA(mtDAN)检查:11696(G>A)突变阳性。处理:戒烟、酒。辅酶 Q_{10} 及艾地苯醌片口服。

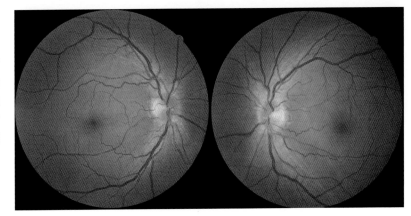

图 7-1-8(1) LHON 患者大量酗酒后双眼先后视力下降。眼底示双侧视盘边界似模糊,视乳头充血,右眼血管扩张,左眼视盘颜色略淡

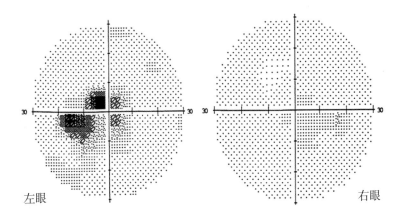

图 7-1-8(2) LHON 患者 Humphrey 视野:左眼连生理盲点的中心暗点,右眼中心视野受损

左眼   右眼

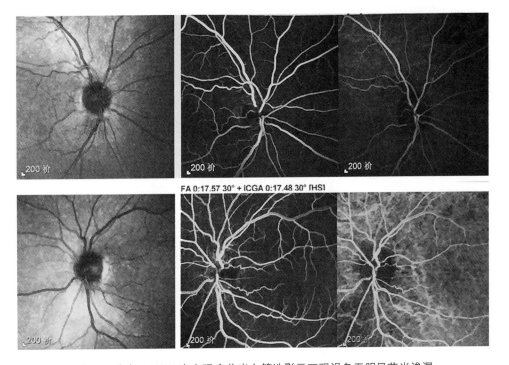

图 7-1-8(3) LHON 患者眼底荧光血管造影示双眼视盘无明显荧光渗漏

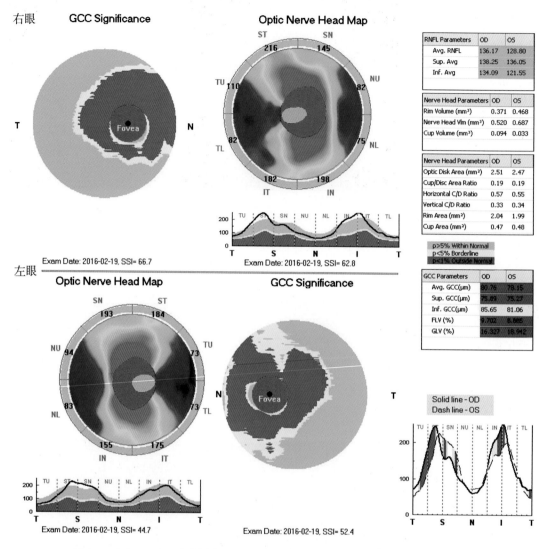

图 7-1-8(4)　LHON 患者视盘 OCT 示双眼神经纤维层肿胀,黄斑 GCC 明显变薄

【病例 7-1-9】

女性,40 岁,双眼视力下降 1 年余。当地按照"视神经炎"治疗视力无改善。发病前服用包括乙胺丁醇在内的三联抗结核治疗药物。否认家族中异常病史。神经眼科检查:神清,语利,查体合作。BCVA:双眼 0.15。色觉(Ishihara):双眼 0/8 色板。双侧瞳孔等大等圆,对光反射存在,RAPD(−)。眼底双侧视盘边界清,颞侧色苍白、神经萎缩[图 7-1-9(1)]。Humphrey 视野:双眼颞上视野缺损(旁中心注视)[图 7-1-9(2)]。外周血线粒体 DNA(mtDAN)检查:11778(G>A)突变阳性。处理:解释,避免对视神经及肝脏毒性药物的使用。

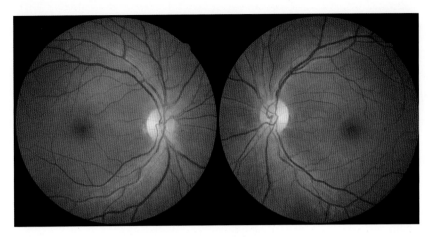

图 7-1-9(1) LHON 患者服用乙胺丁醇后双眼视力下降 1 年余,眼底示双侧视盘边界清,颞侧色苍白、神经萎缩

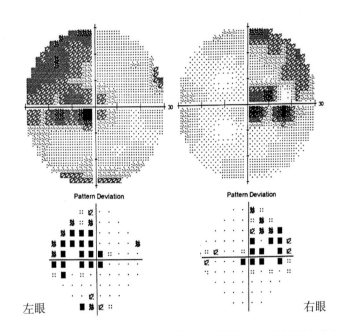

图 7-1-9(2) LHON 患者 Humphrey 视野示双眼颞上视野缺损(旁中心注视)

【病例 7-1-10】

男性,16 岁,双眼急性视力下降 1 月余,左眼重,无转眼痛。否认家族中类似患者。神经眼科检查:神清,语利,查体合作。BCVA:右眼 0.01;左眼 LP。双侧瞳孔等大等圆,对光反射存在,左眼 RAPD(+)。眼底:双侧视盘边界清,色红,血管迂曲;左眼视盘颞侧色淡[图 7-1-10(1)A]。颅脑及眼眶 MRI:颅内未见明显占位,左侧视神经及眼眶内肌肉强化图[7-1-10(2)]。初步诊断:视神经炎(双眼)。处理:甲泼尼龙 500mg/d,静脉注射,共 5 天。视力无改善。激素减量。外周血线粒体 DNA(mtDAN)检查:13515(G>A)突变阳性。修正诊断:Leber 遗传性视神经病变(非原发位点突变)。处理:停用激素,辅酶 Q₁₀ 及艾地苯醌片口服。随访 1 年后,BCVA:双眼 0.05。眼底:双侧视盘苍白、萎缩[图 7-1-10(1)B]。

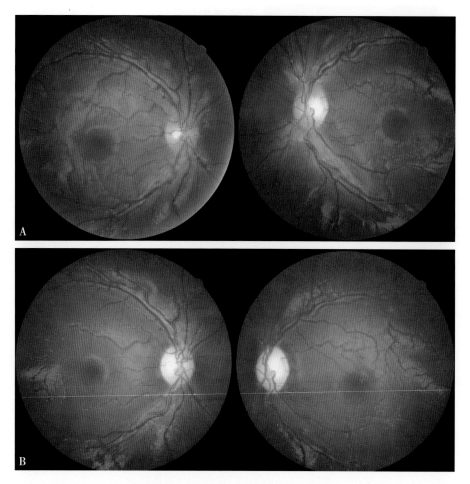

图 7-1-10(1) LHON 患者双眼急性期眼底示双侧视盘边界清,色红,血管迂曲;左眼视盘颞侧色淡(A);2 个月后复查,眼底示双侧视盘颞侧苍白,血管仍迂曲(B)

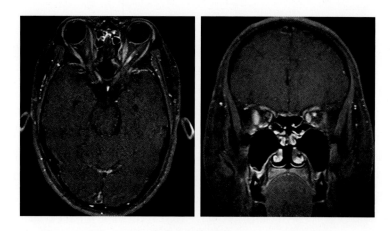

图 7-1-10(2) LHON 患者急性期眼眶 MRI 示左侧视神经强化

第二节 常染色体显性遗传性视神经病变

【概述】

常染色体显性遗传性视神经病变（autosomal dominant hereditary optic atrophy，ADOA）是除 Leber 遗传性视神经病变（LHON）以外另一大类遗传性视神经病变，其突变基因的转录翻译产物为维持线粒体内膜稳定的蛋白质。因此 ADOA 虽然可伴有眼外的症状，但核心损害为神经节细胞内能量代谢异常[5]。

【临床特征】

患者多有显性遗传家族史。眼底表现为视盘颞侧的楔形苍白萎缩，与乳斑束的神经纤维丢失相对应，易误诊为青光眼的杯盘比增大。由于起病隐袭，来诊患儿多无法追溯具体发病时间，仅表现为双侧或单侧视神经萎缩。视野检查多为连生理盲点的中心暗点，而周边视野可正常。OCT 检查多有弥漫性视盘 RNFL 及黄斑 GCL 变薄，部分患者呈颞侧乳斑束变薄的趋势，与 LHON 类似。ADOA 视力下降进展缓慢，我们的患者在随访数年中，视力基本稳定。服用对肝脏功能有影响的抗结核药物后可出现症状。此外 ADOA 可合并眼外肌麻痹，称为 ADOA 叠加综合征（ADOA plus disorders）。基因突变定位 OPA1 最为常见，其他尚有 OPA2~OPA8。

【病例 7-2-1】

男性，28 岁，双眼视力下降十余年，加重 2 个月来诊。家族中有多人"视神经萎缩"，包括父亲及父亲姐妹。家系图见图 7-2-1(1)。BCVA：双眼 0.05。双侧瞳孔等大等圆，对光反射存在，RAPD 阴性。眼底：双侧视盘边界清晰，颞侧楔形苍白、萎缩[图 7-2-1(2)]。Humphrey 视野：双眼中心视野缺损[图 7-2-1(3)]。Goldmann 视野：双眼周边视野基本正常[图 7-2-1(4)]。视盘 OCT：双眼 RNFL 及黄斑 GCC 弥漫性变薄[图 7-2-1(5)]。颅脑及眼眶 MRI：颅内未见明显占位，双侧视神经信号未见异常。外周血线粒体 DNA（mtDAN）检查：三个原发位点未见突变。外周血芯片捕获高通量测序：基因 OPA1（Chr3-193361219），核苷酸 1198 C>G 突变。诊断：OPA1 常染色体显性遗传性视神经病变。处理：解释，遗传咨询。避免过度烟酒。

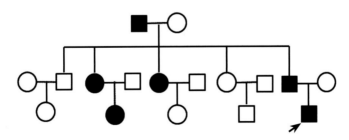

图 7-2-1(1) OPA1 患者家系图示家族中有多个类似视力下降患者，箭头所指为发症者

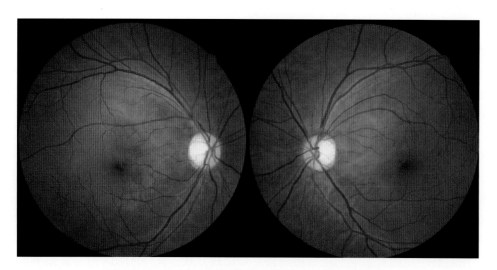

图 7-2-1(2) *OPA1* 患者眼底示双侧视盘边界清,颞侧萎缩

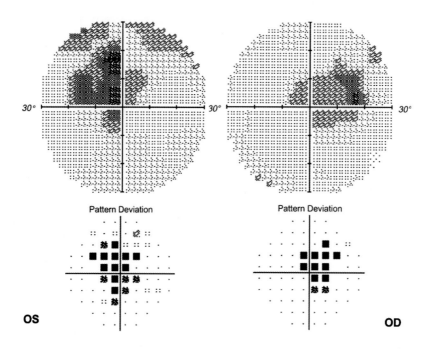

图 7-2-1(3) *OPA1* 患者 Humphrey 视野示双眼中心暗点

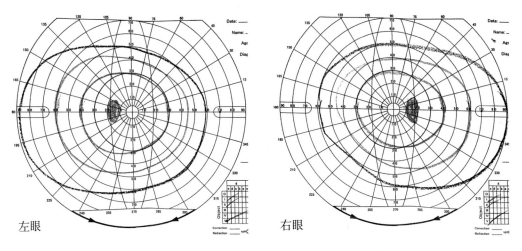

左眼　右眼

图 7-2-1(4)　*OPA1* 患者 Goldmann 视野基本正常

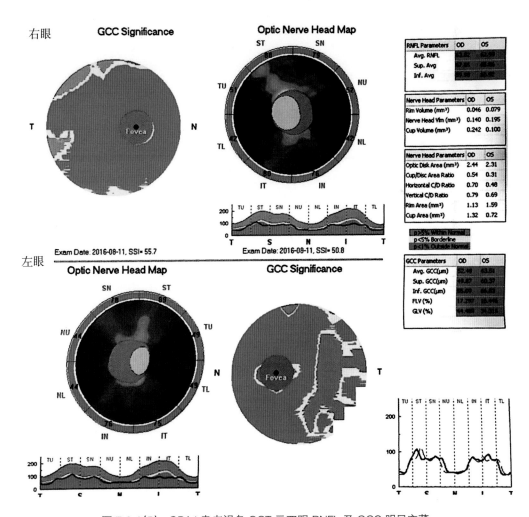

图 7-2-1(5)　*OPA1* 患者视盘 OCT 示双眼 RNFL 及 GCC 明显变薄

【病例 7-2-2】

女性,12 岁,双眼视力不佳来诊。学校体检时发现双眼矫正视力差。外院疑诊"青光眼"视神经萎缩。家中母亲"视力不佳"。BCVA:双眼 0.3。色觉(Ishihara):双眼 0/8 色板。双侧瞳孔等大等圆,对光反射存在,RAPD(−)。眼底:双侧视盘边界清,C/D 约 0.8,盘沿均匀,颞侧苍白[图 7-2-2(1)]。Octopus 视野:左眼上方视野缺损;右眼基本正常[图 7-2-2(2)]。Goldmann 视野:视野检查示双眼周边视野缺损[图 7-2-2(3)]。视盘 OCT:双眼 RNFL 及黄斑GCC 明显萎缩、变薄[图 7-2-2(4)]。颅脑及眼眶 MRI:颅内未见明显占位,双侧视神经信号未见异常。外周血线粒体 DNA(mtDAN)检查:三个原发位点未见突变。外周血基因捕获测序:*OPA1* 基因(Chr3-193382709)杂合突变,突变来自母亲。诊断:*OPA1* 常染色体显性遗传性视神经病变。处理:解释,试用艾地苯醌口服。注意用眼卫生。定期复诊。随访 1 年后,BCVA:双眼 0.25。眼底情况如故。

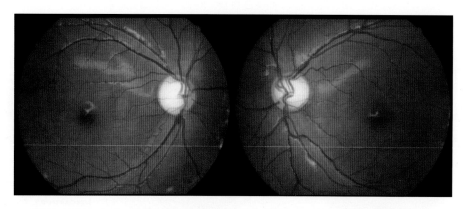

图 7-2-2(1) *OPA1* 患者眼底示双侧视乳头边界清晰,C/D 扩大,视盘颞侧楔形苍白

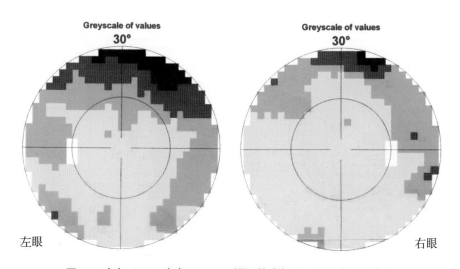

图 7-2-2(2) *OPA1* 患者 Octopus 视野检查仅见双眼周边视野缺损

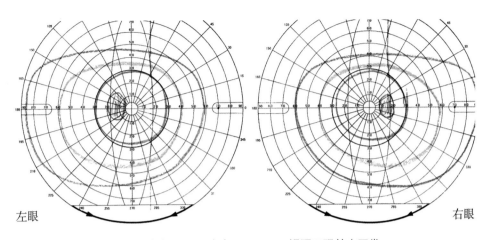

左眼　　　　　　　　　　　　　　　　　　　　　　　　右眼

图 7-2-2(3)　*OPA1* 患者 Goldmann 视野双眼基本正常

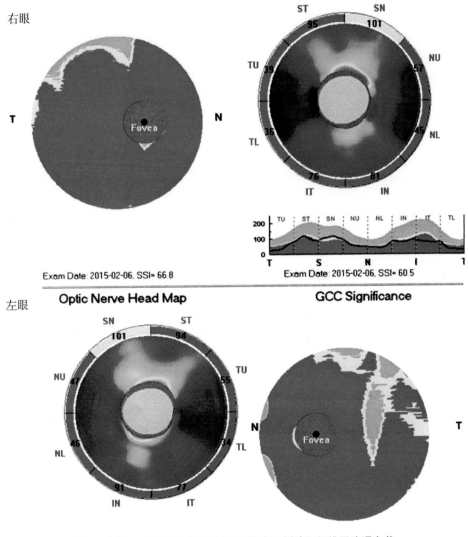

图 7-2-2(4)　*OPA1* 患者视盘 OCT 检查双侧神经纤维层弥漫变薄

【病例7-2-3】

男童,7岁,双眼视力不佳来诊。患儿为试管婴儿,双胞胎之一,生长发育略滞后。按"弱视"治疗1年后双眼视力无改善。神经眼科检查:神清,语利,查体合作。BCVA:双眼0.4。色觉(Ishihara):双眼6/8色板。双侧瞳孔等大等圆,对光反射存在,RAPD(-)。眼底:双侧视盘苍白、萎缩[图7-2-3(1)A]。视盘OCT:双眼RNFL颞侧明显变薄;黄斑GCC萎缩、变薄[图7-2-3(2)]。颅脑及眼眶MRI:颅内未见明显占位,双侧视神经信号未见异常。外周血线粒体DNA(mtDAN)检查:3个原发位点未见突变。外周血基因捕获测序:*OPA1*基因(Chr3-193361785)杂合突变。处理:解释、随访。随访:1年后患者双眼视力稳定。眼底:双侧视盘颞侧苍白略加重[图7-2-3(1)B]。

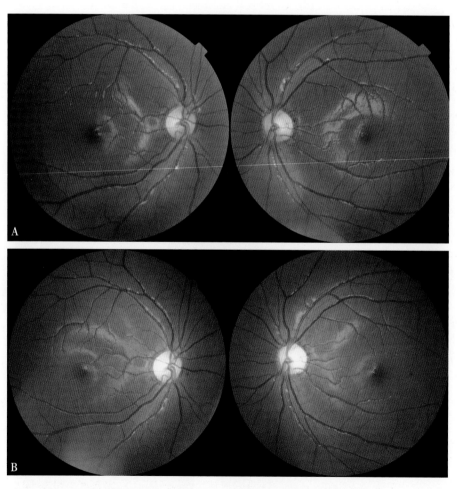

图7-2-3(1)　*OPA1*患儿眼底示双侧视乳头边界清,颞侧颜色略苍白(A);随访1年后双眼视盘较前萎缩加重(B)

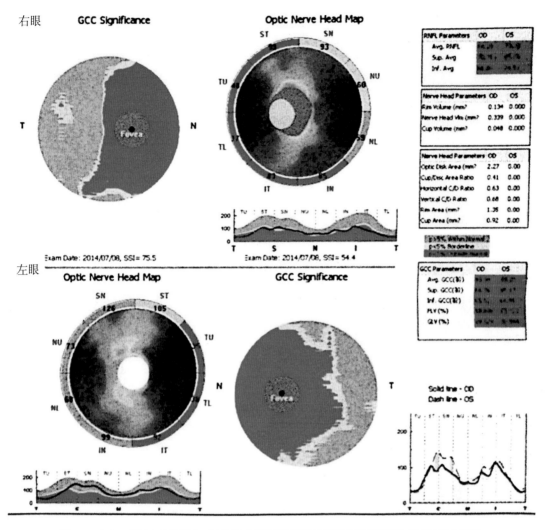

图 7-2-3(2) *OPA1* 患儿视盘 OCT 检查双眼颞侧神经纤维层明显变薄,双侧 GCC 降低

【病例 7-2-4】

男童,7 岁,家长发现右眼视力差来诊。患儿足月顺产,否缺氧、窒息史。否认家族中类似患者。神经眼科检查:神清,语利,查体合作。BCVA:右眼 0.15;左眼 0.8。色觉(Ishihara):右眼 0/8 色板;左眼 8/8 色板。双侧瞳孔等大等圆,对光反射存在,右眼 RAPD(+)。眼底:右侧视盘苍白、萎缩;左眼视盘边界清晰、色红(图 7-2-4)。颅脑 MRI:未见明显占位压迫。外周血线粒体 DNA(mtDAN)检查:3 个原发位点未见突变。外周血基因捕获测序:*OPA1* 基因(Chr3-19336976)杂合突变,突变来自母亲。处理:解释、随访。

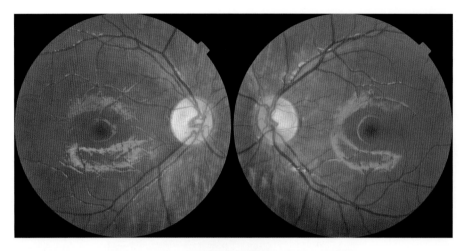

图 7-2-4 *OPA1* 患儿眼底双侧视盘边界清,颞侧萎缩

【病例 7-2-5】

男性,47 岁,服用包括乙胺丁醇在内的抗结核药物后出现双眼视力下降。否认家族中类似患者。神经眼科检查:神清,语利,查体合作。BCVA:双眼 0.05。双侧瞳孔等大等圆,对光反射存在,RAPD(-)。眼底:双侧视盘边界清晰,颞侧略淡[图 7-2-5(1)]。Humphrey 视野:右眼连生理盲点暗点;左眼鼻上中心暗点[图 7-2-5(2)]。外周血基因捕获测序:OPA1 基因杂合突变。诊断:OPA1 显性遗传性视神经病变;中毒性视神经病变。处理:停用乙胺丁醇,给予营养神经治疗。随访:半年后双眼视力无改善。

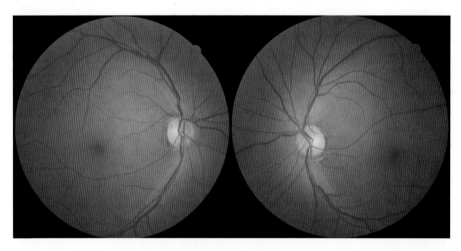

图 7-2-5(1) *OPA1* 患者服用乙胺丁醇后出现双眼视力下降。眼底示双侧视盘边界清,颞侧萎缩

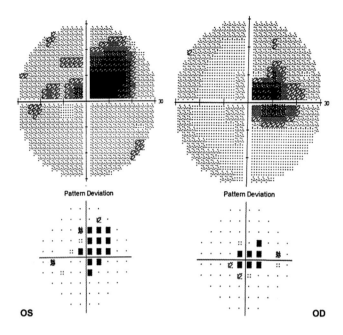

OS   OD

图 7-2-5(2)　*OPA1* 患者 Humphrey 视野示双眼旁中心暗点

【病例 7-2-6】

男童,8 岁,发现双眼视力差 1 年。父母亲为表兄妹。足月顺产,运动较同龄儿童略差。神经眼科检查:神清,语利,查体合作。BCVA:双眼 0.04。色觉(Ishihara):双眼 0/8 色板。双侧瞳孔等大等圆,对光反射存在,RAPD(−)。眼底双侧视盘边界清、色苍白(图 7-2-6)。双侧晶状体未见浑浊。视盘 OCT:双眼 RNFL 及黄斑 GCC 明显萎缩、变薄。颅脑及眼眶 MRI:未见明显占位压迫。双侧视神经变细。外周血线粒体 DNA(mtDAN)检查:三个原发位点未见突变。外周血基因捕获测序:*OPA3* 基因(Chr19-46087900)杂合突变。诊断:*OPA3* 显性遗传性视神经病变。处理:辅酶 Q_{10} 及艾地苯醌片口服。定期随访。

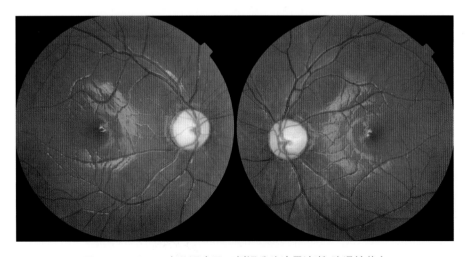

图 7-2-6　*OPA3* 患儿眼底示双侧视乳头边界清晰,弥漫性苍白

285

第三节　其他遗传性视神经病变

【概述】

Wolfram 综合征或简称 DIDMOAD（diabetes insipidus，diabetes mellitus，optic atrophy and deafness，尿崩、糖尿病、视神经萎缩、耳聋的英文字首缩写）。神经系统遗传性疾病中脊髓小脑共济失调合并视神经萎缩常见。其他中枢神经系统遗传性疾病合并脑萎缩、癫痫、智力发育异常。

【病例 7-3-1】

男性，11 岁，双眼视力差，1 型糖尿病。父母为表兄妹。哥哥因糖尿病酮症去世。目前注射胰岛素治疗。无尿崩。双耳高频听力下降。神经眼科检查：神清，语利，查体合作。BCVA：双眼 0.1。双侧瞳孔等大等圆，对光反射存在，RAPD（−）。眼底：双侧视盘边界清晰，弥漫性苍白、萎缩［图 7-3-1（1）A］。Humphrey 视野：右眼颞下方视野缺损，左眼周边视野缺损［图 7-3-1（2）］。视盘 OCT：双眼双侧神经纤维层弥漫变薄［图 7-3-1（3）］。颅脑及眼眶 MRI：颅内未见明显占位，双侧视神经信号未见异常。外周血基因捕获测序：*CISD2* 基因纯合突变（chr4-6303680）。诊断：遗传性青少年糖尿病伴视神经萎缩 II 型。Wolfram 综合征或 DIDMOAD。处理：给予辅酶 Q_{10} 及艾地苯醌片口服。密切随访。随访：半年后出现尿崩症状，内分泌科治疗中。脑电图显示癫痫波发放。双眼视力略下降，BCVA 双眼 0.05。眼底未见明显变化［图 7-3-1（1）B］。

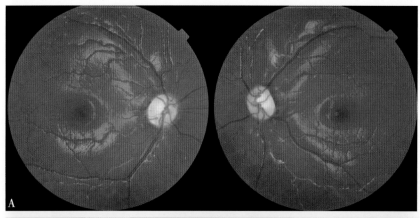

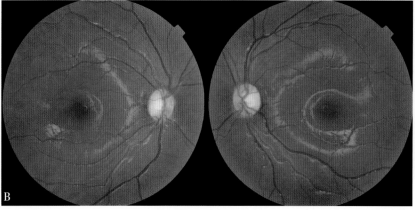

图 7-3-1(1)　Wolfram 综合征患儿眼底示双侧视盘边界清晰，弥漫性苍白、萎缩（A）；随访半年后双眼视力稳定，眼底示双侧视盘萎缩如故（B）

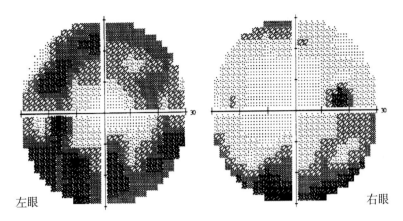

左眼　　　　　　　　　　　　　　　　　　　右眼

图 7-3-1(2)　Wolfram 综合征患儿 Humphrey 视野示右眼颞下方视野缺损,左眼周边视野缺损

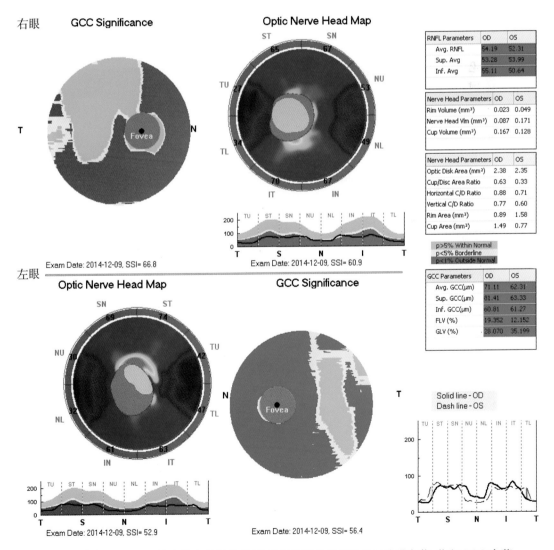

图 7-3-1(3)　Wolfram 综合征患儿视盘 OCT 示双眼视盘神经纤维层弥漫变薄,黄斑 GCC 变薄

287

【病例 7-3-2】

女童,8 岁,家长发现患儿双眼视力不佳 3 年。足月剖宫产,否认缺氧窒息史。3 岁时家长发现其行走步态不稳,摇摆。智力发育正常。父母非近亲结婚,否认家族中类似患者。神经眼科检查:神清,语利,查体合作。BCVA:双眼 0.2。色觉(Ishihara):双眼 0/8 色板。双侧瞳孔等大等圆,对光反射存在,RAPD(−)。眼底:双侧视盘边界清,颜色苍白、神经萎缩[图7-3-2(1)A]。眼球运动正常,未见眼球震颤。四肢肌力 5−,肌张力低。四肢腱反射降低。指鼻试验稳准。视盘 OCT:双眼双侧神经纤维层弥漫变薄。视网膜 OCT:黄斑及视网膜结构未见异常[图 7-3-2(2)]。颅脑及眼眶 MRI:颅内未见明显占位,双侧视神经信号未见异常。肌电图及四肢神经传导速度提示神经源性损害。外周血全线粒体 DNA(mtDAN)检查:未见突变。外周血全外显子组检测:*AFG3L2* 基因等位基因存在两种突变(chr18-12340286 及chr18-12377081),分别来自父亲及母亲染色体突变。为脊髓小脑共济失调 28 型。最后诊断:脊髓小脑共济失调 28 型,视神经萎缩。处理:解释,密切随访,观察肢体运动病变进展。随访:2 年后患儿双眼视力稳定,眼底见图 7-3-2(1)B。Humphrey 视野:双眼中心视野缺损(旁中心注视)[图 7-3-2(3)]。OCT 视盘:RNFL 变薄[图 7-3-2(4)]。

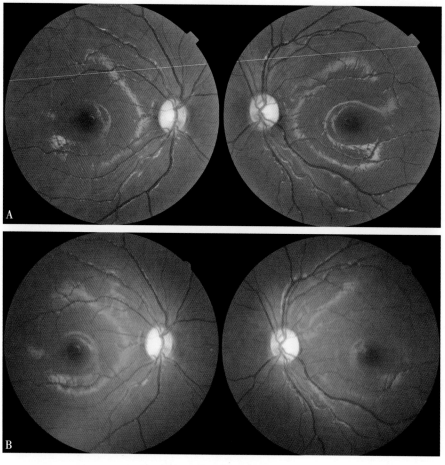

图 7-3-2(1) 脊髓小脑共济失调患儿眼底示双侧视盘边界清,颜色苍白、神经萎缩(A);随访 2 年后患儿双眼视力稳定,眼底双侧视盘萎缩、苍白(B)

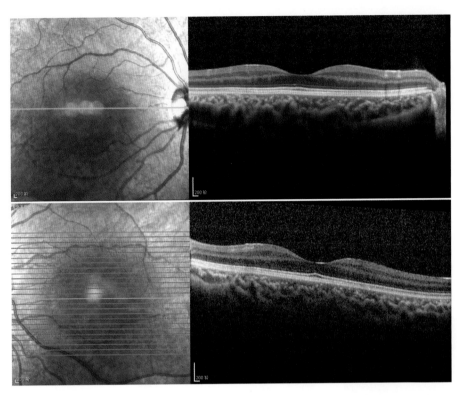

图 7-3-2(2) 脊髓小脑共济失调患儿视网膜 OCT 示双侧视网膜及黄斑未见异常

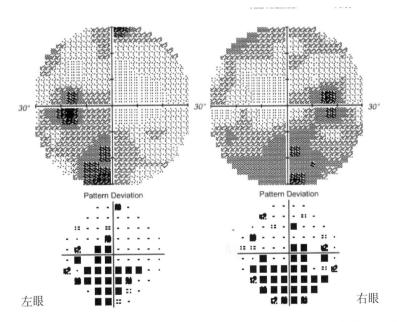

图 7-3-2(3) 脊髓小脑共济失调患儿 Humphrey 视野示双眼中心视野缺损,下方明显

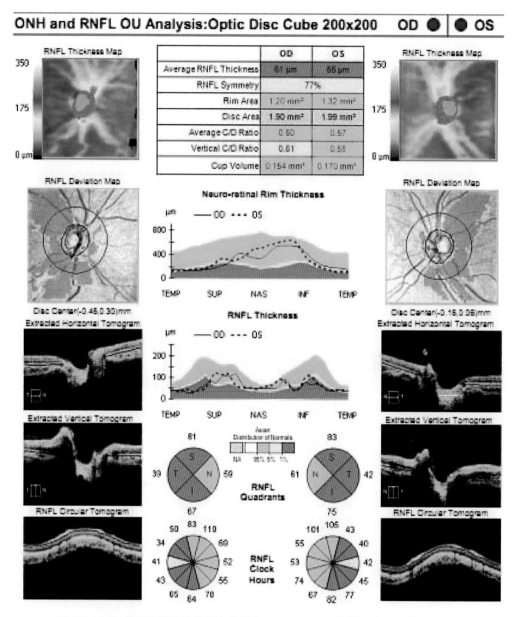

图 7-3-2(4)　脊髓小脑共济失调患儿视盘 OCT 示双眼颞侧神经纤维层弥漫变薄

【病例 7-3-3】

男性,6 岁,发现双眼视力不佳数年。足月剖宫产,生长发育正常。否认家族中类似患者。神经眼科检查:神清,语利,查体合作。BCVA:双眼 0.15。色觉(Ishihara):双眼 1/8 色板。双侧瞳孔等大等圆,对光反射存在,RAPD(−)。眼底:双侧视盘边界清,色苍白、萎缩[图 7-3-3(1)]。颅脑 MRI:双侧小脑沟回加深,多小脑回[图 7-3-3(2)]。外周血全线粒体 DNA(mtDAN)检查:未见突变。外周血基因捕获测序:*TUBA8* 基因杂合突变(chr22-18609647)。为视神经萎缩合并多小脑回畸形。最后诊断:视神经萎缩合并多小脑回。处理:解释、定期随访。

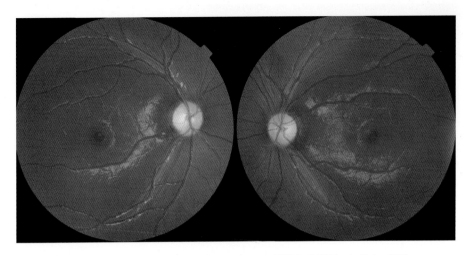

图 7-3-3(1) 多小脑回畸形患儿眼底示双侧视盘边界清,色苍白、萎缩

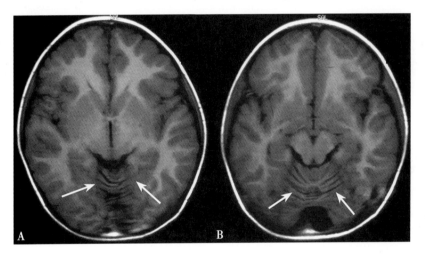

图 7-3-3(2) 多小脑回畸形患儿颅脑 MRI 示双侧小脑沟回加深,多小脑回(白箭头)

参考文献

1. Fraser JA,Biousse V,Newman NJ. The neuro-ophthalmology of mitochondrial disease. Surv Ophthalmol,2010, 55(4):299-334.

2. Luneau K,Newman NJ,Biousse V. Ischemic optic neuropathies. Neurologist,2008,14(6):341-354.

3. Smith JL,Hoyt WF,Susan JO. Ocular fundus in acute Leber optic neuropathy. Arch Ophthalmol,1973,90(5): 349-354

4. 皱文军,田国红,李梦玮,等. Leber 遗传性视神经病变视神经纤维层厚度及黄斑区神经节细胞复合体相关参数分析. 中华眼视光学与视觉科学杂志,2016,18(8):473-477.

5. Lenaers G,Hamel C,Delettre C,et al. Dominant optic atrophy. Orphanet J Rare Dis,2012,7:46.

第八章

中毒与营养不良性视神经病变

中毒与营养不良性视神经病变（toxic and deficiency optic neuropathies）是一类与神经营养物质代谢障碍相关的视神经疾病。临床除有毒工业化合物外，尚有很多治疗疾病的药物可引起。长期大量吸烟、饮酒、肿瘤恶病质、呕吐、厌食症以及缩胃术后均可引起营养物质缺乏、视神经功能受累[1]。中毒与营养不良性视神经病变的临床特征为慢性、进行性双眼对称性视力下降、色觉减退。视野损害特征为中心暗点或旁中心暗点。治疗原则为及时去除致病因素、停用可疑药物、补充缺失的营养物质、加强营养神经治疗。

【临床特征】

中毒性视神经病的诊断有赖于患者是否暴露于能明确导致视神经损伤的有害环境或因素之中。视力下降可以是急性或慢性，与毒性物质及接触方式有关。群体发病患者应有相似的症状，且致病因素存在于症状出现之前。某些化学毒性物质可以通过实验室检测；全身其他系统损害也有助于明确诊断。

1. 人口学特征　任何年龄、性别、种族人群均可罹患中毒与营养不良性视神经病变，但一些服用药物的特殊人群、接触有毒有害物质的职业群体、长期吸烟、饮酒及孕妇和儿童等为高危人群。目前由战争和饥荒导致的营养不良已不常见，但肿瘤患者的慢性消耗、减肥过度、厌食症、严格素食者及不良生活习惯同样可以引起营养障碍与失衡[2]。

2. 发病情况　患者视力下降多为无痛性且双眼对称。眼球转动疼痛及头痛多提示其他炎性疾病。色觉减退可为首发或早期唯一症状。患者常主诉红色物体明亮度降低，随后中心视力逐渐下降。除一些化学物质如甲醇误服后导致急性失明外，药物及营养不良性视神经病变的视力损害少有低于光感或完全失明，通常好于0.05。双眼同时受累是一般规律，虽然发病初期一侧眼症状可较明显，但单眼严重视功能障碍而另眼完全正常则需要进行鉴别诊断。

3. 眼底表现　初期视盘正常或轻度充血、水肿。视盘出血并不常见，但可以出现在一些特殊患者中，如Wernicke脑病患者。亚急性期和慢性期视盘颜色逐渐苍白、神经纤维萎缩。由于双眼病变程度基本对称，故相对性瞳孔传入障碍（RAPD）多为阴性。

4. 视野 典型视野损害为中心暗点、旁中心暗点和与生理盲点相连的中心暗点。周边视野在发病初期保留完好。该特征性的视野损害产生机制可能与产生中心视力损害的神经纤维束(乳斑束)对毒性代谢物质敏感有关。注意 Leber 遗传性视神经病变的视野损害与中毒代谢性极为相似,需要进行鉴别诊断。

5. 光学相干层析成像(OCT) 该影像学技术已经广泛用于视神经、视网膜疾病的诊断及预后评估。早期或急性期使用 OCT 可发现检眼镜下正常的视盘存在神经纤维层(RNFL)增厚,即轻度水肿。晚期 OCT 可见 RNFL 及 GCL 明显变薄。

6. 电生理检查 视觉诱发电位(VEP)可用来评估视神经损害的程度。大多数中毒与营养不良视神经病患者,P100 波的波幅明显降低,但潜伏期基本正常。

【治疗】

首先去除毒性物质对视神经的急性损害。如停用乙胺丁醇、胺碘酮及其他可疑的能导致视神经病变的药物。远离有毒物质及气体环境、尽快降低有毒物质的浓度,减少进一步损害。饮用假酒导致的甲醇中毒更加需要积极救治:早期洗胃、血液透析、纠正昏迷、酸中毒、呼吸衰竭。纠正原发病如恶性贫血、治疗胃肠道疾患及改变饮食习惯等。对怀疑烟酒过度导致的视力下降患者建议戒烟、戒酒。肌内注射或口服腺苷钴胺补充内源性维生素 B_{12} 可以针对维生素 B_{12} 缺乏、贫血、营养不良导致的视神经病变。针对维生素 B_1 缺乏患者如严重的 Wernicke 脑病可使用静脉注射维生素 B_1。其他神经营养药物胞磷胆碱、辅酶 Q_{10} 及线粒体保护性药物艾地苯醌等均可供选择。

第一节 乙胺丁醇中毒

【概述】

乙胺丁醇为导致视神经病变最常见的药物,通常作为抗结核治疗的联合用药。其抗结核的作用机制为干扰细菌复制酶的活性,但同时也破坏了细胞线粒体中能量代谢酶的功能,导致视神经病变。

【临床特征】

乙胺丁醇对视神经的毒性为剂量依赖性,大于 $25mg/(kg\cdot d)$ 的剂量容易出现,且使用时间为 2 个月以上,平均为 7 个月出现。在肾功能不全的患者更易出现,可能与药物排泄障碍产生蓄积毒性有关。有报道蓝 - 黄色觉障碍出现最早[3]。双眼对称性视力下降伴中心视野损害。少数敏感型患者,即使使用小剂量的乙胺丁醇,短时间内也可出现急剧的双眼视力下降。

【预后】

虽然文献中报道部分患者停用药物后视力可恢复,但临床大多数为不可逆转性损害。因此眼科专家建议在使用乙胺丁醇前进行视力与视野的基线检查,使用过程中密切随访,发现色觉及视野损害及时停药。

【病例 8-1-1】

男性,30 岁,因肺结核服用抗结核药物(包括乙胺丁醇)2 个月后感双眼视力下降,视物颜色黯淡。在当地医院就诊记录:双侧视乳头轻度水肿,色红。按"视神经炎"激素治疗无改善。否认家族中明确遗传史。BCVA:双眼 0.2。双侧瞳孔等大等圆,对光反射存在。RAPD(-)。眼底双侧视盘边界清、色苍白[图 8-1-1(1)]。Humphrey 视野:双眼中心视野缺

损[图 8-1-1(2)]。颅脑 MRI:颅内未见明显占位。mtDNA 检查三个原发位点未见突变。处理:
停用乙胺丁醇,给予甲钴胺注射液 0.5mg 肌内注射,1 次 / 天,共 20 天。随访 1 个月后复诊,
BCVA:双眼 0.5,色觉无改善。

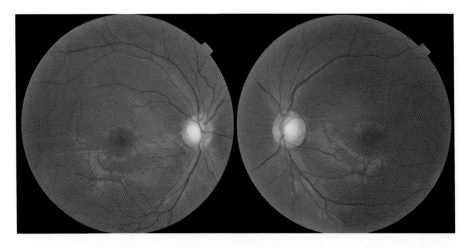

图 8-1-1(1) 乙胺丁醇中毒患者眼底示双侧视盘边界清、颜色苍白,视盘颞侧尤为明显

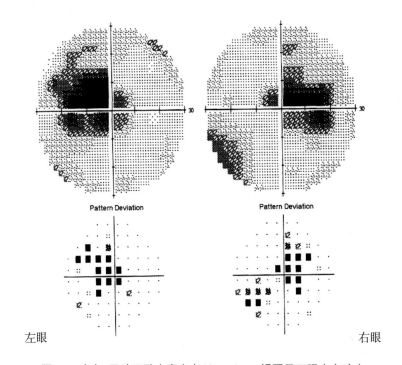

图 8-1-1(2) 乙胺丁醇中毒患者 Humphrey 视野示双眼中心暗点

【病例 8-1-2】

女性,29 岁,因肺结核服用包括乙胺丁醇在内的三联抗痨药物后 2 个月,双眼视力下降。
BCVA:右眼 0.15;左眼 0.05。色觉(Ishihara):双眼 0/8 色板。双侧瞳孔等大等圆,约 3mm,对

光反射存在。左眼 RAPD(+)。眼底双侧视盘边界清,右眼视盘充血、色红;左眼颞侧色淡[图 8-1-2(1)]。Humphrey 视野:双眼中心视野缺损[图 8-1-2(2)]。处理:停用乙胺丁醇,给予甲钴胺注射液 0.5mg 肌内注射,1 次/天,共 20 天。随访 6 个月后复诊,BCVA:右眼 0.5;左眼 0.2。眼底双侧视盘颞侧苍白[图 8-1-2(3)]。

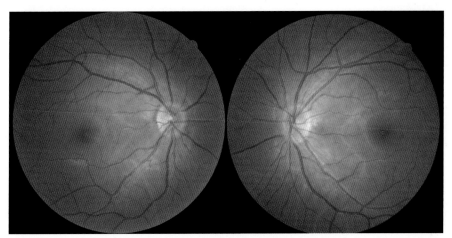

图 8-1-2(1)　乙胺丁醇中毒患者眼底示双侧视盘边界清、右眼视盘色红、充血;左侧视盘颞侧略淡

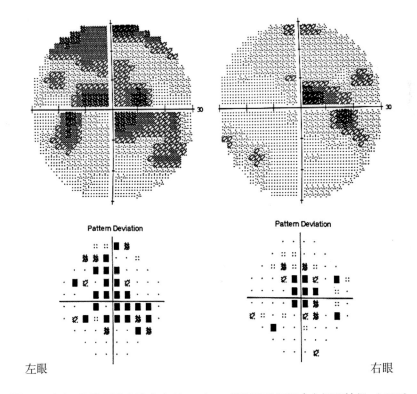

图 8-1-2(2)　乙胺丁醇中毒患者 Humphrey 视野显示双眼中心视野缺损,左眼重

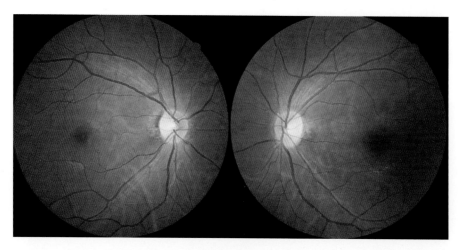

图 8-1-2(3)　随访半年后眼底双侧视盘边界清、色苍白，颞侧明显

【病例 8-1-3】

男性，56 岁，双眼进行性视力下降 2 月余。半年前因"心包结核"服用包括乙胺丁醇在内的抗痨药物。BCVA：双眼 0.03。眼底：双侧视盘毛细血管充血［图 8-1-3(1)］。Goldmann 视野：双眼中心暗点［图 8-1-3(2)］。颅脑 MRI 未见颅内及眼眶内占位性病变。建议停用乙胺丁醇，营养神经治疗。

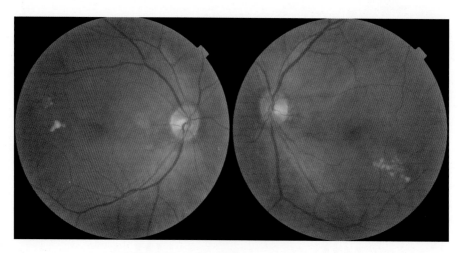

图 8-1-3(1)　乙胺丁醇中毒患者眼底示双侧视盘边界清晰、颜色红。周边视网膜陈旧性病变

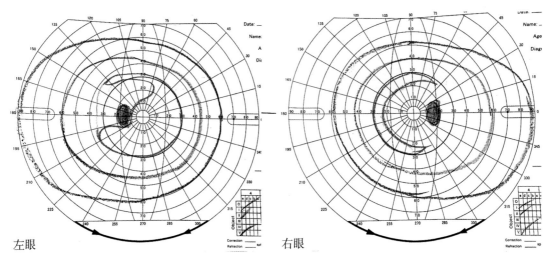

图 8-1-3(2)　乙胺丁醇中毒患者 Goldmann 视野显示双眼中心暗点

左眼　　　　　右眼

第二节　甲醇中毒

【概述】

由于工业酒精中甲醇含量较高,因此在甲醇蒸汽中工作且缺乏防护时可以出现急性的视力下降,并且伴有恶心、呕吐、头晕等全身症状。误服含工业酒精的假酒也是甲醇中毒的另一个主要原因。

【临床特征】

甲醇对视神经的损害为灾难性,且不可逆,患者来诊时多为失明、瞳孔散大、对光反射消失。经过洗胃、透析、血浆置换、营养支持等积极救治,视力多难以恢复,晚期视神经严重萎缩。

【预后】

尽管中毒后积极救治,视神经功能几乎无法恢复,患者预后极差[4]。

【病例 8-2-1】

男性,45 岁,双眼急骤视力下降,1 天后失明。伴头痛、轻度恶心。病前饮用散装白酒100ml 左右。BCVA:双眼 NLP。双侧瞳孔大,约 5 mm,对光反射消失。眼底:双侧视盘边界清尚清晰、略充血、色红;黄斑及视网膜未见明显异常[图 8-2-1(1)]。血常规、生化及血沉、风湿免疫组套均阴性;AQP4 抗体阴性。颅脑及眼眶 MRI:脑实质未见异常;双侧视神经未见明显强化,DWI 弥散序列可见信号增高[图 8-2-1(2)]。按照重症视神经炎给予甲泼尼龙1g 静脉冲击治疗 5 天,视力仍无光感。随访:家属将剩余白酒送检,结果显示甲醇浓度超标100 倍。随访 2 个月后患者视力仍为无光感。眼底:双侧视盘苍白萎缩。

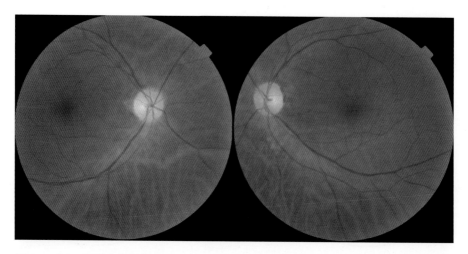

图 8-2-1(1) 甲醇中毒患者眼底示双侧视盘边界清尚清晰、色淡;黄斑及视网膜未见明显异常

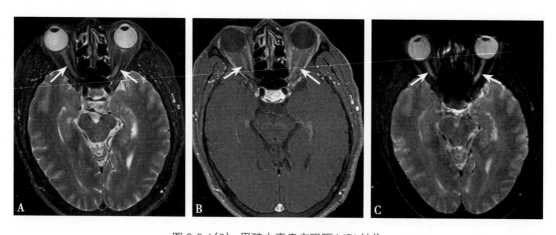

图 8-2-1(2) 甲醇中毒患者眼眶 MRI 轴位

A:T2WI 双侧视神经信号增高(白箭头);B:T1WI 增强后双侧视神经轻度强化(白箭头);C:DWI 示双侧视神经信号明显增高(白箭头)

【病例 8-2-2】

男性,48 岁,双眼失明 1 天。从事干花制作,环境中用工业酒精熏蒸脱水。未按照要求防护。同时发病的尚有一工友。既往体健,家族史无特殊。BCVA:双眼 NLP。双侧瞳孔大,约 5mm,对光反射消失。眼底:双侧视盘边界不清、轻度水肿;黄斑及后极部视网膜未见明显异常[图 8-2-2(1)]。VEP:双眼 P100 波幅基本未引出[图 8-2-2(2)]。血常规、生化及血沉、风湿免疫组套均阴性;AQP4 抗体阴性。颅脑 MRI 未见占位。职业防治中心检测血中甲醇浓度超标。处理:给予对症、营养神经治疗。随访 4 个月后,患者视力仍为无光感。眼底:双侧视盘苍白、萎缩[图 8-2-2(3)]。

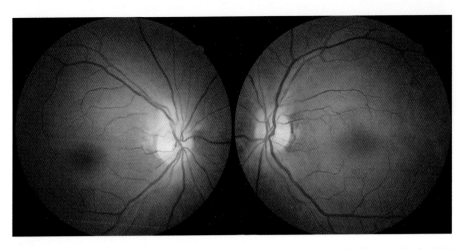

图 8-2-2(1) 甲醇急性中毒患者眼底双侧视盘边界不清、轻度水肿;黄斑及后极部视网膜未见明显异常

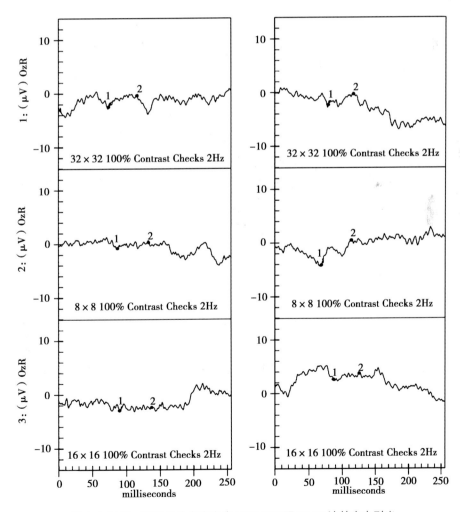

图 8-2-2(2) 甲醇急性中毒患者 VEP 示双眼 P100 波基本未引出

299

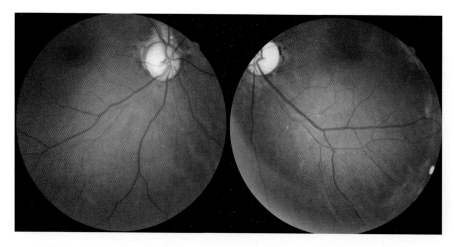

图 8-2-2(3) 甲醇中毒患者 4 个月后随访,眼底示双侧视神经萎缩、苍白

【病例 8-2-3】

男性,49 岁,与病例 8-2-3 患者为同事,发病时在同一个车间工作。BCVA:双眼 NLP。双侧瞳孔大,约 5mm,对光反射消失。眼底:双侧视盘边界不清、轻度水肿。经过积极救治后,双眼视力仍无光感。4 个月随访时双眼视盘苍白、萎缩[图 8-2-3(1)]。OCT 检查黄斑节细胞层显著变薄、萎缩[图 8-2-3(2)]。

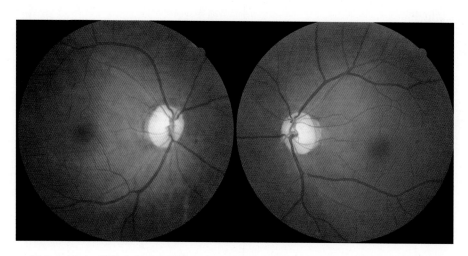

图 8-2-3(1) 甲醇中毒患者随访 4 个月后眼底示双侧视神经苍白、萎缩、血管变细

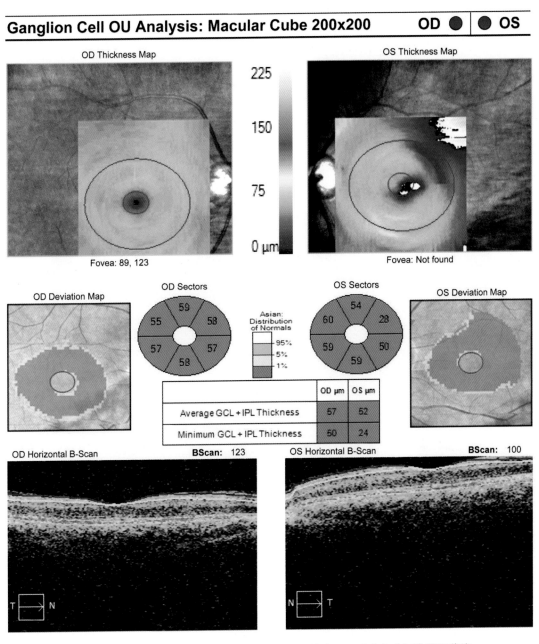

图 8-2-3(2)　甲醇中毒患者 4 个月后随访 OCT 检查示双眼黄斑节细胞明显萎缩

第三节　烟　酒　中　毒

【临床特征】

　　烟酒对视神经的毒性作用尚存争议,一度曾有"烟酒弱视(tobacco-alcohol amblyopia)"的诊断名称[5]。但吸烟导致视神经病变的直接证据缺乏,推测与过度吸烟、饮酒引起维生素B_{12}等营养因子缺乏有关。烟草中含有的氰化物对视神经的蓄积毒性也是假说之一。

【病例 8-3-1】

男性,64岁,双眼进行性视力下降2个月。无痛,因务农时无法辨识田地中绿色庄稼和黄色枯草而来诊。近期四肢末端有针刺感,否认大小便障碍。既往高血压病史,服药控制可。吸烟40余年,每日2包;饮酒,每日100~150ml白酒。查体BCVA:双眼0.01。色觉(Ishihara):双眼0/8色板。双侧瞳孔等大等圆,约5mm,对光反射存在。未见RAPD。眼底双侧视盘边界清、充血、色红[图8-3-1(1)]。Goldmann视野检查:右眼为生理盲点的中心暗点;左眼中心暗点[图8-3-1(2)]。处理:戒烟、酒,给予甲钴胺注射液0.5mg肌内注射,1次/天,共20天。随访:1个月后复诊BCVA双眼0.2。色觉(Ishihara)检查:双眼6/8色板。四肢麻木感明显减轻。

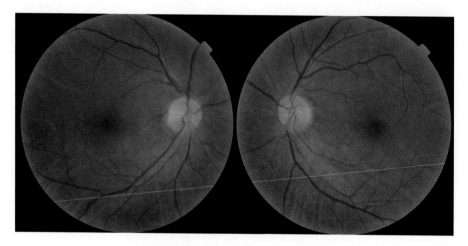

图 8-3-1(1)　烟酒中毒患者眼底示双侧视盘边界清、充血、色红

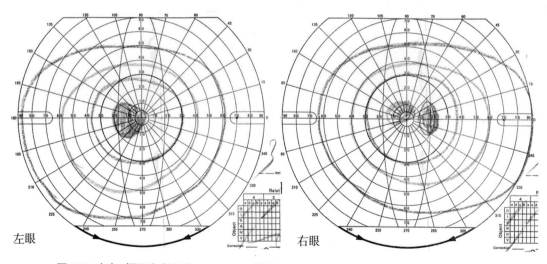

图 8-3-1(2)　烟酒中毒患者 Goldmann 视野右眼为生理盲点的中心暗点;左眼中心暗点

【**病例 8-3-2**】

男性,56 岁,双眼视力下降 2 个月。既往否认高血压、糖尿病。否认结核药物服用史。吸烟,3~4 包 / 天,饮酒 500ml/d。BCVA:右眼 0.2;左眼 0.15。眼底:双侧视盘边界清,充血,色红[图 8-3-2(1)]。Humphrey 视野:双眼中心暗点[图 8-3-2(2)]。Goldmann 视野:双眼中心视野损害[图 8-3-2(3)]。颅脑 MRI 未见占位及视神经强化。嘱其戒烟、戒酒,给予甲钴胺注射。2 周后,BCVA:双眼 0.3。1 个月后复查,BCVA:双眼 0.5。

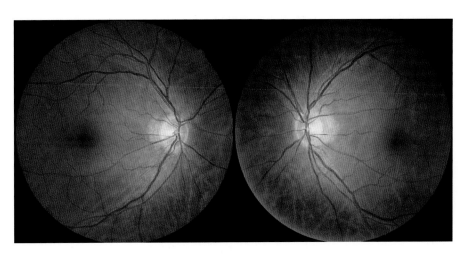

图 8-3-2(1)　烟酒中毒患者眼底示双侧视盘边界清、充血、色红

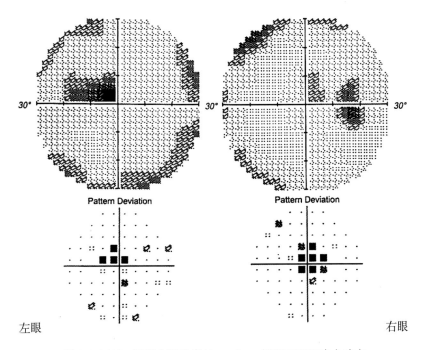

图 8-3-2(2)　烟酒中毒患者 Humphrey 视野示双眼中心暗点

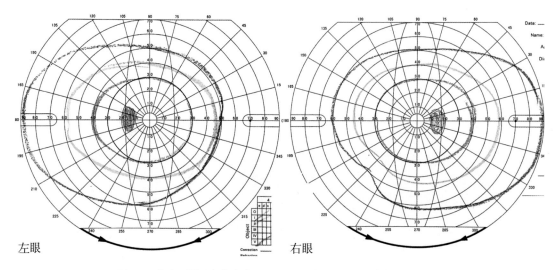

图 8-3-2(3) 烟酒中毒患者 Goldmann 视野示双眼中心视野损害

第四节 其 他

【概述】

维生素 B_{12} 缺乏常合并中枢神经系统的功能障碍。单纯营养不良引起 B_{12} 缺乏较少见,仅见于严格的素食者。临床常见为吸收障碍或胃肠道手术后内因子缺乏的患者。恶性贫血为常见导致 B_{12} 缺乏的自身免疫疾病,除视神经受损外,脊髓白质纤维束及周围神经均可受累,称为亚急性联合变性。

维生素 B_1(硫胺素,thiamine)为糖代谢过程中重要的辅酶,缺乏后导致细胞能量代谢障碍。在持续呕吐、胃肠道疾病、妊娠剧吐、幽门梗阻、缩胃术、厌食症、全胃肠外营养和酗酒等情况下易出现。典型疾病为 Wernicke 脑病:眼球震颤、复视、眼肌麻痹、视神经病变。

临床中尚可见到青霉胺及氰化物中毒患者[6]。

【病例 8-4-1】

男性,66 岁,双眼进行性视力下降 2 个月,伴四肢末端麻木。既往萎缩性胃炎病史 20 余年。否认抗结核药物使用史。否认高血压、糖尿病。BCVA:双眼 0.1。色觉(Ishihara):双眼 0/8 色板。双侧瞳孔等大等圆,约 5mm,对光反射存在。眼底:双侧视盘边界清、颞侧色淡[图 8-4-1(1)]。Goldmann 视野:双眼中心视野损害[图 8-4-1(2)]。颅脑 MRI 未见占位及视神经信号异常。外周血维生素 B_{12} 水平降低。处理:给予甲钴胺注射液 0.5mg 肌内注射,1 次 / 天,共 20 天。1 个月后复诊,BCVA:双眼 0.3。四肢麻木感明显减轻。

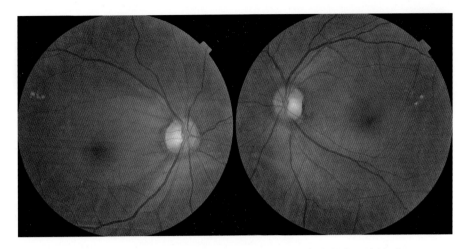

图 8-4-1(1) 维生素 B₁₂ 缺乏患者眼底示双侧视盘边界清、颞侧色淡

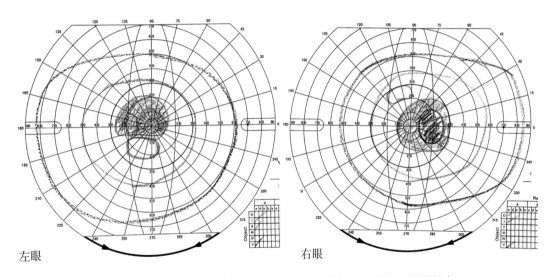

左眼　　　　　　　　　　右眼

图 8-4-1(2) 维生素 B₁₂ 缺乏患者 Goldmann 视野示双眼中心视野损害

【病例 8-4-2】

　　女性,18 岁,大学生。胆囊炎腹腔镜术后出现双眼视力下降,眼球震颤。术前因合并化脓性腹膜炎,给予全胃肠外营养及禁食 1 个月。病后 1 个月来诊。BCVA:右眼 HM,左眼 CF。眼底双侧视盘边界不清、色苍白、视网膜陈旧性出血[图 8-4-2(1)]。双侧瞳孔大,约 5mm,光近反射分离,双眼下跳性眼球震颤。Goldmann 视野:双眼中心视野损害[图 8-4-2(2)]。颅脑 MRI 示双侧视神经萎缩、中脑、脑桥及延髓脱髓鞘病变[图 8-4-2(3)]。诊断:Wernicke 脑病,视神经萎缩。为全胃肠道减压禁食未及时补充维生素 B₁ 导致。

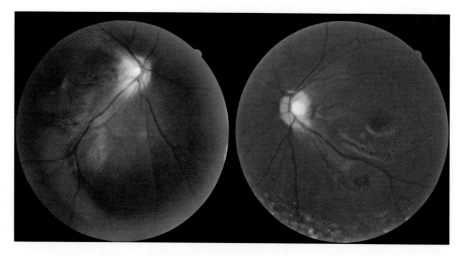

图 8-4-2(1)　维生素 B$_1$ 缺乏患者眼底双侧视盘边界不清、色苍白、周边视网膜陈旧性出血

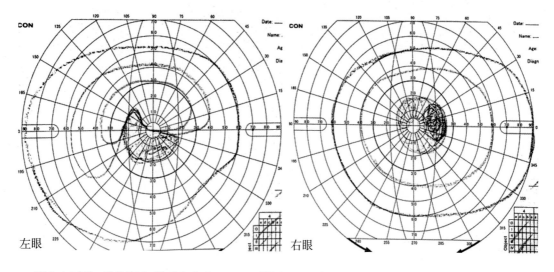

图 8-4-2(2)　维生素 B$_1$ 缺乏患者 Goldmann 视野示左眼中心偏下方视野缺损；右眼中心视野缺损

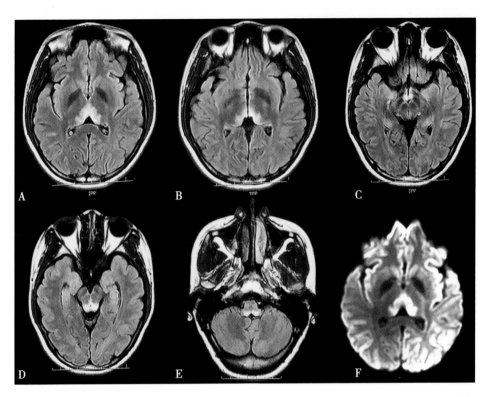

图 8-4-2(3) 维生素 B₁ 缺乏导致 Wernicke 脑病患者头颅 MRI 示双侧丘脑、乳头体、中脑背侧及脑桥对称性白质脱髓鞘病变

【病例 8-4-3】

男性，26 岁，消防队员。在一次氰化物爆炸救火任务后出现昏迷、行走不稳、吞咽困难。半年后眼科检查 BCVA：双眼 0.1。眼底：双侧视盘边界清，颞侧色略淡［图 8-4-3(1)］。Humphrey 视野：双眼中心暗点［图 8-4-3(2)］。颅脑 MRI：双侧大脑半球及基底节区对称性异常信号［图 8-4-3(3)］。诊断：氰化物中毒性视神经病变及代谢中毒性脑病。

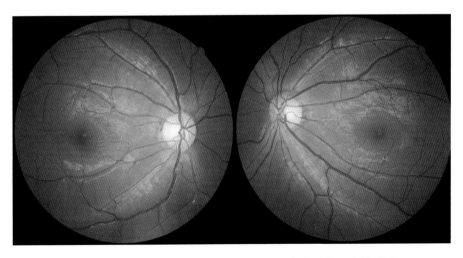

图 8-4-3(1) 氰化物中毒后患者眼底双侧视盘边界清，颞侧色略淡

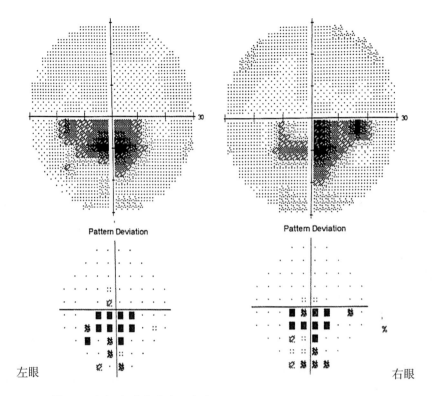

左眼　　　　　　　　　　　　　　　　　　右眼

图 8-4-3(2)　氰化物中毒后患者 Humphrey 视野示双眼中心暗点

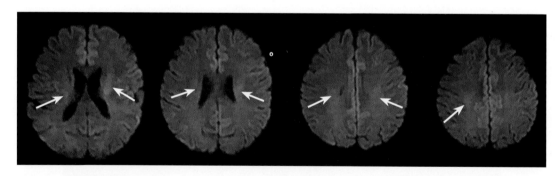

图 8-4-3(3)　氰化物中毒后患者头颅扫描 T2Flair 序列示双侧大脑半球及侧脑室旁、半卵圆区可见对称性白质病变(白箭头)

【病例 8-4-4】

女性,40 岁,双眼视力下降 1 年。近年来长期服用青霉胺治疗类风湿关节炎。BCVA:右眼 0.5,左眼 0.25。眼底:双侧视盘边界清,颞侧色淡[图 8-4-4(1)]。Humphrey 视野:双眼中心暗点[图 8-4-4(2)]。视盘 OCT:双眼颞侧神经纤维层变薄,左眼明显[图 8-4-4(3)]。视觉诱发电位 P100 潜伏期明显延迟[图 8-4-4(4)]。颅脑 MRI 未见颅内占位。诊断:青霉胺中毒性视神经病变。

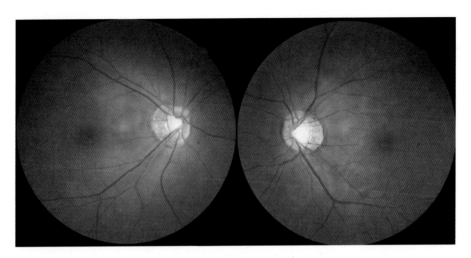

图 8-4-4(1)　长期服用青霉胺患者眼底示双侧视盘边界清,颞侧色淡

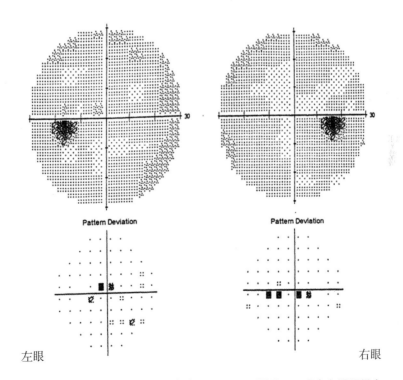

左眼　　　　　　　　　　　　　　　　　　　　　右眼

图 8-4-4(2)　长期服用青霉胺患者 Humphrey 视野示双眼中心视野损害

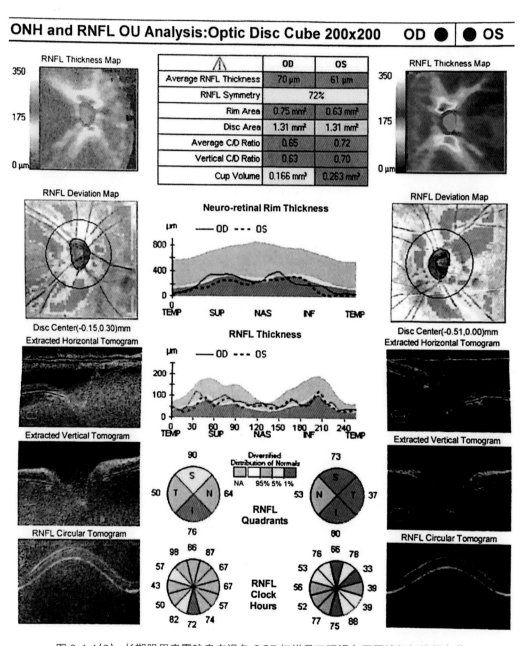

图 8-4-4（3） 长期服用青霉胺患者视盘 OCT 扫描见双眼视盘周围神经纤维层变薄

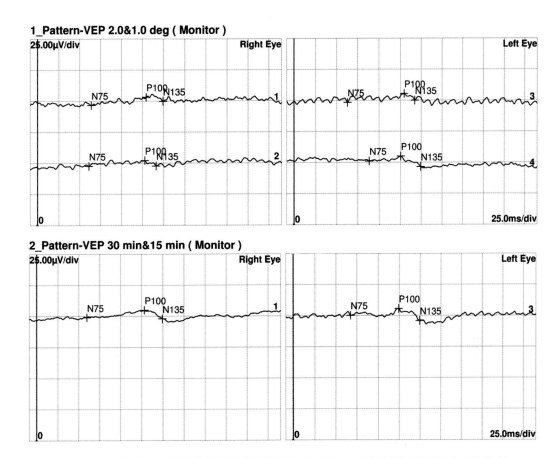

图 8-4-4(4)　长期服用青霉胺患者视觉诱发电位示双眼 P100 波潜伏期明显延迟,波幅降低

参考文献

1. Grzybowski A,Zülsdorff M,Wilhelm H,et al. Toxic optic neuropathies：an updated review. Acta Ophthalmol,2015,93(5):402-410.

2. Phillips PH. Toxic and deficiency optic neuropathies//Miller NR,Newman NJ,Biousse V,et al. Walsh & Hoyt's clinical neuro-ophthalmology. 6th edition. Baltimore,MD：Williams & Willkins,2005：447-463.

3. Polak BCP,Leys M,van Lith GHM. Blue yellow colour vision changes as early symptoms of ethambutol oculotoxicity. Ophthalmologica,1985,191(4):223-226.

4. 马中华,江汉秋,张晓君. 吸入性甲醇中毒致严重视力损害临床分析. 中国眼耳鼻喉科杂志,2013,13(4):219-221.

5. Chiotoroiu SM,Noaghi M,Stefaniu GI,et al. Tobacco-alcohol optic neuropathy--clinical challenges in diagnosis. J Med Life,2014,7(4):472-476.

6. 田国红. 中毒性与营养不良性视神经病变的临床特征. 中国眼耳鼻喉科杂志,2017,17(6): 453-457.

第九章

外伤性视神经病变

外伤性视神经病变(traumatic optic neuropathy)可以分为视神经直接损伤与间接损伤。前者指开放性创伤时外物穿透组织直接损伤视神经;后者指闭合伤外力作用于颅脑及眼眶传导至视神经造成的损伤。此分类与患者视力预后无关[1]。临床中常按照损伤的解剖部位进行分类,最常见视神经间接损伤发生在视神经管内段,多为管壁骨折导致。

【临床特征】

不同类型的损伤对视神经造成的损害程度不同,因此首先要对患者外伤进行评估[2]。

1. 外伤评估　患者意识水平、头面部外伤、眼睑及眼眶周围开放伤口、视力下降情况等。

2. 视力下降　间接外伤对视功能的影响较为严重,患者视力多为无光感,绝大多数患者视力小于0.05。如单侧受累,患侧瞳孔RAPD明显。注意面部冲击伤患者瞳孔括约肌损害后也可出现近视力下降,需要仔细评估。

3. 眼底表现　合并视网膜震荡伤患者可伴有视盘及周边视网膜出血、渗出。多数间接视神经损害患者早期视盘边界清晰、颜色正常。但病后1个月逐渐出现检眼镜下可见的视盘苍白、萎缩,OCT可发现:不论视盘RNFL与黄斑GCL均可萎缩。

4. 视野　在视力能完成视野检查的患者,视野检查可出现缺损,但并无特殊固定类型,中心视野受损常见。

5. 视觉诱发电位　闪光VEP可用于评估意识状态差的患者视神经损害程度的评估。但使用VEP作为评价视力恢复的指标并不常用。

6. OCT　为客观反映视神经、视网膜结构的指标,在视神经损伤早期,视盘周围RNFL可出现轻度肿胀,数月后开始逐渐变薄、萎缩。同时视网膜神经节细胞层也出现相应的逆向损害[3]。

7. 影像学　眼眶CT可见视神经管骨折征象;磁共振成像可清晰显示视神经周围软组织水肿、出血及压迫情况。

【治疗】

目前无确认的有效方式。临床主要采取两类处理:①手术治疗:采用视神经管减压术,其效果并无定论。②类固醇治疗:多中心、随机、双盲试验对急性脊髓损害研究显示早期给予大剂量的类固醇冲击治疗,能够使患者功能恢复更佳。但大剂量类固醇冲击治疗的同时,需要监测患者血压、血糖等指标,确保安全性[4,5]。

【预后】

视神经损伤多为永久性,视功能预后差。

【病例 9-0-1】

男性,25 岁,从高处坠落后颜面着地,左眼失明 1 个月。外院急性期给予大剂量激素冲击,辅以神经生长因子治疗,视力无改善。BCVA:右眼 1.5;左眼 NLP。双侧瞳孔等大等圆,左眼直接对光反射消失,间接光反射存在。左眼 RAPD(+)。眼底左侧视盘边界清晰,颜色苍白[图 9-0-1(1)]。左眉弓处可见外伤瘢痕[图 9-0-1(2)]。颅脑 CT:左侧眼眶内未见明显肿胀及血肿压迫,视神经信号未见异常。左眶尖部位视神经管骨折不连续[图 9-0-1(3)]。处理:解释预后,保护健眼。3 个月后随访,左眼视力仍无光感。

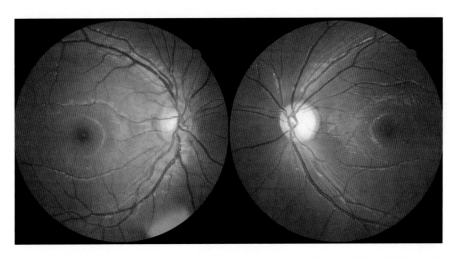

图 9-0-1(1)　外伤性视神经病变患者伤后 1 个月眼底示右侧视盘边界清、颜色红;左侧视盘边界清晰,颞侧苍白

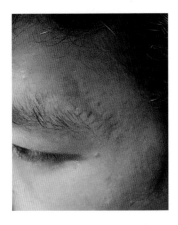

图 9-0-1(2)　外伤性视神经病变患者左侧眉弓上方及颞侧头部瘢痕,为导致视神经间接损害的常见部位

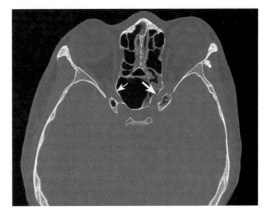

图 9-0-1(3)　外伤性视神经病变患者眼眶 CT 示左侧视神经管骨折导致同侧视神经损伤。粗白箭示左侧骨折位置;细白箭示右侧正常视神经管蝶窦骨壁

【病例 9-0-2】

女性,21岁,骑车摔伤后左眼视力下降。BCVA:右眼 1.0,左眼 0.05。伤后 10 天眼底:双侧视乳头边界清,色红[图 9-0-2(1)]。伤后 1 个月复查,左眼视力无改善,眼底:左侧视神经萎缩[图 9-0-2(2)]。视盘 OCT:左眼视盘周围 RNFL 及黄斑 GCC 明显变薄[图 9-0-2(3)]。处理:给予维生素 B_{12} 及鼠神经生长因子注射治疗。3 个月后复查,左眼视力无改善。

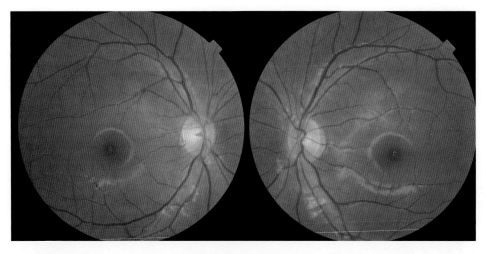

图 9-0-2(1) 外伤性视神经病变患者伤后 10 天眼底示双侧视盘边界清、颜色红

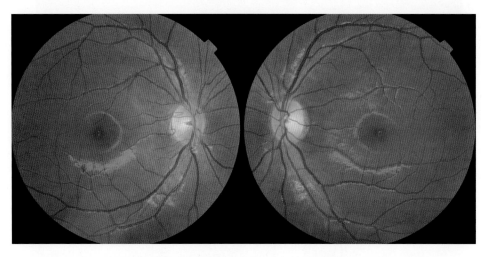

图 9-0-2(2) 外伤性视神经病变患者伤后 1 个月眼底示左侧视盘边界清、颜色苍白

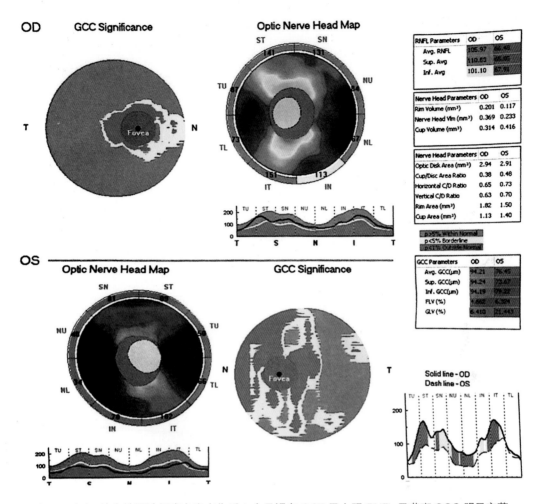

图 9-0-2(3)　外伤性视神经病变患者伤后 1 个月视盘 OCT 示左眼 RNFL 及黄斑 GCC 明显变薄

【病例 9-0-3】

　　男性,66 岁,从高处坠落后面部着地。右眼失明 1 个月。BCVA:右眼 NLP,左眼 0.5。眼底:右眼视盘边界清,色苍白;左眼视盘界清、色淡[图 9-0-3(1)]。右额部遗留瘢痕[图 9-0-3(2)]。颅脑 MRI:右侧筛窦血肿、软组织肿胀、压迫右侧视神经;右额部脑软化灶及左侧枕叶对冲脑损伤[图 9-0-3(3)]。处理:给予口服甲钴胺及胞磷胆碱改善神经功能治疗。3 个月后复查双眼视力无改善。

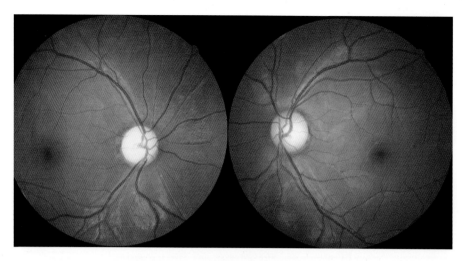

图 9-0-3(1) 高处坠落伤患者眼底示右眼视盘边界清、色苍白；左眼视盘边界清，色淡

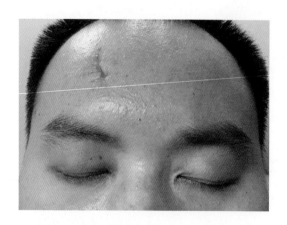

图 9-0-3(2) 高处坠落伤患者右额部瘢痕

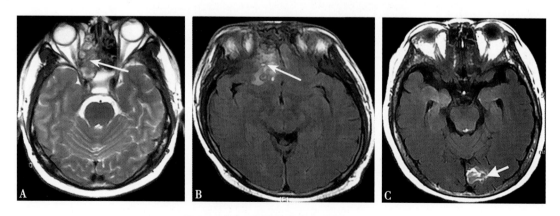

图 9-0-3(3) 高处坠落伤患者颅脑 MRI

A：T2WI 加权右侧筛窦出血、软组织肿胀、压迫右侧视神经（白箭头）；B：T2Flair 示右侧前额叶脑软化灶（白箭头）；C：左侧枕叶脑软化灶，为前额部损伤对冲造成（白箭头）

【病例 9-0-4】

女性,34岁,鼻窥镜术后右眼失明1周。BCVA:右眼 NLP,左眼 1.0。眼底双侧视盘边界清,色红[图 9-0-4(1)]。眼眶 MRI:右侧视神经管内段信号异常(细白箭头),右侧筛窦外侧壁骨质破坏[图 9-0-4(2)]。处理:给予鼠神经生长因子注射治疗。3个月后随访,右眼视力仍无光感。

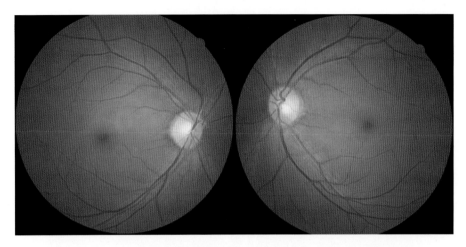

图 9-0-4(1) 鼻窥镜术后右眼失明1周患者眼底示双侧视盘边界清、色红

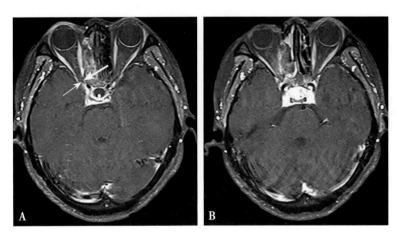

图 9-0-4(2) 鼻窥镜术后右眼失明患者眼眶 MRI
A:T1WI 增强后见右侧筛窦出血、筛窦内侧壁破坏(粗白箭头),细白箭头示眶尖部位视神经;B:右侧筛窦软组织肿胀

【病例 9-0-5】

男童,10岁,写作业时摔倒,铅笔进入眼内,左眼失明。经颅眶联合手术后1个月来诊。BCVA:右眼 1.0,左眼 NLP。左眼上睑下垂,眼球固定,瞳孔扩大。下睑缘可见手术切口愈合瘢痕[图 9-0-5(1)]。术前眼眶 CT:铅笔从内眦进入眼眶,直达眶尖,损伤视神经及眼球运动神经[图 9-0-5(2)]。处理:建议择期行上睑下垂手术。

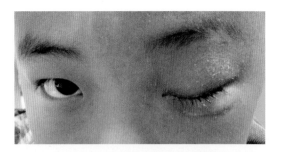

图 9-0-5(1)　左眼眶内异物导致失明患儿手术后 1 个月,左侧上睑下垂、左侧眼球运动障碍,下睑缘可见手术切口愈合

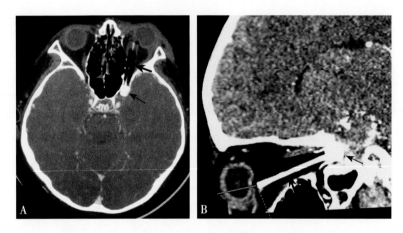

图 9-0-5(2)　左眼眶内异物导致失明患儿手术前眼眶 CT
A:水平位可见铅笔由眼眶内侧进入,直达眶尖(粗黑箭头示木质铅笔,中央为笔芯;细黑箭头示橡皮头);B:矢状位可见铅笔进入眶尖

参考文献

1. Zimmerer R,Rana M,Schumann P,et al. Diagnosis and treatment of optic nerve trauma. Facial Plast Surg,2014, 30(5):518-527.

2. Yu-Wai-Man P,Griffiths PG. Surgery for traumatic optic neuropathy. Cochrane Database Syst Rev,2005,(4): CD005024.

3. Kernstock C,Friebe K,Tonagel F. Applications of optical coherence tomography(OCT)in neuro-ophthalmology. Klin Monbl Augenheilkd,2013,230(11):1097-1105.

4. Steinsapir KD. Treatment of traumatic optic neuropathy with high-dose corticosteroid. J Neuroophthalmol,2006, 26(1):65-67.

5. 王安国.外伤性视神经病变与类固醇治疗.中国眼耳鼻喉科杂志,2015,15(3):149-151.

第十章

放射性视神经病变

放射性视神经病变（radiation optic neuropathy）是由于眼眶、垂体、鼻咽、颅内及颅底疾病放射治疗对前部视路造成的迟发性损害。通常出现在放疗总剂量超过 50Gy 后 18~36 个月。推测机制为胶质细胞及血管内皮细胞受损[1]。

【临床特征】

由于血管内皮细胞及胶质细胞损害，故患者发病形式多似急性、无痛缺血表现。因放射性视神经病变的发病时间可与放射治疗存在一定的时间间隔，病史询问时注意既往肿瘤史及放疗史，以免误诊为"急性视神经炎"。除视神经水肿外，视网膜棉绒斑、出血渗出均可见于放射治疗后的急性期。颅脑及眼眶 MRI 表现急性期可见视神经强化，伴周围脑组织局部水肿。

【治疗】

无特殊治疗，急性期可试用大剂量激素冲击，但预后差。鉴于发病机制涉及血管缺血，可尝试高压氧治疗及肝素抗凝治疗，但均为个别临床试验，未证实有确切疗效[2]。

【病例 10-0-1】

男性，15 岁，右眼视力下降 3 个月。无眼痛及转眼球疼痛。外院按"视神经炎"给予激素治疗后视力无改善。6 年前因第三脑室生殖细胞瘤行放射治疗。术后脑积水症状明显缓解。BCVA：右眼 LP，左眼 0.8。色觉（Ishihara）：右眼无法完成；左眼 8/8 色板。双侧瞳孔等大等圆，对光反射灵敏，右眼 RAPD（+）。眼底：双侧视盘边界清，明显苍白；黄斑及周边视网膜未见异常［图 10-0-1(1)］。颅脑 MRI：右侧视神经明显强化，累及视交叉前部［图 10-0-1(2)］。诊断：放射性视神经病变（右眼）；生殖细胞瘤放疗后。处理：给予营养神经、对症处理。随诊 1 个月后，右眼视力稳定。

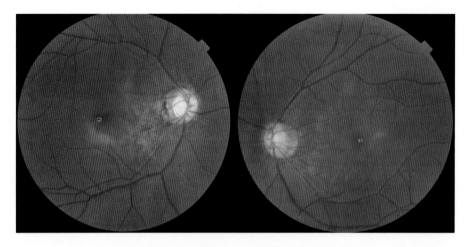

图 10-0-1(1)　放射性视神经病变患者眼底示双侧视盘边界清晰、颜色苍白、视神经萎缩

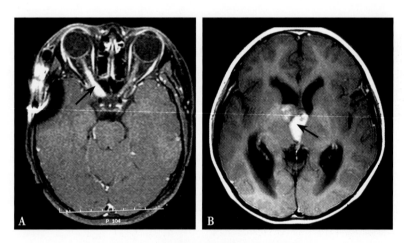

图 10-0-1(2)　放射性视神经病变患者颅脑 MRI

A：轴位增强扫描见右侧视神经(黑箭头)信号明显异常，强化明显，累及视交叉前部；B：患儿术前第三脑室肿瘤(黑箭头)，压迫中脑导水管致双侧侧脑室扩大，脑积水改变

【病例 10-0-2】

女性，34 岁，右眼视力下降半年。无眼痛及转眼球疼痛。患者于 1 年前因鼻腔癌行手术治疗，后进行局部放射治疗。术后视力无明显下降。神经眼科检查：神清，语音含糊(鼻腔癌术后)，查体合作。BCVA：右眼 CF/20cm，左眼 0.8。色觉(Ishihara)：右眼 0/8 色板；左眼 8/8 色板。双侧瞳孔等大等圆，对光反射灵敏，右眼 RAPD(+)。眼底：右眼视盘边界清，颜色苍白，动脉较细[图 10-0-2(1)]。颅脑 MRI：双侧视神经信号基本正常，未见明显强化，右侧前额叶 T2WI 呈高信号，放疗后脑改变[图 10-0-2(2)]。诊断：放射性视神经病变(右眼)；鼻咽癌放疗后。处理：高压氧、改善微循环治疗。3 个月后随访，BCVA：右眼 0.05，左眼 0.8。

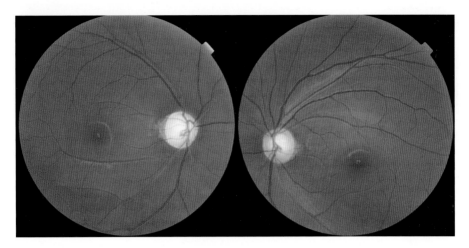

图 10-0-2(1)　鼻咽癌放射治疗后患者眼底示右眼视盘边界清晰,色苍白,动脉变细

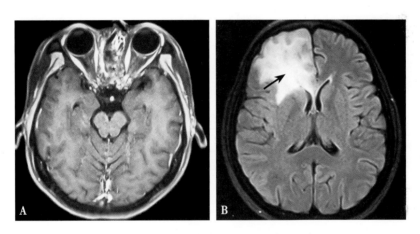

图 10-0-2(2)　鼻咽癌放射治疗后患者颅脑 MRI

A:轴位增强扫描双侧视神经信号基本正常,未见明显强化,双侧筛窦及鼻中隔为术后改变(*);B:右侧前额叶 T2WI 呈高信号(黑箭头),为放疗后脑软化及水肿改变

【病例 10-0-3】

女性,62 岁,左眼视力下降 2 个月。无眼痛及转眼球疼痛。患者于 9 年前因鼻咽癌行放射治疗。神经眼科检查:神清,语利。BCVA:右眼 1.0,左眼 HM。双侧瞳孔等大等圆,对光反射灵敏,左眼 RAPD(+)。眼底:左侧视盘边界清,颜色略淡[图 10-0-3(1)]。眼眶 MRI:左侧视神经眶内段后部及管内段信号异常、强化[图 10-0-3(2)]。诊断:放射性视神经病变(左眼);鼻咽癌放疗后。处理:高压氧、改善微循环治疗。随访 1 个月后,患眼视力无明显变化。

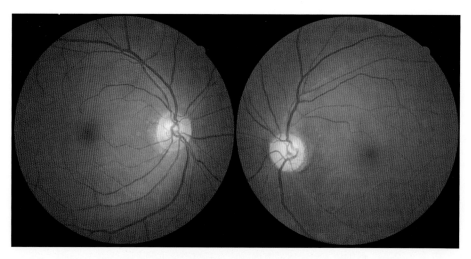

图 10-0-3(1)　鼻咽癌放疗后患者眼底示左侧视盘边界清,颜色略淡

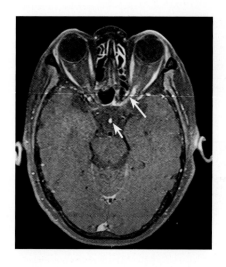

图 10-0-3(2)　鼻咽癌放疗后患者眼眶 MRI 示左侧视神经眶内段后部及管内段信号异常、强化(白箭头)

【病例 10-0-4】

女性,23 岁,双眼视野缺损。3 年前因垂体瘤行伽马刀放射治疗。神经眼科检查:神清,语利。BCVA:右眼 0.05,左眼 0.1。双侧瞳孔等大等圆,对光反射灵敏,RAPD(-)。眼底:双侧视盘边界清晰、色苍白[图 10-0-4(1)]。Humphrey 视野:双眼颞侧偏盲。颅脑 MRI:视交叉异常信号,增强后明显强化[图 10-0-4(2)]。诊断:放射性视交叉病变;垂体瘤放疗后。处理:给予激素冲击及鼠神经生长因子注射治疗。半年后随访,BCVA:右眼 0.3,左眼 0.1。双眼视盘苍白、萎缩。

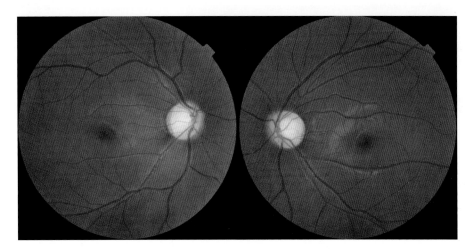

图 10-0-4(1)　垂体瘤反射治疗后患者眼底示双侧视盘边界清晰、色苍白、萎缩

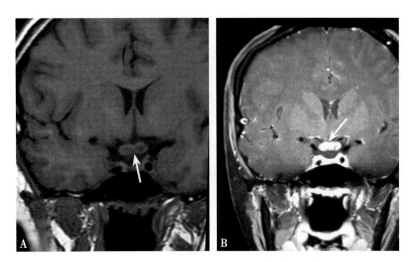

图 10-0-4(2)　垂体瘤放射治疗后患者颅脑 MRI
A:T1WI 视交叉低信号影(白箭头);B:T1WI 增强后视交叉异常信号明显强化
(白箭头)

参考文献

1. Levin LA,Gragoudas ES,Lessell S. Endothelial cell loss in irradiated optic nerves. Ophthalmology,2000,107(2):
   370-374.
2. Seregard S,Pelayes DE,Singh AD. Radiation therapy:posterior segment complications. Dev Ophthalmol,2013,
   52:114-123.

第十一章

肿瘤相关性视神经病变

肿瘤相关性视神经病变(optic neuropathies associated with cancer)除外源自视神经本身的肿瘤,即视神经鞘脑膜瘤与视神经胶质瘤外,全身各部位肿瘤转移、浸润均可导致视神经病变。本章中将肿瘤的远隔效应,即副肿瘤综合征导致的视神经、视网膜病变一并总结。

第一节　视神经肿瘤

【概述】

视神经原发肿瘤常见视神经鞘脑膜瘤(optic nerve sheath meningiomas,ONSM)和视神经胶质瘤(optic nerve glioma)。其中 ONSM 约占 1/3。ONSM 多发生于中年女性,单侧多见,早期诊断比较困难。视神经胶质瘤多见于学龄前儿童,是发生于视神经内胶质细胞的低恶性程度肿瘤,可沿视神经向颅内蔓延。

【临床特征】

由于肿瘤包绕视神经生长,影响轴浆运输和软脑膜血管,可出现单眼一过性视物模糊,即视神经鞘膜静脉回流受阻的表现。偶有突然遮盖健眼发现患眼视力下降者,勿与急性发病混淆。

1. ONSM 眼底表现　单侧视盘水肿可以是 ONSM 早期唯一的表现。当肿瘤靠近眼球前端时容易出现,肿胀的视盘周围出现脉络膜视网膜皱褶。晚期可以出现继发性视神经萎缩。视网膜睫状血管分流的出现通常表明视神经鞘受压,视网膜中央静脉回流障碍形成了与脉络膜睫状血管之间的侧支循环。其他症状包括眼球突出、视力丧失、继发性视乳头萎缩及视神经睫状静脉被视为典型的 ONSM 四联征[1]。视神经胶质瘤的临床表现:大约 1/3 的肿瘤仅局限于一侧视神经,而 2/3 的患者联合有视交叉、下丘脑、三脑室底及视束的侵犯,部分患者合并神经纤维瘤病 I 型,伴虹膜 Lisch 结节、皮肤咖啡样色素斑、皮下软性肿物等,可有遗传倾向。无痛性和缓慢渐进性眼球突出,视力减退,儿童可出现眼球震颤及斜视。眼底检查多见视盘水肿或苍白、萎缩,可继发眼底出血。

2. 影像学表现 ONSM 在 MRI 中 T1 和 T2 加权呈均质改变,增强后出现"双轨征",即强化的视神经鞘。冠状位可见正常视神经信号被增生的肿瘤包绕[2]。视神经胶质瘤影像学可见视神经弥漫性呈梭形或锥形增粗,可将眼球推向前方或一侧。肿瘤可侵及视交叉和视束。肿瘤密度均质,可有液化区。

【治疗】

ONSM 的处理首选随访观察,多数患者多年后视力仍稳定。肿瘤很少导致死亡,也少有转移。放射疗法可供选择,控制局部肿瘤增大的疗效≥80%,而且毒副作用小,适用于大多数人群。注意放射性视神经病变及临近脑组织坏死的发生。手术切除少有选择,已被证实疗效不佳,因视神经供血动脉来自鞘膜,术中剥离肿瘤组织可导致视神经缺血。手术主要目的是缓解邻近组织压迫,但复发率高、疗效差[3]。视神经胶质瘤的治疗因肿瘤进展缓慢,当视力良好,眼球突出不明显时,可定期观察。视力渐进性下降、眼球突出明显,肿瘤局限眶内者可行手术切除肿瘤,视神经断端仍有肿瘤者可行 X 刀或 γ 刀治疗。肿瘤侵犯管内段视神经或视交叉者,可经颅开眶切除视交叉前的肿瘤。文献显示放疗能显著缩小肿瘤的体积、降低肿瘤的复发率,提高存活率。肿瘤弥漫性生长累及视交叉和视交叉 - 下丘脑外生型的死亡率较高[4]。

【病例 11-1-1】

女性,27 岁,发现右眼视物遮挡 3 个月,无眼痛及转眼痛。在当地按"视神经炎"给予激素治疗,3 个月中右眼视力进行性下降。偶有右眼一过性视物模糊,可追溯至 1 年前。否认头痛,既往体健。神经眼科检查:神清,语利,查体合作。BCVA:右眼 LP;左眼 1.2。色觉检查(Ishihara):右眼 0/8 色板,左眼 8/8 色板。双侧瞳孔等大等圆,对光反射灵敏,右眼 RAPD(+)。眼底:右眼视盘边界模糊、隆起,表面数条视网膜睫状引流血管,静脉迂曲;左眼底基本正常[图 11-1-1(1)]。双侧眼球运动正常,余神经系统无局灶体征。眼眶 MRI:右侧视神经眶内段、管内段明显增粗,呈等 T1 等 T2 信号,增强扫描可见视神经鞘膜强化,向后累及右侧眶尖部[图 11-1-1(2)]。诊断:视神经鞘脑膜瘤。处理:建议放疗或观察随访,定期复查视功能。

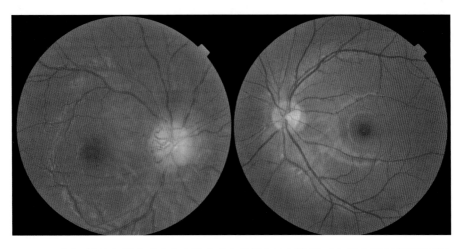

图 11-1-1(1) 视神经鞘脑膜瘤患者眼底示右眼视盘边界模糊,表面数条视网膜睫状引流血管,静脉略迂曲;左眼视神经及黄斑、视网膜未见明显异常

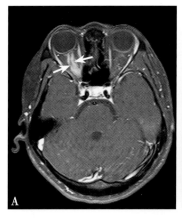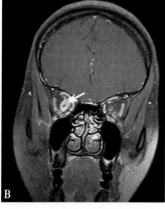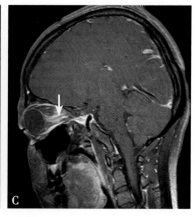

图 11-1-1(2) 视神经鞘脑膜瘤患者眼眶 MRI

A:轴位 T1 加权增强示右侧视神经鞘膜呈双轨征(白箭头之间);B:冠状位右侧视神经鞘环形强化,视神经信号正常;C:矢状位右侧视神经扭曲,鞘膜强化

【病例 11-1-2】

女性,44 岁,左眼视力进行性下降 3 个月来诊。无眼痛及转眼球疼痛。外院按"视神经炎"给予激素治疗,无效。既往体健,否认头痛及肢体功能障碍。神经眼科检查:神清,语利,查体合作。BCVA:右眼 1.0;左眼 0.05。色觉(Ishihara):右眼 8/8 色板,左眼 1/8 色板。双侧瞳孔等大等圆,对光反射灵敏,左眼 RAPD(+)。眼底:左眼视盘水肿,边界不清,隆起,静脉迂曲;右眼视盘正常[图 11-1-2(1)]。眼球运动正常。余神经系统无局灶体征。Humphrey 视野检查:左眼周边视野缺损,右眼基本正常[图 11-1-2(2)]。眼眶 MRI:左侧视神经鞘膜增粗,强化[图 11-1-2(3)]。诊断:视神经鞘脑膜瘤(左眼)。处理:建议放疗、定期复查视功能。

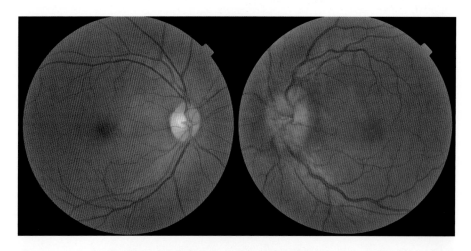

图 11-1-2(1) 视神经鞘脑膜瘤患者眼底左视盘水肿,边界不清,隆起,静脉迂曲;右眼视盘、黄斑及视网膜未见异常

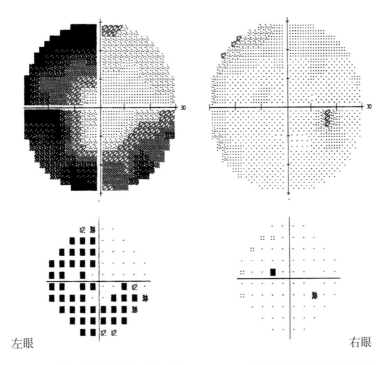

左眼　　　　　　　　　　　　　　　　　　　　　右眼

图 11-1-2(2)　视神经鞘脑膜瘤患者 Humphrey 视野检查左眼周边视野缺损,右眼基本正常

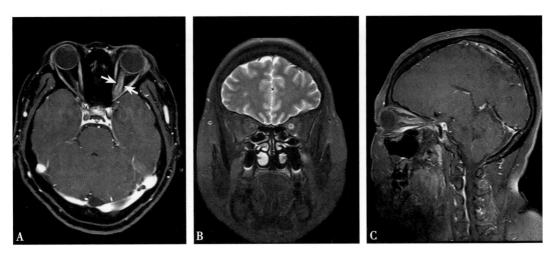

图 11-1-2(3)　视神经鞘脑膜瘤患者眼眶 MRI

A:轴位 T1 加权增强后左侧视神经鞘膜强化,呈双轨征(白箭头之间);B:冠状位左侧视神经鞘膜增厚;C:矢状位视神经鞘膜明显强化,呈双轨征,视神经信号基本正常

【病例 11-1-3】

女性,45 岁,左眼视力进行性下降 3 年。既往高血压。神经眼科检查:神清,语利,查体合作。BCVA:右眼 1.0;左眼 0.3。双侧瞳孔等大等圆,对光反射灵敏,左眼 RAPD(+)。眼底左侧视盘边界不清,色苍白,动脉变细,静脉迂曲[图 11-1-3(1)]。余神经系统无局灶体征。

眼眶 MRI：左侧视神经增粗，强化后鞘膜呈"轨道征"［图 11-1-3(2)］。诊断：视神经鞘脑膜瘤(左眼)。处理：建议暂时随访、定期复查视功能。

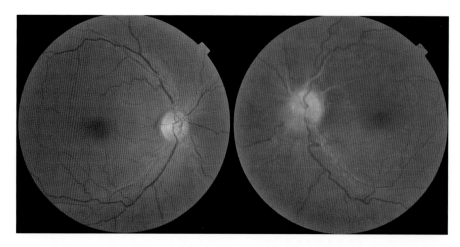

图 11-1-3(1)　视神经鞘脑膜瘤患者眼底左视盘水肿，边界不清，隆起，静脉迂曲；右眼视盘、黄斑及视网膜未见

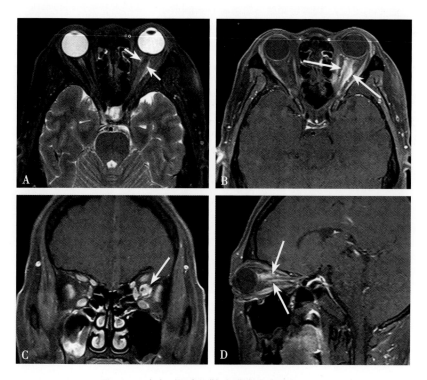

图 11-1-3(2)　视神经鞘脑膜瘤患者眼眶 MRI

A：轴位 T2 加权左侧视神经框内段增粗，信号增高；B：轴位 T1 加权增强后左侧视神经鞘膜强化，呈双轨征(白箭头之间)；C：冠状位左侧视神经鞘膜增厚；D：矢状位视神经鞘膜明显强化，呈双轨征，视神经信号基本正常

【病例 11-1-4】

男性,54 岁,左眼进行性视力下降 1 年。无明显眼痛及转眼痛。当地医院曾给予激素治疗,视力无改善。既往体健。神经眼科检查:神清,语利,查体合作。BCVA:右眼 1.0;左眼 0.4。双侧瞳孔等大等圆,对光反射灵敏,左眼 RAPD(+)。眼底:左眼视盘水肿,边界欠清,轻度隆起[图 11-1-4(1)]。余神经系统无局灶体征。Humphrey 视野:左眼弥漫性缺损;右眼正常[图 11-1-4(2)]。眼眶 MRI:左侧视神鞘膜明显增厚、强化,呈"轨道征"[图 11-1-4(3)]。诊断:视神经鞘脑膜瘤(左眼)。处理:建议暂时随访、定期复查视功能。

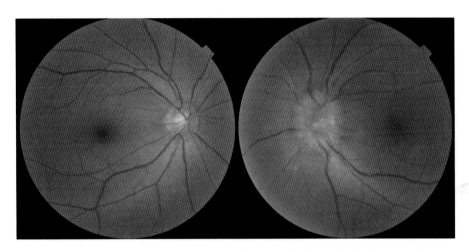

图 11-1-4(1)　视神经鞘脑膜瘤患者眼底左眼视盘边界不清、水肿,轻度隆起

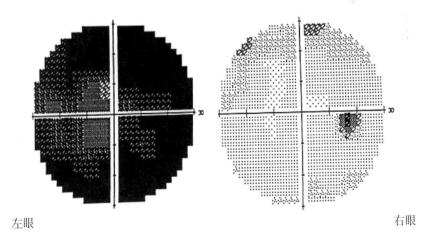

左眼　　　　　　　　　　　　　　　　　　　　右眼

图 11-1-4(2)　视神经鞘脑膜瘤患者 Humphrey 视野示左眼弥漫性缺损;右眼正常

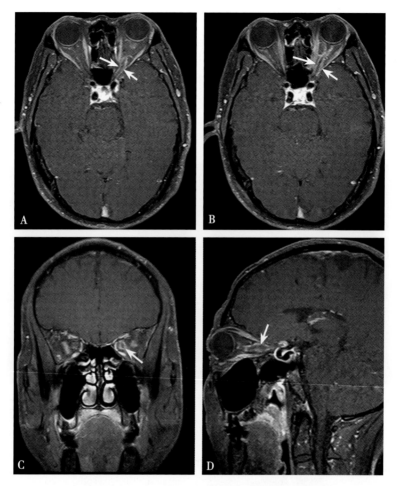

图 11-1-4(3)　视神经鞘脑膜瘤患者眼眶 MRI

A 和 B:轴位 T1WI 增强后左侧视神经鞘膜强化,呈双轨征(白箭头之间);C:
冠状位左侧视神经鞘膜增厚,呈靶心征(白箭头);D:矢状位左侧视神经鞘
膜明显强化,呈双轨征(白箭头)

【病例 11-1-5】

女性,62 岁,右眼视物遮挡,加重 2 月余。既往体健。神经眼科检查:神清,语利,查体合作。BCVA:右眼 0.2;左眼 1.0。双侧瞳孔等大等圆,对光反射灵敏,右眼 RAPD(+)。眼底:右眼视乳头水肿、隆起,表面血管遮蔽[图 11-1-5(1)]。余神经系统无局灶体征。眼眶 MRI:右侧视神经鞘膜明显增厚、强化,呈"轨道征";右侧前床突及鞍区脑膜瘤[图 11-1-5(2)]。诊断:视神经鞘脑膜瘤(右眼);前床突脑膜瘤。处理:建议暂时随访、定期复查视功能。

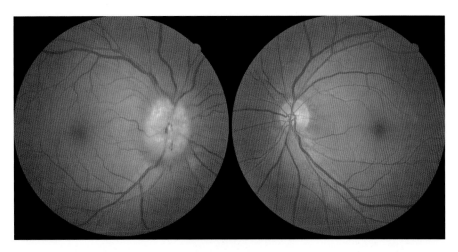

图 11-1-5(1)　视神经鞘脑膜瘤患者眼底示右眼视盘边界不清、水肿,轻度隆起,表面血管遮蔽

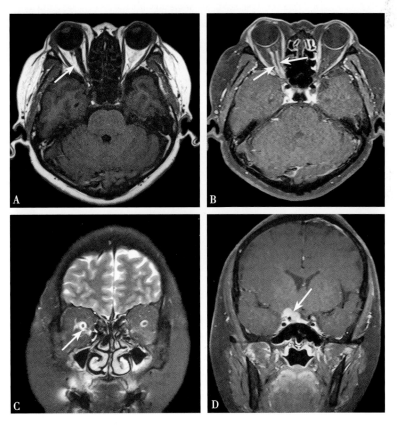

图 11-1-5(2)　视神经鞘脑膜瘤患者眼眶 MRI
A:轴位 T1WI 右侧视神经增粗(白箭头);B:T1WI 增强后右侧眶内段视神经
鞘膜强化,呈双轨征(白箭头之间);C:冠状位右侧视神经鞘膜增宽(白箭头);
D:冠状位 T1WI 增强后右侧前床突脑膜瘤(白箭头)

【病例 11-1-6】

女性,21 岁,左眼视力逐渐下降 2 年,轻微眼胀痛不适。

神经眼科检查:神清,语利,查体合作。BCVA:右眼 1.2;左眼 HM/30cm。双侧瞳孔等大等圆,对光反射存在,左眼 RAPD(+)。眼底:左眼视盘水肿,明显隆起,静脉迂曲,视盘颞侧脉络膜视网膜皱褶向黄斑区延伸[图 11-1-6(1)]。余神经系统未见异常。眼眶 MRI:左侧视神经明显增粗,均匀强化,考虑视神经胶质瘤[图 11-1-6(2)]。诊断:视神经胶质瘤。处理:建议手术治疗。

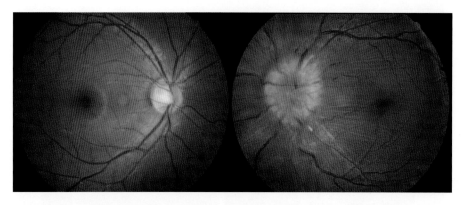

图 11-1-6(1)　视神经胶质瘤患者眼底示左侧视盘水肿,明显隆起,静脉迂曲,视盘颞侧脉络膜视网膜皱褶向黄斑区延伸

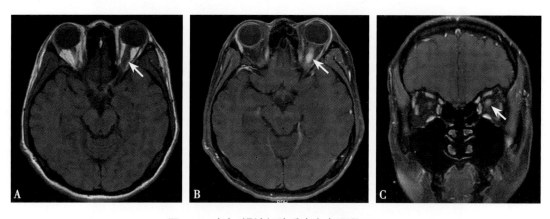

图 11-1-6(2)　视神经胶质瘤患者眼眶 MRI

A:轴位 T1 加 WI 左侧视神经明显增粗(白箭头);B:T1WI 增强后左侧视神经强化(白箭头);C:冠状位 T1WI 增加扫描左侧视神经增粗、强化(白箭头)

【病例 11-1-7】

女性,53 岁,右眼视力进行性下降半年。无明显眼痛及转眼痛,否认头痛。神经眼科检查:神清,语利,查体合作。BCVA:右眼 0.1;左眼 1.0。色觉(Ishihara):右眼 2/8 色板;左眼 8/8 色板。双侧瞳孔等大等圆,对光反射灵敏,右眼 RAPD(+)。眼底:右眼视盘明显水肿、隆起,边界不清;左眼正常[图 11-1-7(1)]。余神经系统查体无特殊。Humphrey 视野:右眼视野向心性缩小[图 11-1-7(2)]。眼眶 MRI:右侧视神经眶内段均匀增粗,部分强化[图 11-1-7(3)]。处理:建议放射治疗。

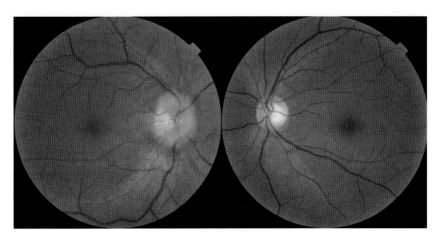

图 11-1-7(1)　视神经胶质瘤患者眼底右眼视盘明显水肿、隆起,边界模糊;左眼正常

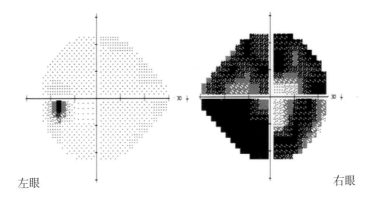

左眼　　　　　　　　　　右眼

图 11-1-7(2)　视神经胶质瘤患者 Humphrey 视野检查示右眼视野向心性缩小,仅残余中心 5° 视野

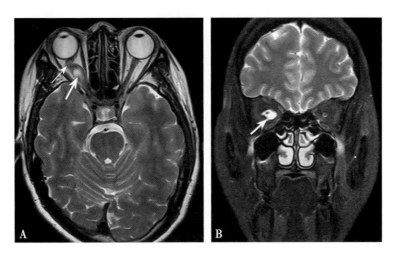

图 11-1-7(3)　视神经胶质瘤患者眼眶 MRI

A:T2WI 右侧视神经球后段增粗、扭折(细白箭头),肿瘤中心液化灶(粗白箭头);B:冠状位 T2WI 肿瘤坏死呈液化灶,与脑脊液信号类似(白箭头)

【病例 11-1-8】

男性,25 岁,右眼视力进行性下降 2 月余。无明显眼痛及转眼痛,否认头痛。神经眼科检查:神清,语利,查体合作。BCVA:右眼 0.01;左眼 1.0。双侧瞳孔等大等圆,对光反射灵敏,右眼 RAPD(+)。眼底见图 11-1-8(1)。眼眶 MRI:右侧视神经眶内段均匀增粗,部分强化[图 11-1-8(2)]。处理:手术行右侧视神经切除术。病理诊断:视神经胶质瘤[图 11-1-8(3)]。

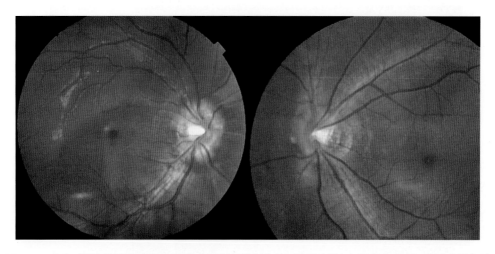

图 11-1-8(1)　视神经胶质瘤患者眼底右眼视盘边界欠清、明显水肿;左眼视盘倾斜,鼻侧边界欠清

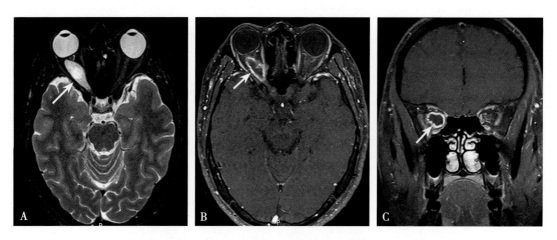

图 11-1-8(2)　视神经胶质瘤患者眼眶 MRI

A:T2WI 右侧视神经眶内段梭形膨大,信号异常(白箭头);B:T1WI 增强见肿瘤鞘膜强化,中心液化灶无明显强化(白箭头);C:冠状位 T1WI 增强示右侧视神经明显增粗,囊壁强化(白箭头)

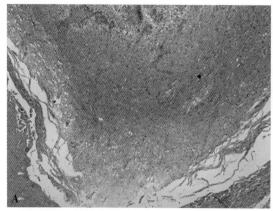
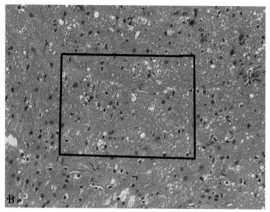
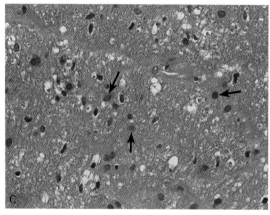

图 11-1-8(3)　视神经胶质瘤患者右侧视神经病理
A:低倍镜下(放大 20 倍)示肿瘤包绕视神经;B:胶
质瘤组织(放大 200 倍);C:图 B 黑框内放大(放大
400 倍)见胶质瘤细胞核仁明显深染(黑箭头)

第二节　肿瘤视神经浸润

【临床特征】

既往肿瘤病史患者出现眼部症状需高度警惕肿瘤转移或浸润性视神经病变。肿瘤或转移病灶导致视神经、视网膜及眼球运动障碍的机制是多方面的,包括视神经浸润、缺血、肿块压迫,化疗或放疗毒性作用,甚至肿瘤的远隔效应(副肿瘤综合征)。孤立性视神经肿瘤转移并不多见,而且原发病灶不易明确。脉络膜和眼眶也是肿瘤转移常见的侵袭部位,视神经可为继发损害[5]。

癌性脑膜炎(carcinomatosis meningitis)是指非原发于脑膜的肿瘤细胞广泛转移浸润脑膜、蛛网膜下腔的一类恶性疾病。原发肿瘤多为肺癌、乳腺癌、胃肠道癌等。临床表现三主征:脑膜刺激征、颅内压增高、神经系统损害[6]。

【治疗】

首先积极治疗原发病,对症处理。患者预后不佳。

【病例 11-2-1】

男性,65 岁,左眼视力下降 2 月余。当地按照"视神经炎"给予激素冲击治疗,视力无改善。否认头痛及转眼痛。无肢体功能障碍。否认低热及体重减轻。神经眼科检查:神清,语利,查体合作。BCVA:右眼 0.8;左眼 NLP。双侧瞳孔等大等圆,左眼直接对光反射消失,间接对光反射存在,左眼 RAPD(+)。眼前节(−)。眼底:左眼视盘边界不清、水肿、静脉增粗、盘周网膜少量渗出[图 11-2-1(1)]。双侧腋下肿大淋巴结。血液学检查:RBC 5.26×10¹²/L,WBC 14.3×10⁶/L,Hb 153g/L,血小板 207×10⁹/L,中性粒细胞 21%(正常 40%~75%),淋巴细胞 55%(正常 20%~50%),异形淋巴细胞 20%(正常 0%),ESR 12mm/h,CRP 18.5mg/L(正常 0~3),RF 245μ/ml(正常 0~30)。乙肝、艾滋、丙肝、梅毒均阴性。ANA、ENA、dsDNA 均阴性。视网膜 OCT:左眼视乳头神经纤维层肿胀、视盘周围网膜少量渗出[图 11-2-1(2)]。颅脑及眼眶 MRI:左侧视神经眶内段全程增粗、强化,视神经鞘膜强化[图 11-2-1(3)]。颅内未见占位病灶。颈部超声:双侧颈部、颌下、锁骨上及腋下多量肿大淋巴结,形态欠规则[图 11-2-1(4)]。肺 CT:右肺中叶外带片状等密度病灶;双侧下颈部、锁骨上、腋下多枚肿大淋巴结。纵隔、肺门肿大淋巴结。淋巴结穿刺活检:大量异形淋巴细胞,非霍奇金淋巴瘤[图 11-2-1(5)]。诊断:非霍奇金淋巴瘤;视神经淋巴瘤浸润(左眼)。处理:转血液科行化疗。随访半年,左眼视力仍无光感。

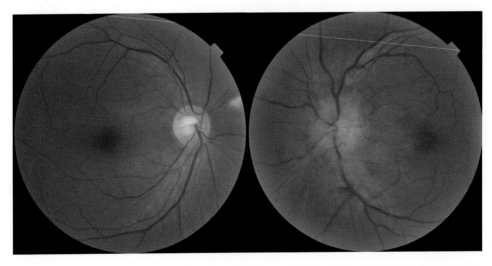

图 11-2-1(1)　非霍奇金淋巴瘤患者眼底示左眼视盘边界不清、水肿、静脉增粗、盘周视网膜少量渗出

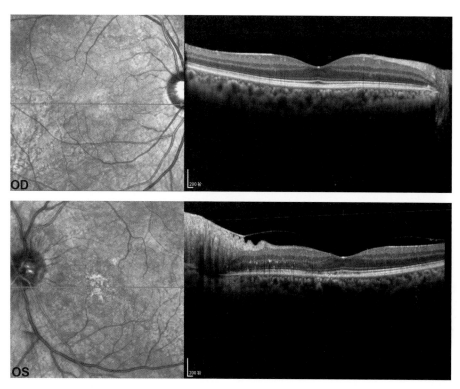

图 11-2-1(2)　非霍奇金淋巴瘤患者视网膜 OCT 示左眼视乳头神经纤维层肿胀、视盘颞侧视网膜下少量渗出

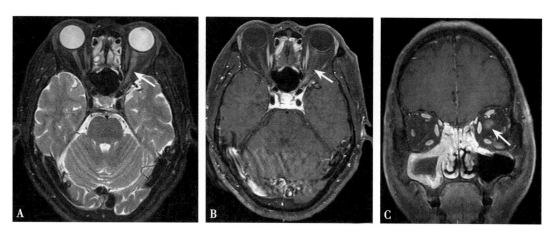

图 11-2-1(3)　非霍奇金淋巴瘤患者眼眶 MRI

A：轴位 T2WI 示左侧视神经眶内段增粗、信号异常（白箭头）；B：T1WI 增强见左侧视神经强化，且鞘膜明显强化（白箭头）；C：冠状位 T1WI 左侧视神经增粗、强化（白箭头），鼻窦炎症

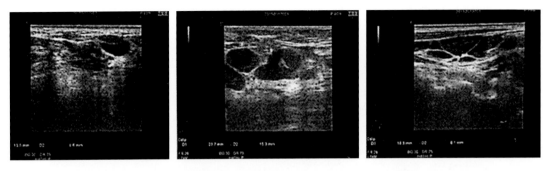

图 11-2-1(4) 非霍奇金淋巴瘤患者颈部超声：颈部、颌下、锁骨上及腋下多量肿大淋巴结，形态欠规则

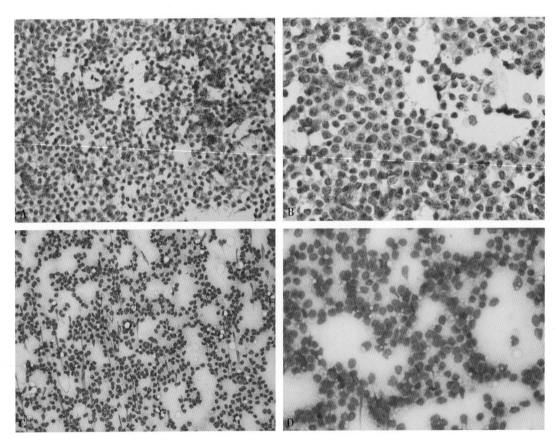

图 11-2-1(5) 非霍奇金淋巴瘤患者淋巴结穿刺活检示大量异形淋巴细胞，符合非霍奇金淋巴瘤；图 A 和图 B 放大倍数分别为 150 倍和 400 倍；图 C 和图 D 放大倍数分别为 150 倍和 400 倍

【病例 11-2-2】

男性,60岁,左眼视力下降2周,无头痛及转眼痛。既往体健。神经眼科检查:神清,语利,查体合作。BCVA:右眼1.0;左眼CF/30cm。双侧瞳孔等大等圆,对光反射存在,左眼RAPD(+)。眼底:左眼视盘鼻侧边界欠清、水肿[图11-2-2(1)]。余脑神经检查未见异常。眼眶及颅脑MRI示:左侧鼻咽部肿瘤侵犯眶内段视神经[图11-2-2(2)]。诊断:鼻咽癌、视神经肿瘤浸润(左眼)。处理:鼻咽部放射治疗。随访:8个月后随访,BCVA:右眼1.0;左眼0.1。复查眼眶MRI:肿瘤明显消退。眼底:左眼视盘水肿消退,视盘苍白[图11-2-2(3)]。复查Humphrey视野:左眼累及中心的颞侧视野缺损;右眼正常[图11-2-2(4)]。

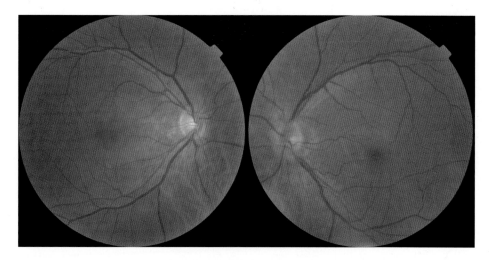

图 11-2-2(1)　鼻咽癌患者眼底示左眼视盘鼻侧边界欠清、水肿

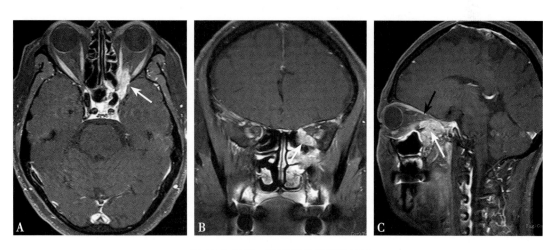

图 11-2-2(2)　鼻咽癌患者眼眶 MRI

A:轴位T1WI增强见左侧眶内、视神经管内段、眶尖软组织影并强化(白箭头);B:冠状位左眼眶内下方软组织(白箭头)侵及视神经;C:矢状位显示肿瘤(白箭头)与视神经(黑箭头)关系

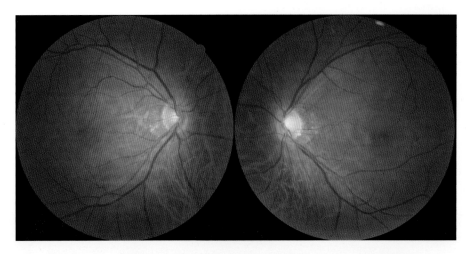

图 11-2-2(3)　鼻咽癌患者放疗后随访眼底示左眼视盘水肿消退,视盘颞侧苍白

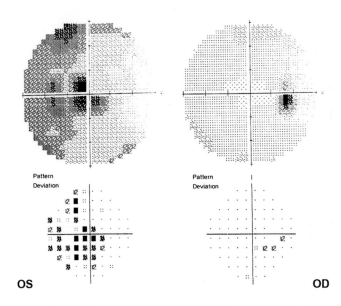

图 11-2-2(4)　鼻咽癌患者放疗后随访 Humphrey 视野示左眼连中心的颞侧视野缺损; 右眼正常

【病例 11-2-3】

女性,48 岁,右眼急性视力下降 1 个月来诊。无明显眼痛及转眼球疼痛,发病后 1 周视力降至无光感。当地医院使用静脉激素治疗,无任何改善。既往乳腺癌病史 2 年,已行手术切除及相关化疗,最后一次化疗距今半年。神经眼科检查:神清,语利,查体合作。BCVA:右眼 NLP ;左眼 0.8。右侧瞳孔直接对光反射消失,右眼 RAPD(+)。眼底:双侧视盘边界界清,右侧视盘颞侧略淡,黄斑及周边视网膜正常[图 11-2-3(1)]。余神经系统查体无特殊。眼眶 MRI:右侧视神经靠近视交叉处强化;伴周围脑膜强化[图 11-2-3(2)]。诊断:肿瘤浸润性视神经病变(右眼);乳腺癌治疗后。处理:转诊肿瘤科进一步行全身检查及治疗。

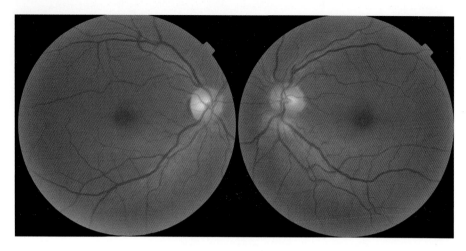

图 11-2-3(1)　乳腺癌患者眼底示右侧视盘边界清晰、视盘颞侧颜色略淡

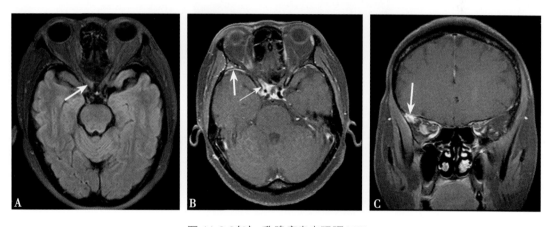

图 11-2-3(2)　乳腺癌患者眼眶 MRI

A：轴位 T1WI 见右侧视神经颅内段增粗(白箭头)；B：T1WI 增强后见右侧颅内段视神经近视交叉部位强化(细箭头)；颞叶脑膜强化(粗箭头)；C：冠状位见眼眶外侧脑膜结节样强化(白箭头)

【病例 11-2-4】

女性,69 岁,左眼急性视力下降 5 天,无头痛及转眼痛。既往小细胞肺癌 2 年,行多次化疗。目前服用靶向治疗药物。神经眼科检查:神清,语利,查体合作。BCVA:右眼 1.0;左眼 NLP。左侧瞳孔直接对光反射消失,左眼 RAPD(+)。眼底:双侧视盘边界清晰,左眼色略淡[图 11-2-4(1)]。脑膜刺激征阴性。眼眶及颅脑 MRI:左侧视神经增粗、颅内段片状强化。脑实质内未见异常[图 11-2-4(2)]。腰穿脑脊液压力 130mmH$_2$O,脑脊液细胞学及生化均正常。脑脊液病理发现异形细胞,可疑腺细胞来源[图 11-2-4(3)]。处理:转诊肿瘤科,继续化疗及靶向治疗。

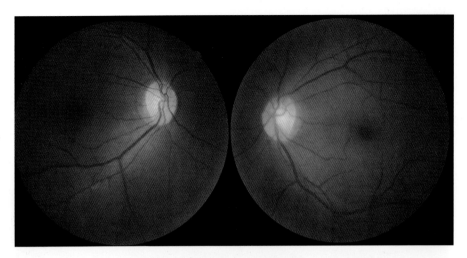

图 11-2-4(1) 肺癌患者眼底示左眼视盘边界欠清、色淡

图 11-2-4(2) 肺癌患者眼
眶 MRI
A:T2WI 左侧视神经增
粗、信号异常(白箭头);B:
T1WI 示左侧视神经颅内段
局灶性片状强化(白箭头)

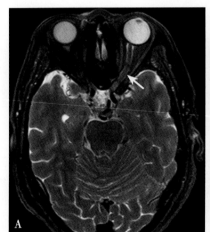
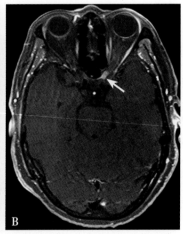

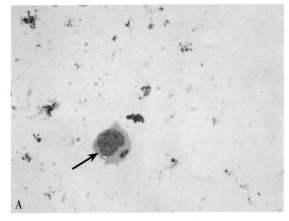
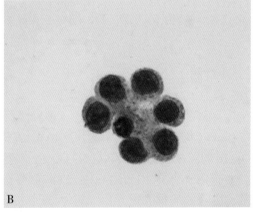

图 11-2-4(3) 肺癌患者脑脊液病理学 HE 染色
A:见异形细胞(黑箭头),放大倍数为 400 倍;B:部分异形细胞为腺细胞来源(放大 400 倍)

【病例 11-2-5】

女性,48 岁,右眼视力下降 3 个月。既往急性淋巴细胞白血病,化疗后。神经眼科检查:神清,语利,查体合作。BCVA:右眼 CF;左眼 1.0。双侧瞳孔等大等圆,对光反射存在,右眼 RAPD(+)。眼底右侧视盘苍白,盘周陈旧性出血[图 11-2-5(1)]。眼眶及颅脑 MRI:右侧视神经明显增粗、强化[图 11-2-5(2)]。诊断:淋巴细胞白血病视神经病变(右眼)。处理:随访,血液科继续治疗原发病。

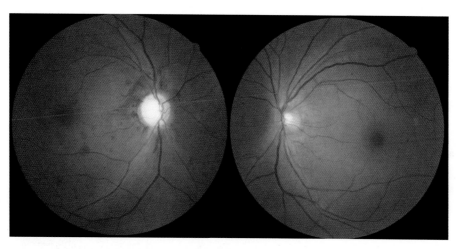

图 11-2-5(1)　急性淋巴细胞白血病患者眼底示右侧视盘苍白、萎缩;盘周陈旧性出血

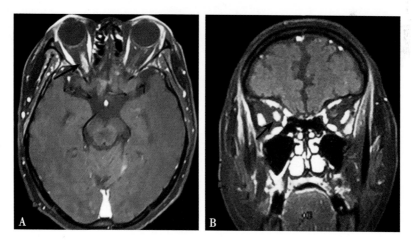

图 11-2-5(2)　急性淋巴细胞白血病患者眼眶 MRI
A:T1WI 示右侧视神经增粗、强化;B:冠状位右侧视神经强化

第三节 副肿瘤综合征

【概述】

该病为肿瘤非直接压迫、浸润视神经及视网膜引起,不但诊断困难,发病机制也多种多样。

【临床特征】

Sawyer 等阐述了其典型临床表现:亚急性视力丧失,伴闪光感及畏光,进行性加重,双眼受累,视盘形态正常,眼底血管变细和 ERG 显著异常[7]。该大类疾病囊括了:肿瘤相关视网膜病变(cancer-associated retinopathy,CAR)、肿瘤相关视锥细胞病变(cancer-associated cone dystrophy,CACD)、黑色素瘤相关视网膜病变(melanoma-associated retinopathy,MAR)、副肿瘤神经节细胞病变(paraneoplastic ganglion cell neuropathy,PGCN)等[8]。尽管分类复杂,但是其共性为肿瘤刺激机体产生循环抗体作用于远隔的视网膜及视神经。CAR 造成的视网膜损害甚至可以早于原发肿瘤发现之前,多见于小细胞肺癌,胃肠道及乳腺癌,偶尔发生于霍奇金淋巴瘤、前列腺癌和直肠癌。发病形式为急性、进展性视力丧失,畏光、环形盲点,视网膜动脉变细等。MAR 以夜盲、对光敏感、视野缺损和 ERG 检查 B 波振幅降低为特征,抗体针对视网膜双极细胞。多焦 ERG、OCT 与分子生物学手段的运用大大提高了该病的诊断率。

【预后】

尽管经过积极治疗,但预后极差。

【病例 11-3-1】

女性,70 岁,进行性双眼视力下降 1 个月,伴闪光感。2 周内视力由双眼 0.3 下降至 0.02,行走需要辅助。既往慢性淋巴细胞白血病 5 年,目前服用泼尼松、甲氨蝶呤和利妥昔单抗。神经眼科检查:神清,语利,查体合作。BCVA:右眼 0.02;左眼 0.01。色觉及 Amsler 表无法检查。双侧瞳孔等大等圆,对光反射存在。未见明显 RAPD。眼底:双侧视盘边界清,色苍白,视网膜血管弥漫性变细,黄斑及周边视网膜未见明显异常[11-3-1(1)]。眼压正常,裂隙灯下前节正常。余神经系统查体无特殊。Goldmann 视野:双眼向心性缩小[图 11-3-1(2)]。视网膜电图(ERG):暗适应 B 波振幅降低,明适应视锥细胞振幅降低[图 11-3-1(3)]。血液学副肿瘤抗体检查:抗 40kD 蛋白抗体阳性。

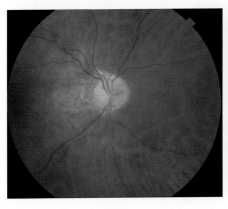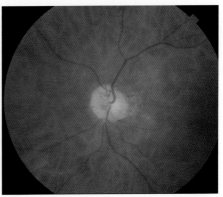

图 11-3-1(1) 副肿瘤综合征患者眼底示双侧视乳头边界清,颜色苍白,视网膜血管变细,周边视网膜未见明显异常

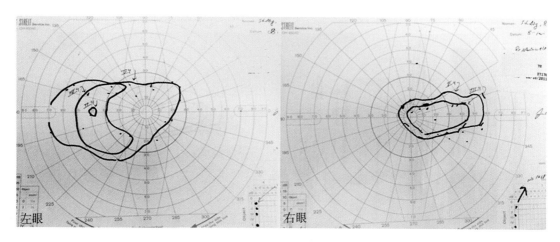

图 11-3-1(2)　副肿瘤综合征患者 Goldmann 视野检查示双眼周边视野明显缩小

Luminance Setting	B-wave Amplitudes (μV)		Normals (ms)	B-wave Latency (ms)		Normals (μV)
	OD	OS		OD	OS	
Scotopic Rod	38	38	117 – 239	105	113	75 – 112
Scotopic Mixed Cone-Rod	75	100	312 – 568	38	45	44 – 53
Photophic Cone	16	21	95 – 151	24	25	29 – 33
Photopic Cone Flicker	16	17	59 – 127	34	36	26 – 32

图 11-3-1(3)　副肿瘤综合征患者 ERG 检查示暗适应 B 波振幅降低(红线),明适应视锥细胞振幅降低(绿线)

【病例 11-3-2】

女性,39 岁,双眼视力进行性下降半年,加重 2 周。早期双眼闪光感。否认头痛及眼球转动痛。半年前确诊为小细胞肺癌,化疗及放疗后。家族史无特殊。神经眼科检查:神清,语利,查体合作。BCVA:双眼 HM。双侧瞳孔等大等圆,对光反射存在。未见明显 RAPD。眼底:双侧视盘边界清,色略淡,视网膜血管变细[图 11-3-2(1)]。眼压正常,裂隙灯下前节正常。余神经系统查体无特殊。视网膜 OCT:双眼外层视网膜椭圆体带消失[图 11-3-2(2)]。视网膜自发荧光:双眼黄斑部自发荧光正常,但后极部视网膜透见增强的荧光[图 11-3-2(3)]。视盘 OCT:双眼视盘周围 RNFL 正常,黄斑 GCC 明显变薄[图 11-3-2(4)]。视网膜电图(ERG):双眼各波均未引出,熄灭型[图 11-3-2(5)]。多焦视网膜电图:双眼黄斑及周边视网膜波幅明显减低[图 11-3-2(6)]。颅脑及眼眶 MRI:颅内未见明显肿瘤转移病灶;双侧视神经信号正常,未见强化[图 11-3-2(7)]。血液学副肿瘤抗体检查:Recoverin 抗体阳性[图11-3-2(8)]。

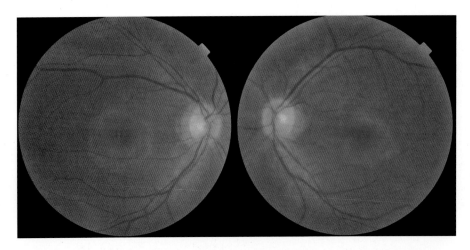

图 11-3-2(1)　副肿瘤综合征患者眼底示双侧视盘边界清,色略淡,视网膜血管变细

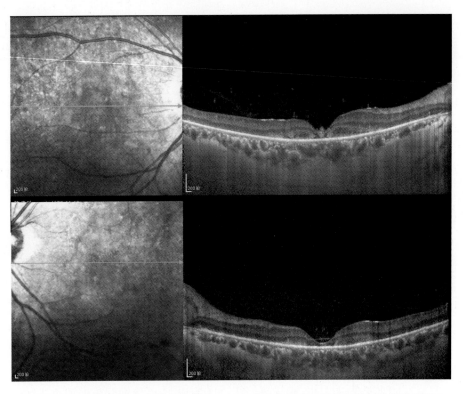

图 11-3-2(2)　副肿瘤综合征患者视网膜 OCT 近黄斑扫描见双眼外层椭圆体带弥漫损害

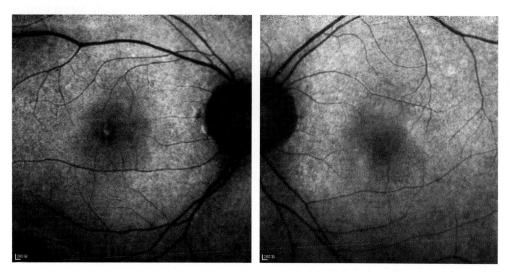

图 11-3-2（3）　副肿瘤综合征患者视网膜自发荧光示双眼黄斑信号正常，但后极部视网膜荧光增高

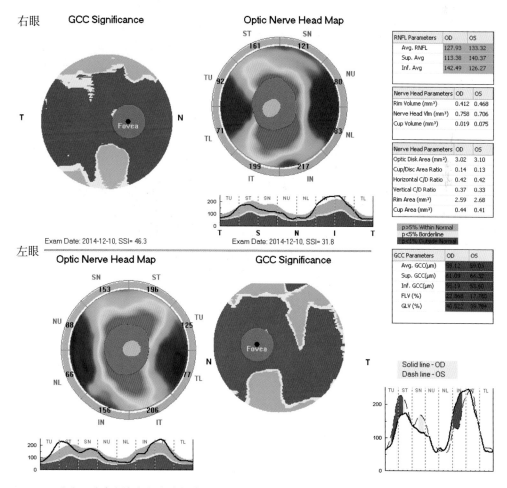

图 11-3-2（4）　副肿瘤综合征患者视盘 OCT 示双眼视盘周围 RNFL 厚度正常；黄斑 GCC 明显变薄

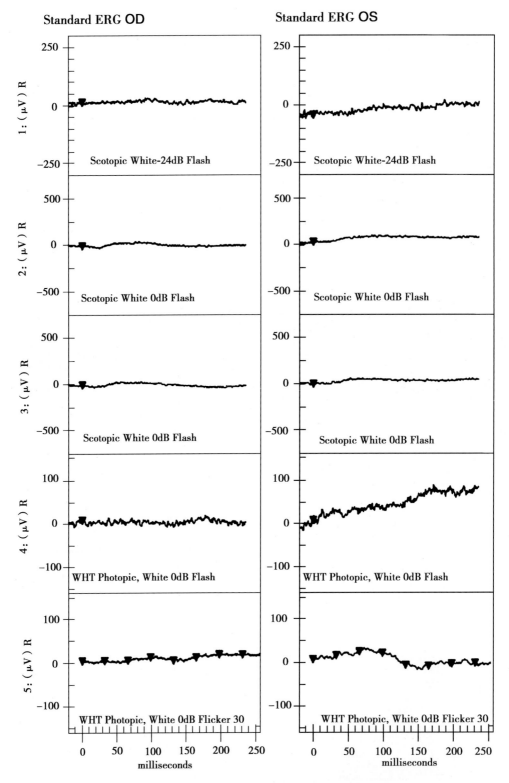

图 11-3-2(5)　副肿瘤综合征患者 ERG 示双眼熄灭型

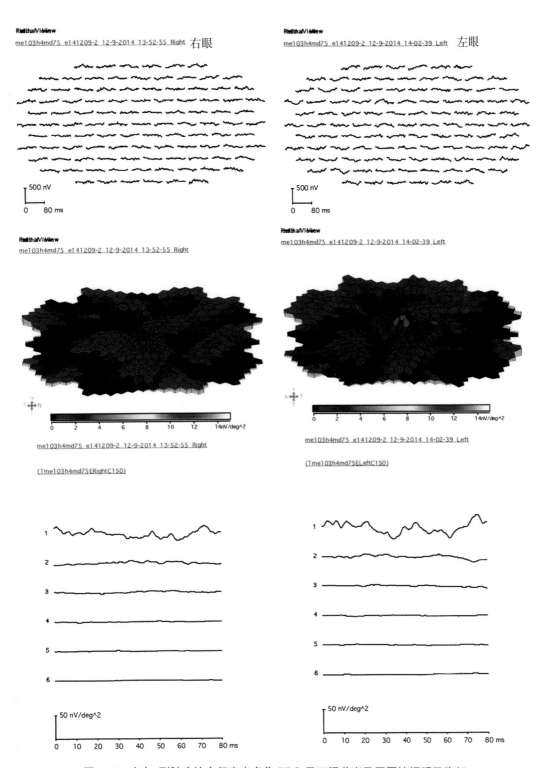

图 11-3-2(6) 副肿瘤综合征患者多焦 ERG 示双眼黄斑及周围波幅明显降低

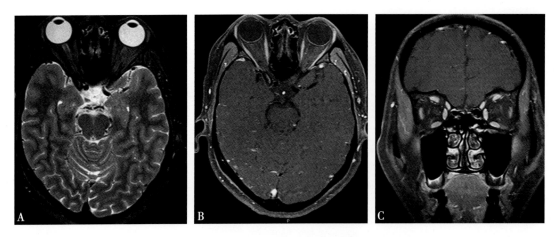

图 11-3-2(7)　副肿瘤综合征患者眼眶 MRI

A:T2WI 双侧视神经信号未见异常;B:T1WI 增强后双侧视神经未见强化;C:冠状位 T1WI 增强后双侧视神经未见强化

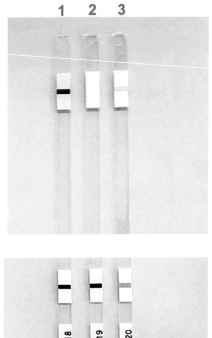

图 11-3-2(8)　副肿瘤综合征患者血清 Recoverin 抗体阳性

条带 1:患者血清电泳结果,为强阳性;条带 2:肿瘤患者血清电泳结果阴性;条带 3:阳性对照

【病例 11-3-3】

男性,74 岁,双眼视力进行性下降半年,加重 2 个月。双眼闪光感。神经眼科检查:神清,语利,查体合作。BCVA:双眼 0.05(2 个月前就诊时视力记录右眼 0.5,左眼 0.4)。双侧瞳孔等大等圆,对光反射存在。未见明显 RAPD。眼底:双眼视盘边界清,色略淡,视网膜血管变细[图 11-3-3(1)]。余神经系统查体无特殊。Octopus 视野检查双眼弥漫性损害[图 11-3-3(2)]。视网膜 OCT:双眼外层视网膜椭圆体带消失。电生理检查 VEP 示双眼 P100 波明显降低[图 11-3-3(3)]。视网膜电图(ERG):双眼各波均未引出,熄灭型[图 11-3-3(4)]。颅脑及眼眶 MRI:颅内未见明显肿瘤转移病灶;双侧视神经信号正常,未见强化。肺 CT:右肺上叶软组织肿块伴周围多个小结节,纵隔多发肿大淋巴结[图 11-3-3(5)]。纵隔淋巴结活检示:肺小细胞腺癌。给予放疗及靶向治疗。

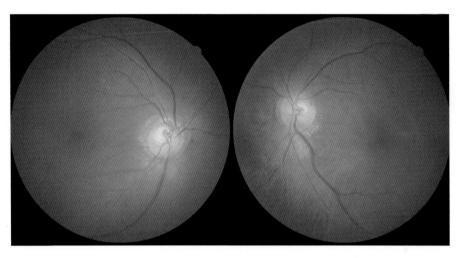

图 11-3-3(1) 副肿瘤综合征患者眼底示双眼视盘边界清,色略淡,视网膜血管变细

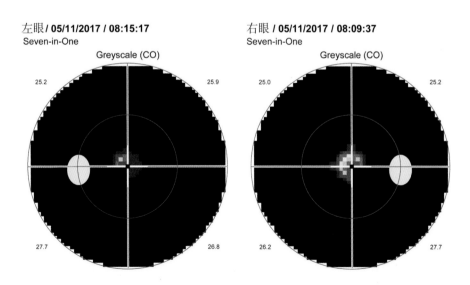

图 11-3-3(2) 副肿瘤综合征患者 Octopus 视野示双眼弥漫性损害

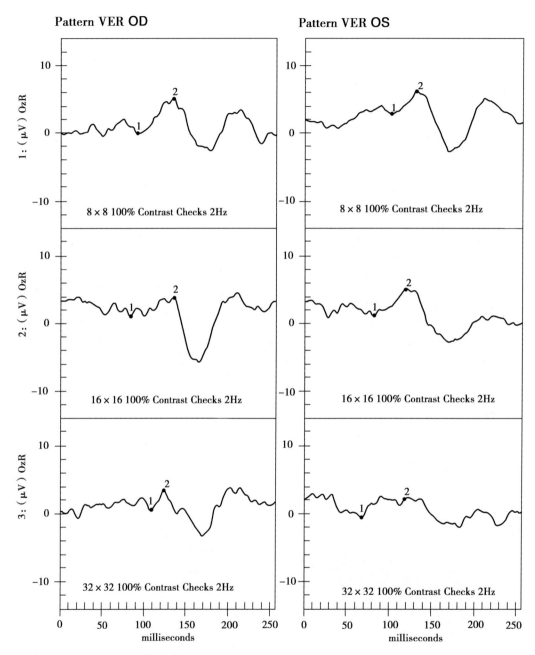

图 11-3-3(3) 副肿瘤综合征患者 VEP 示双眼 P100 波幅明显降低、潜伏期延长

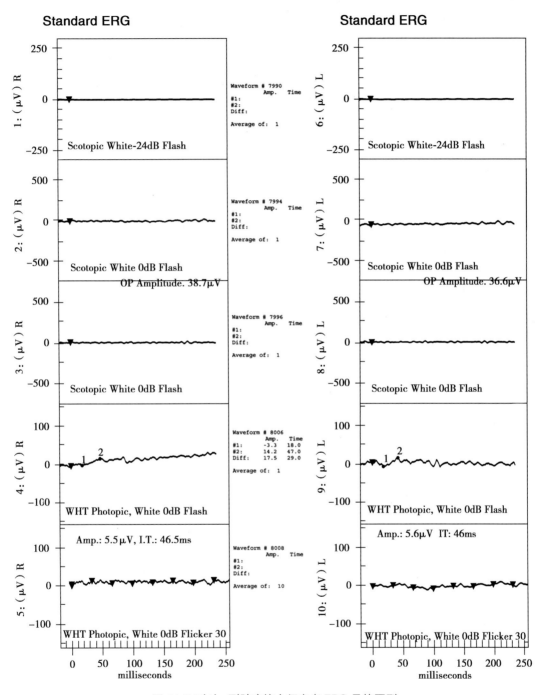

图 11-3-3(4) 副肿瘤综合征患者 ERG 呈熄灭型

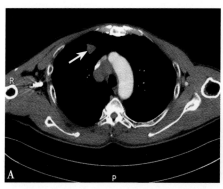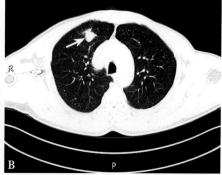

图 11-3-3(5)　副肿瘤综合征患者 CT

A:纵隔窗示右肺上叶软组织肿块(白箭头),伴周围多个小结节;B:肺窗见肺内肿块(白箭头)及纵隔多发肿大淋巴结

参考文献

1. Miller NR. New concepts in the diagnosis and management of optic nerve sheath meningioma. J Neuroophthalmol, 2006, 26(3):200-208.

2. 鲜军舫,王振常,安裕志,等. 视神经鞘脑膜瘤影像学研究. 中华放射学杂志, 2004, 38(9):952-956.

3. Avery RA, Fisher MJ, Liu GT. Optic pathway gliomas. J Neuroophthalmol, 2011, 31(3):269-278.

4. Shapey J, Danesh-Meyer HV, Kaye AH. Diagnosis and management of optic nerve glioma. J Clin Neurosci, 2011, 18(12):1585-1591.

5. Arnold AC, Hepler RS, Foos RY. Isolated metastasis to the optic nerve. Surv Ophthalmol, 1981, 26(2):75-83.

6. Wasserstrom WR, Glass JP, Posner JB. Diagnosis and treatment of leptomeningeal metastases from solid tumors: experience with 90 patients. Cancer, 1982, 49(4):759-772.

7. Sawyer RA, Selhorst JB, Zimmerman LE, et al. Blindness caused by photoreceptor degeneration as a remote effect of cancer. Am J Ophthalmol, 1976, 81(5):606-613.

8. Adamus G. Autoantibody targets and their cancer relationship in the pathogenicity of paraneoplastic retinopathy. Autoimmun Rev, 2009, 8(5):410-414.

第十二章

非器质性视力下降

非器质性视力下降(nonorganic visual loss)也称为心因性或功能性视力下降,多由于精神心理疾患导致的转换障碍引起,也有部分患者为诈病以获取继发利益[1]。临床正确识别和诊断非器质性视力下降可使得患者后续处理更加规范而减少过度治疗的副作用。

【临床特征】

患者主诉视力下降或伴有其他视觉功能障碍,但客观检查均未见任何能够解释症状的器质性疾病。确诊关键为客观体征、辅助检查与视力下降的程度不符[2]。

1. 视力下降 为该类患者最常见的主诉,可为单眼或双眼。儿童及年轻人多见,亦有老年人发病。诈病患者男性多见;转换障碍疾病中女性比例高。视力下降的程度从无光感到轻度异常均可出现。眼科检查无屈光及介质浑浊、视网膜及视神经异常可解释视力下降的病变。一些主观的检查显示矫正视力、色觉、视野异常。

2. 视野缺损 非器质性视力下降患者的视野缺损常表现为向心性缩小、螺旋形缩小,使用动态 Goldmann 视野计检查时可发现患者的视野范围随着检查的进行逐渐缩小。中心视野损害少见,必须首先排除器质性病变。

3. 辅助检查

(1) 视觉诱发电位(VEP):注意该检查虽为客观检查,但诱发波 P100 的波幅和潜伏期受诸多因素影响。非器质性视力下降患者在行该项检查时通常不能保持固视而得出异常结果。一份正常的 VEP 可以表明视觉通路的完整性;相反异常的 VEP 结果并不能判定视神经受损。

(2) 光学相干层析成像(OCT):该项检查不论是视盘周围神经纤维层厚度还是黄斑节细胞厚度的精准测量都为判别非器质性疾病提供了非常有效的手段。利用 OCT 对非器质性视力下降患者进行定期随访可明确是否存在视神经萎缩的证据。

(3) 影像学检查:颅脑 / 眼眶 MRI 或 CT 是排除颅内器质性病变的最好手段。当患者主诉视力与客观检查存在矛盾时,影像学检查排除颅 / 眶内视路病变、脑血管病等意义非常重要。

【治疗】

由于非器质性视力下降病因复杂,治疗应本着个体化的原则,依据发病的潜在诱因、年龄、症状表现做相应的处理。鼓励和解释:对于部分患儿有效。向家长解释视力下降原因有助于配合治疗。暗示治疗:配平光眼镜,使用安全的滴眼液等。心理治疗:一些难治性患者或有潜在精神心理疾病的患者建议心理精神专科治疗。

【病例 12-0-1】

男童,12 岁,学生。写作业时看字模糊 20 天。不伴眼痛及转眼痛。在当地医院按"双眼球后视神经炎"给予甲泼尼龙冲击治疗 6 天,视力无改善。否认家族中低视力患者。神经眼科检查:神清,语利,查体合作。BCVA:右眼 0.02;左眼 0.03。色觉(Ishihara):双眼 8/8 色板。双侧瞳孔等大等圆,对光反射灵敏,RAPD(-)。眼底:双眼视盘界清,色红,无水肿,黄斑及周边视网膜正常[图 12-0-1(1)]。Humphrey 视野检查:双眼弥漫性缺损[图 12-0-1(2)]。图形

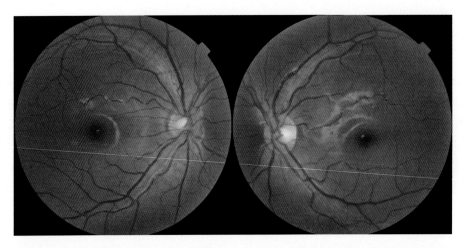

图 12-0-1(1) 非器质性视力下降患者眼底双眼视盘边界清晰,色红润,黄斑及周边网膜未见异常

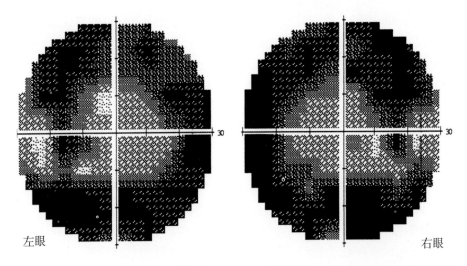

左眼   右眼

图 12-0-1(2) 非器质性视力下降患者 Humphrey 视野检查示双眼周边弥漫性视野缺损

视觉诱发电位 P-VEP 检查:双侧 P100 潜伏期正常,波幅正常[图 12-0-1(3)]。OCT 检查:黄斑未见异常。ERG 检查:双眼正常。Titmus 立体视觉:8/9 圆圈,3/3 动物。处理:向家长解释,人工泪液滴眼,暗示治疗,随诊 2 周后复诊,BCVA:双眼 1.0。

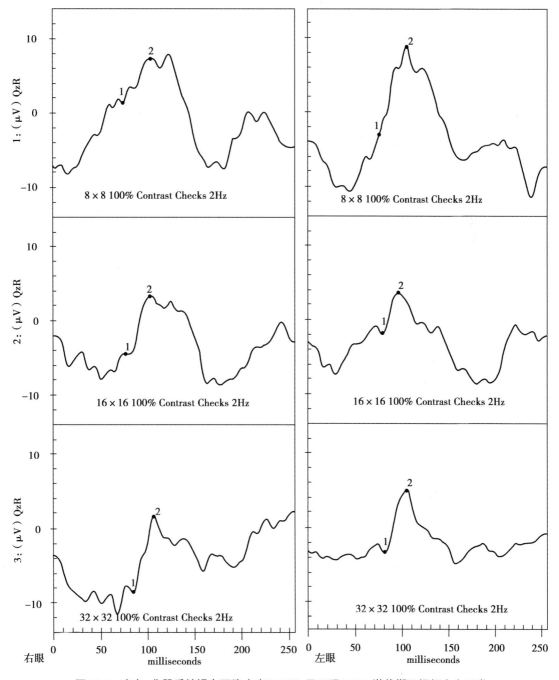

图 12-0-1(3)　非器质性视力下降患者 P-VEP 示双眼 P100 潜伏期及振幅完全正常

【病例 12-0-2】

女童,8 岁。左眼被同伴用扫帚划伤后视物不见 1 周。 神经眼科检查:神清,语利,查体合作。BCVA:右眼 1.0;左眼 CF/ 眼前。色觉未检查。双侧瞳孔等大等圆,对光反射灵敏,左眼 RAPD(-)。眼底:双侧视盘边界清,色红,无水肿,黄斑及周边视网膜正常[图 12-0-2(1)]。视觉诱发电位:双侧 P100 潜伏期基本正常,波幅略低[图 12-0-2(2)]。视网膜 OCT:黄斑及后极部视网膜未见异常。处理:甲钴胺片暗示治疗,1 个月后随访,BCVA:双眼 1.0。

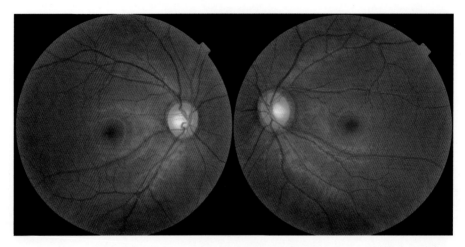

图 12-0-2(1) 非器质性视力下降患者眼底双侧视盘边界清晰,色红润,黄斑及周边网膜未见异常

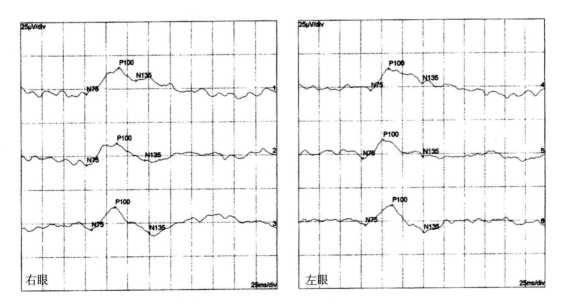

图 12-0-2(2) 非器质性视力下降患者图形 VEP 示双眼 P100 潜伏期及波幅基本正常

【病例 12-0-3】

男性,42 岁,建筑工人。爆炸伤后自诉右眼视力下降 10 天。BCVA:右眼 0.15;左眼 1.0。色觉(Ishihara):双眼 8/8 色板。双侧瞳孔等大等圆,对光反射灵敏,RAPD(−)。眼底:双侧视盘界清,色红,无水肿,黄斑及周边视网膜正常[图 12-0-3(1)]。 Humphrey 视野检查:双眼正常[图 12-0-3(2)]。视网膜 OCT:双眼黄斑及视网膜未见异常。 暗示治疗后配平光眼镜,BCVA:双眼 1.0。处理:解释、暗示治疗。

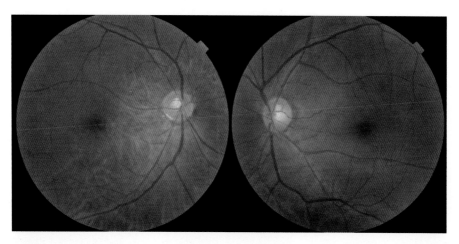

图 12-0-3(1) 非器质性视力下降患者眼底示双眼视盘边界清晰,颜色淡红,周边视网膜及黄斑未见异常

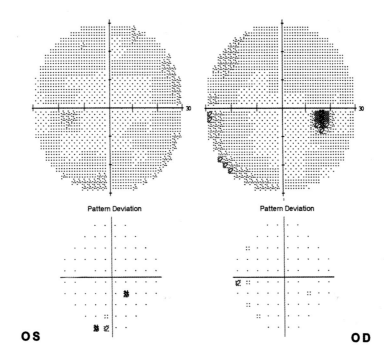

图 12-0-3(2) 非器质性视力下降患者 Humphrey 视野检查示双眼未见异常

【病例 12-0-4】

男童,10岁,学生。双眼视力不佳半年。无明显眼痛及眼球转动痛。在当地医院按"双眼球后视神经炎"拟给予激素冲击治疗。家长要求再次会诊。神经眼科检查:神清,语利,查体合作。BCVA:右眼 0.15;左眼 0.2。色觉(Ishihara):双眼 8/8 色板。双侧瞳孔等大等圆,对光反射灵敏,RAPD(-)。眼底:双侧视盘界清,色红,无水肿,黄斑及周边视网膜正常[图 12-0-4(1)]。Humphrey 视野:双眼向心性缩小[图 12-0-4(2)]。图形视觉诱发电位 P-VEP 检查:双侧 P100 潜伏期正常,波幅正常[图 12-0-4(3)]。视盘 OCT:双眼视盘 RNFL 未见明显异常,黄斑 GCL 正常[图 12-0-4(4)]。视网膜 OCT:双眼黄斑及视网膜未见异常。ERG 及多焦ERG:双眼正常。颅脑及眼眶 MRI:颅内未见异常,双侧视神经信号未见异常。Titmus 立体视觉:9/9 圆圈,3/3 动物。立体视觉 20 秒。处理:询问病因,由于家长工作变动转学后心情不佳。向家长解释,人工泪液滴眼,暗示治疗,随诊。

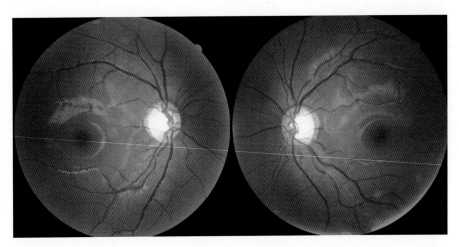

图 12-0-4(1) 非器质性视力下降患者眼底双侧视盘边界清晰,颜色淡红,周边视网膜及黄斑未见异常

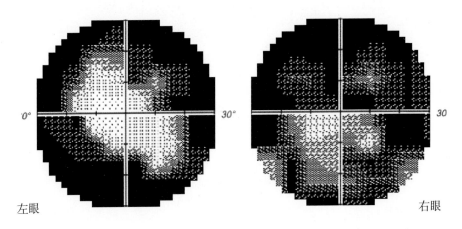

图 12-0-4(2) 非器质性视力下降患者 Humphrey 视野检查示双眼向心性缩小

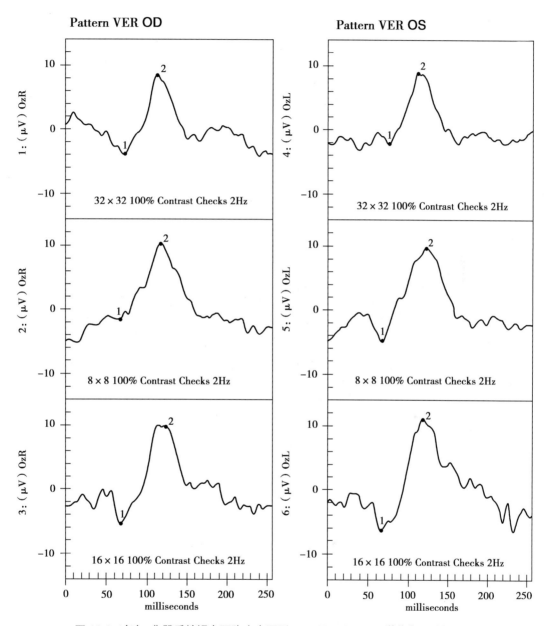

图 12-0-4（3） 非器质性视力下降患者图形 VEP 示双眼 P100 潜伏期及波幅正常

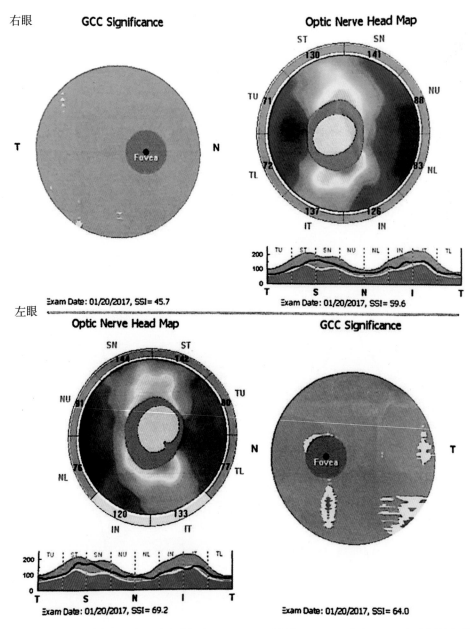

图 12-0-4（4）　非器质性视力下降患者视盘 OCT 示双眼视盘 RNFL 及黄斑 GCC 未见明显变薄

参考文献

1. Miller NR, Newman NJ. Walsh and Hoyt's clinical neuro-ophthalmology. 6ᵗʰ Edition. Miller NR. Neuro-Ophthalmolgic Manifestations of Nonorganic Disease. Philadelphia：Lippincott Williams and Wilkins，2005：1315-1334.
2. 田国红.非器质性视力下降的诊疗要点.中国眼耳鼻喉科杂志,2016,16（1）:68-70.